山东中医药大学
九大名医经验录系列

张志远

刘桂荣

阎兆君　编著

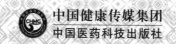

中国健康传媒集团
中国医药科技出版社

内 容 提 要

张志远先生是第三届国医大师之一，山东中医药大学著名教授。本书首先介绍了先生从医经历及学术思想；继而重点阐述了先生的医《易》相通说及对 22 位著名医家的学术探微，辑录了内科、儿科、妇科、皮科等临证心法，精选了部分用药心得及临床验案；还介绍了先生的壶天散论和执教、治学的方法。充分挖掘了张志远先生的临证经验与技艺，可供中医临床家、中医药研究者等参考阅读。

图书在版编目（CIP）数据

山东中医药大学九大名医经验录系列 . 张志远 / 刘桂荣，阎兆君编著 . — 北京：中国医药科技出版社，2018.5

ISBN 978-7-5214-0055-7

Ⅰ . ①山… Ⅱ . ①刘… ②阎… Ⅲ . ①中医临床－经验－中国－现代 Ⅳ . ① R249.7

中国版本图书馆 CIP 数据核字（2018）第 046654 号

美术编辑 陈君杞
版式设计 也 在

出版 **中国健康传媒集团** | 中国医药科技出版社

地址 北京市海淀区文慧园北路甲 22 号

邮编 100082

电话 发行：010—62227427 邮购：010—62236938

网址 www.cmstp.com

规格 710×1000mm ¹/₁₆

印张 16 ³/₄

字数 233 千字

版次 2018 年 5 月第 1 版

印次 2024 年 6 月第 4 次印刷

印刷 大厂回族自治县彩虹印刷有限公司

经销 全国各地新华书店

书号 ISBN 978-7-5214-0055-7

定价 **49.00 元**

丛书编委会

武序

　　山东是中华文明的重要发祥地之一，在此诞生和发展起来的齐鲁文化是中国传统文化的主干与核心，对中医药理论体系的形成产生了重要影响，对中医药学术发展发挥了重要推动作用。齐鲁大地名医辈出，从古代的扁鹊、淳于意、王叔和、钱乙、成无己、黄元御，到近现代的罗止园、孔伯华、刘惠民等享誉国内外的名医大家，在我国医学发展史上占有重要地位。

　　创建于1958年的山东中医药大学是山东省唯一一所综合性中医药大学，1978年被确定为全国重点建设的中医院校，1981年成为山东省重点高校，是教育部本科教学工作水平评估优秀学校、山东省首批五所应用基础型人才培养特色名校之一，山东省首批高等学校协同创新中心。学校在省属高校中拥有国家级重点学科最多，最早获得硕士、博士学位授权，最早设立博士后科研流动站，最早成为国家"973"项目首席承担单位，现已成为集中医药教学、科研、医疗于一体的、学科优势明显、学术特色鲜明、人才队伍雄厚、平台布局合理的中医药高等学校。

　　20世纪50年代，以首任院长、毛泽东主席保健医生刘惠民先生为代表的一代师长，筚路蓝缕，在齐鲁大地开拓了中医药高等教育事业，奠定了山东中医药大学独特的学术品格。他们长期活跃在教学、医疗与科研一线，或在理论上独树一帜，或在临床上优势特色明显。

他们以高尚的医德、独特的理论、精湛的医术，赢得了中医药学界乃至社会各界的敬重和钦佩，为新中国高等中医药教育事业的发展做出了卓越贡献，为学校建设发展奠定了坚实基础。

六十载栉风沐雨，六十年春华秋实。学校秉承"厚德怀仁，博学笃行"的校训，发挥中医药优势，狠抓内涵建设，逐步形成了"以文化人，厚重基础，注重传承，勇于创新"的办学特色与核心教育理念。

为了更好地继承和发扬前辈的优良传统，2001年学校组织各专家学术继承人编著出版了《山东中医药大学著名专家学术经验辑要丛书》(8册)，系统总结了李克绍、周凤梧、张志远、张珍玉、徐国仟、周次清、张灿玾、刘献琳八位先生的学术经验。这种全面总结老一代专家经验的做法，对继承学术、启迪后学起到了十分重要的作用，形成了传承我校著名中医专家学术经验的珍贵资料，在学术界产生了很大反响。

老一代著名中医专家教学及临证经验不仅具有深厚的学术积淀，更具有浓郁的科学精神，是中医药事业的一笔巨大财富，总结他们的经验，弘扬他们的医德，传承他们的学术，学习他们的治学方法，是历史赋予我们的神圣使命。值此我校六十周年华诞之际，我们决定对该系列丛书进行修订再版，并编纂刘惠民先生分册，集结为《山东中医药大学九大名医经验录系列》。相信在中医药事业发展天时地利人和的大好形势下，此套丛书的发行将对传承创新中医理论、有效指导临床和教学实践、推动中医药学术进步、助力健康中国建设产生积极而深远的影响。

付梓之际，我们谨向先贤致以崇高的敬意！

山东中医药大学校长

2018年5月

前言

　　弹指一挥间，自 2002 年出版《张志远学术经验辑要》至今已有 17 个年头，真有白驹过隙之感！这些年里发生了许多的故事，其中最重要的是"名老中医药专家张志远工作室"的成立，整理形成了一批成果；尤其是 2017 年 6 月张志远先生被评为国医大师，真正是实至名归。然而，让我们猝不及防的是 2017 年 11 月 7 日，先生竟然驾鹤西游，我们至今仍是心痛不已！

　　作为山东中医药大学的著名教授，中医界的著名专家，先生从青衿之岁直到白首之年，刻苦研读、探索，致力于承传发展中医药事业。先生作为新中国成立后山东中医高等教育的开拓者，一直是学校的中坚力量。先生始终怀抱着一颗赤子之心，将中医传承作为己任，兢兢业业，将毕生所得倾囊相授。直至 98 岁高龄，在去世前的两个月仍然抱病为学生讲课，先生传承的不仅是临床经验、学术理论，更是一种医德仁心，一份对中医药的热爱。

　　先生从事医、教、研 70 余年，学验俱丰，以其渊博的学识被推举为"活辞典"。既精医理，亦擅长于内、妇、儿各科，在各家学说的研究方面，卓有建树。先生自谓对《伤寒杂病论》喜爱有加，他根据前辈们的用药经验结合自己体会而总结的经方"十八罗汉""四大天王"等用药特色，认识药物透彻，应用药物准确，能大大提高临床疗效。

　　先生怀有一颗大慈恻隐之心，抱着"愿洒一池功德水，化为甘露浴春风"的志向，为了把70多年来积累的经验、学识传下来，能留下真经，不辞辛苦著书立说，尤其最后几年，在身患癌症晚期的情况下，更是奋笔疾书，不分昼夜，与时间赛跑，直至生命最后。不愧是"春蚕到死丝方尽，蜡炬成灰泪始干"的写照。近五年来，先生著述出版了《中医源流与著名人物考》《国医大师张志远临证七十年经验录系列》《张志远临证七十年医话录》《张志远临证七十年日知录》《张志远临证七十年碎金录》《张志远临证七十年精华》等，这近300万字倾注了其毕生精力和心血，填补了许多空白、创立了新论、留下了真经，成为中医药学不可多得的宝贵资料。

为了使先生的学术经验系统全面、重点突出，能传给天下后世，在前一版本基础上，有代表性地选取其继承家学、师传，又特有发挥的治仲景之学的思想观点、实践经验，并补充了其方药思想和经验。

本书仍然保留了先生成名成家的经历；其研究易医关系的成果；四大经典简析；对22位著名医家学说与经验的探微；精湛的辨证艺术；各科证治心法举隅；治方经纬；用药心得；验案存真；壶天散论；治学执教经验谈。

我们能够忝列门墙，三生有幸，经常为有这样一位学识渊博、造诣深厚的老师而自豪，且经常侍奉左右而受益良多；同时，我们又庆幸担当起整理先生学术的重任，再一次获得了学习的机会。当然，整理研究先生的学术经验，我们责无旁贷。只是时至今日，我们仍感才疏学浅，以至于在整理和研究中难免有不确和疏漏之处，敬请各位贤哲批评指正，不胜感激。

谨以此书告慰先生在天之灵，永远怀念我们的恩师！

编　者

于山东中医药大学

2018 年元月

名家学说与经验探微　　/ 069

精湛的辨证艺术　/ 146

各科证治心法举隅　/ 160

治方经纬　/ 179

用药心得　/ 191

医家小传

张志远，男，1920年生，山东德州人。斋名"抱拙山房"，自号"蒲甘老人"。为人率直，不逐功名，不贪利禄，数十年如一日，孜孜以求，终成一代名医。著书立说时谨遵家训，坚决不请名人、官宦作序，珍存学术界的一块净土。先生幼秉庭训，读经书，习医术，于经、史、子、集多有涉猎。青年时代悬壶鲁北，享誉一方。1957年始先后执教于山东中医进修学校、山东中医学院，讲授中医妇科、伤寒、温病、医学史、各家学说等，医、教、研并举，知识渊博，经验丰富，主编《医学史》《各家学说》《妇科学》《医林人物评传》《医林人物故事》等，主审《山东中医药志》、法文《中医名词字典》，辑有《张志远医论探骊》，穷40年之心血著成《中医源流与著名人物考》《空谷足音录》《诊余偶及》《蒲甘札记》等，发表论文400余篇，成为国家级有突出贡献的专家。

中医成才之路

中医学问深奥，学好难，成家更难；但其中必有方法可鉴，先生的治学经验或许有不少启发。

1. 文学修养为根基，勤学博览是舟楫

先生自幼受家庭影响，又天资聪颖，刻苦好学，很早就奠定了坚实的古文基础；稍长，即涉猎经、史、子、集而成为有名的学者。尤对易学深有体会，以至影响了其医学生涯。

及习医后，举凡《内》《难》《伤寒》以至后世诸家之书，更是无所不读，使其医学理论修养日趋丰厚，造诣渐深。为广见闻，开拓思路，还广泛搜求各种史料（正史、野史）、笔记、小说等，白首之年，未尝释卷。尤其注意科技新动向，对新兴之系统论、控制论、信息论、耗散结构论等，亦颇有兴趣，主张多学科研究中医，使之现代化。以其学识渊博，人称"活辞典"。当然，博览不可滥，读书不能死，应读有所用，学以致用，要正确选择材料，讲究其时效性、价值性，熟知者、过时者一目十行；生疏者、有用者精读细研。所以，先生至今仍能背诵许多书籍的重要原文，也积累了大量的读书卡片、笔记，成为研究中医药的宝贵资料。

2. 承授师传入门径，刻意创新登堂室

先生少时学医，得到父辈及老师的指点，先理解中医基本概念，继而掌握基础理论，然后诵读脉法、汤头歌诀等，再修临床课，始习外科、儿科，后及内科、妇科，羽翼渐丰，终以内、妇科成家，尤长于妇科。先生完全继承了父辈外、儿科之经验，又转向内、妇科，这与其刻意创新是分不开的。依样葫芦固然简单，但中医不会发展；只有在前人经验的基础上，日新其用，开辟新路，中医才有生命力。因此，先生不仅继承了家学，且使之有所发展，诸如对妇科不孕症等疑难病的辨治，尤其对"妇科十治"的总结，颇具匠心。其对各家学说的研究亦反映了先生的革新思想。

3. 析清源流寻法宝，广泛临床求卓效

中医学术，博大精深，初学者多望洋兴叹。先生则认为，学习中医有规律可循，中医历数千年仍存者，乃其基本理论及可靠的治病方法和疗效。自《内经》以来，基本理论之模式不变，而防治疾病的方法却代有发展。这就要求初学者先掌握基本理论，待入门之后，即应循讨源流，抓住

其发展脉络，由此亦可了解中医学术发展规律，开启思路。在澄清源流时，还可根据需要，不失时机地挖出治病法宝，丰富学识、经验。但是，"纸上得来终觉浅"，中医尤其如此，饱读经书不一定能治病，因此，临床实践就显得尤为重要。通过临床，一可以加深对中医学的理解；二可以验证所学正确与否；三可以发现前人的片面与不足，提出问题；四可以找出解决问题的方法、途径。如此，则前人的理论与经验就能得以发展，临床疗效就能不断提高。如先生自制的"崩漏丹"，就是集众家之长，又结合实践的产物，治疗崩漏有突出疗效。

4. 他山之石可攻玉，西医技术须熟知

先生强调，无论中医、西医，皆各有长短，善为医者，应巧于取长补短，而不可立门户之见。至今中医界有"保守"者，排斥西医，以至临证出现笑话，甚至发生医疗事故。先生自 20 世纪 50 年代即注重学习西医，不仅熟练掌握其基本知识，而且能用其长，灵活地将客观化验检查结果与中医诊治相结合，弥补了中医过于抽象，或"无证可辨"时的不足。如对肝病的辨治，常参考化验结果，及时修订治疗方案，取得满意效果；对心脏疾患，亦参照心电图等的提示，分别病情，投予经验方药，往往收效更捷。当然，先生非"唯客观指标"论者，更反对中医西化，因二者是两种理论体系，如西医的"炎症"不能等同于中医热证；西医注重局部、"标"的治疗，中医则相反。其中关键：以西医学检测做参考，辨治不离中医理、法、方、药。

学术思想举要

1. 倡论"医易相关"说

先生认为，《周易》乃"群经之首"，其对中医学的形成与发展，有过重大影响。

《周易》虽无阴阳二字，但其认识自然、分析事物的"两点论"却很科学。其中乾、坤二卦为基石，由此衍生了八卦、六十四卦，揭示了自然界万事万物的产生、发展和变化规律。乾坤乃阴阳之肇基，因此，一部《周易》所体现的主题就是阴阳变化规律，它为《内经》的阴阳学说奠定

了基础。《内经》有关阴阳的特性、阴阳的关系及其变化规律，以至对自然的认识，无不与《周易》相通。特别是易学"两点论"的思维方法，框定了中医思维模式，如其中的上下、内外、出入、进退、损益、吉凶、否泰、存亡等分析事物变化发展的方式，开启了古医家之悟门。

如《周易》乾卦九五之"本乎天者亲上，本乎地者亲下"，即为《素问·阴阳应象大论》"其高者因而越之""在下者引而竭之"的滥觞；后世张元素的药物分类、李杲的升阳举陷方剂、张仲景的承气汤，以及吴瑭之温病三焦治疗大法，均沿用了"上下"互相对立关系的理论。

《周易》之卦变不离"盈亏"，每卦都有"▬"（阳）、"▬ ▬"（阴）组合的不同，从其阳与阴的变化，可知其损益。鉴于此，《内经》即有"病发而有余，本而标之，先治其本，后治其标；病发而不足，标而本之，先治其标，后治其本"，形成了中医补虚泻实之治则，并指导了中药的分类遣用，或攻邪，或扶正，用于治病，以求"阴平阳秘"。

其他如"内外""水火""刚柔""动静"等注入医学中，对中医理、法、方、药均产生了深刻影响。在易学思维模式中诞生的阴阳、表里、寒热、虚实之八纲辨证，宣通、补泻、轻重、滑涩、燥湿之十剂，充分体现了"医得易之用"的观点。即便中医史上"贵阳抑阴"观的出现，亦是《周易》中"天尊""大哉乾元"肇其端。

2.研究各家重源流

各家学说虽重在研究医家，但不能孤立看待；当然，亦不可专主学派。正确的方法应是考证人物、辨析学术渊源、提炼学术思想并举，以便全面掌握。对每位医家，应按其师承、私淑关系、学术倾向、临证特点来划分流派，归于系统；同时，也不拘于流派，而应突出医家各自的特点，否则，就会以偏概全。如叶桂的胃阴学说、久病入络说等，即属温病学范畴之外的贡献，不能因其属于温病学派而遗漏掉。

探讨各家学说应注意补偏救弊，对医家评析应平正通达。每位医家都有自己的学术渊源、学术背景，因而其主张自各有别，对医学的贡献也就会突出在某一方面，不可能有面面俱到、将中医全面推进的医家。这就要求我们善于把握各家之长，综合为一体，以便获得较为系统、完善的学说。也正是他们各自在不同角度有所研究，取得成就，才使得中医学不断完善、发展。所以，后人不能以某位前贤倾向于某种观点而非之。实际上，他们强调某种理论的重要性，并非轻视其他理论，如刘完素主火热病机学说，但他必不会以苦寒药来治寒证；李杲倡脾胃论，但他也不会以升、柴来治火逆。当然，古代医家都有长有短，如张从正主张攻邪已病，对正气不足之治显属缺憾；赵献可善补命门水火，于其他脏腑则重视不够，等等。因而要全面而客观地评析他们的学术思想，取长补短，才能获取较完善、全面的理论和经验。此外，研究者亦不要拘于前人或他人之定论，而应仔细考察，以免认识片面。如，叶桂善养胃阴，但其对胃阳不足的调治，知者甚少。叶氏既重胃阴，亦重胃阳，对治胃阳虚之证有丰富经验，如炉中无火的食谷不化，主用辛甘温煦，鼓舞胃阳，常少加附子以理胃阳，且颇具匠心地用粳米理胃阴，以得通补两和阴阳之妙。叶氏还将胃阳与脾阳作了明确区分，胃阳受伤属腑病，应以通为补；脾阳不足，可用升柴顺其性以补之。

先生对医家的生平、著作进行了严密考证，填补了不少空白；对医家学术的辨析与验证，亦多精辟之论。如"成无己学术思想发微""丹溪相火论评析""论景岳阴阳观"及"张仲景《伤寒杂病论》考析""吴瑭生平史略""温病学派大师叶桂""张锡纯用石膏"等论文，均是其悉心研究的结晶，尤其重要的是，先生强调临床实践乃研究各家学说不可或缺的途径。因前人的理论、经验均来自实践，只有在实践中才能理解、运用，并判断其正确与否，才能进一步发展它。

先生不仅理论上有建树，而且毕生重视临床，善于师法古人而勇于创新。不仅对妇科有独到经验，内科证治亦多体会，如学习喻昌"大气论"及张锡纯"升陷汤"法，自拟"通阳解痹升气化痰蠲饮汤"（黄芪、肉桂、苍术、茯苓、薤白、柴胡、升麻），用治大气不足、痰饮凝集之胸闷下泻，疗效显著。其他如在治疗冠心病、高血压、肾炎、尿毒症等方面均有特长；还在临床实践中体会到，张介宾将六味地黄丸去掉三泻为纸上谈兵，不足为训，如此之类，皆足资后学借鉴。

医《易》相通说

医通《易》息

先生通过研究大量的医与《易》的资料，明确指出，医通《易》息，二者具有密切的内在联系。

《周易》，相传由伏羲画卦、文王写象、姬旦撰爻、孔子作传，四人先后完成。它包括多方面知识，纪昀在《四库全书总目提要》中谓其除古史外，"旁及天文、地理、乐律、兵法、韵学、算术，以逮方外之炉火，皆可援《易》以为说"。在体、用上，通过卦变，将宇宙万物演化为"一本万殊"。历代研究者，从未间断，如"孔子晚而读《易》，韦编三绝"（《史记·孔子世家》）。就中医界而言，如张仲景、皇甫谧、葛稚川、陶弘景、孙思邈、王冰、刘完素、李东垣、朱震亨、葛可久、孙一奎、马玄台、张介宾、赵献可、李中梓、张隐庵、傅青主、高鼓峰、吕晚村、叶天士、薛生白、徐灵胎、黄元御、陈修园等人，都曾寝馈其中，深入研究，影响甚大。

"立天之道曰阴与阳，立地之道曰柔与刚，立人之道曰仁与义。"(《说卦》)《周易》卦爻，大多以对立方为依据，如乾与坤、坎与离、兑与艮、巽与震等，说明大自然普遍存在的对立统一现象，即《素问·六微旨大论》所言"高下相召、升降相因"。中医理论受其影响甚深，现把主要内容集中于上下、内外、水火、动静、盈亏、刚柔六个方面，加以分析探讨，便可了解人们常说的"讲《易》见医心"了。

1. 上下

现存中医早期文献，从《内经》开始就对病机趋向重视因势利导，《素问·阴阳应象大论》所云："其高者因而越之"，"在下者引而竭之"，即是源于乾卦九五"本乎天者亲上，本乎地者亲下"之说，利用"同声相应，同气相求"之理制定的祛邪措施。尔后，吴鞠通根据这一思想，在其《温病条辨》中提出了"治上焦如羽，非轻不举""治下焦如权，非重不沉"的原则，进一步丰富了治疗学内容。金元名医张元素编辑的本草分类用药式，创立了药物升降浮沉学说，实质上也是受启于卦爻。他归纳的内容有五个，即"风生升""热浮长""湿化成""燥降收""寒沉藏"；在治疗方面，首倡"高巅之上惟风可到""犹如鸟集高巅射而取之"之说。受其影响，弟子李杲创制了"升阳举陷"方，并与张仲景的承气汤一起，被誉为上、下分治的传世名方。

2. 内外

"内外"二字，在中医术语中，一般指表里而言。《泰卦·象传》之"内阳而外阴，内健而外顺，内君子而外小人"，与《老子》之"万物负阴而抱阳"有同一性。就字面看来，它的论点与《内经》之义相反，实则为了说明表亦有阴，里亦有阳，和《灵枢·寿夭刚柔》篇所讲的"在内者五脏为阴、六腑为阳，在外者筋骨为阴、皮肤为阳"，属于同一个道理。"火热论"大家刘完素曾依此观点来分析《伤寒论》六经学说，反对朱肱《南阳活人书》以内外"训寒热"，虽然遭到不明真相者的指责，但却是言非虚发，乃有所本。尽管后来在阴阳概念方面，习称内为阴、外为阳，若拘以划分疾病历程，或定其病理层次，则都与《素问·热论》之旨不合。所以中医工作者都反对拘泥经典，一再强调"辨证施治"，这就充分体现了中医在《周易》影响下所具备的"变"的特色。

3. 水火

水火为一对矛盾,代表互不苟同的双方,在自然界"亢则害""承乃制"过程中,常表现"物极必反"之变,寒来暑往,夏至冬藏。若按照《周易》对客观事物的认识标准,双方的关系应以"水在火上"为既济。如"火动而上,泽动而下",转成上火下泽,则是水火分离,变为未济,乃属不吉之兆。将这一现象应用到医学领域,即是"水火不交",其病理机制有二:一言心火不降,肾水不能升腾,治疗时要"导龙入海",使"泉跃于渊",予交泰丸加戎盐、莲子心;二是指肾中阴阳动态失衡,发生偏胜偏衰,治疗时,可仿效唐人王冰之说,"壮水之主以制阳光",配火以水,或"益火之源以消阴翳",水中补火,分别用钱乙之六味地黄丸和《金匮要略》之崔氏八味丸,或张景岳的左、右归丸治之。

4. 动静

动静的具体运用,在《内经》中已从人体生理功能方面进行了宏观的论述,如"五脏藏精气而不泻",六腑"传化物而不藏",就是明显例子。《周易·说卦》所谓震"雷以动之"、巽"风以散之"、艮"山以止之"、坤"地以藏之",乃是由八卦观点阐述自然界事物运动规律的动静学说。这种理论进入医学领域,就出现了《素问》的"风善行而数变"、朱震亨的"阳常有余,阴常不足"等等理论。健康人若注意"履霜坚冰至",就可防患于未然,如"虚邪贼风避之有时",节制三情(纵欲、酗酒、膏粱厚味),按照《艮卦》要求,做到"时止则止,时行则行,动静不失其时",就能避免病变的发生。先贤们在药物的运用上更有不少发挥,常根据药物的动静作用分为"走""守"两类,将呆补之品熟地黄、饴糖、大枣,作为"守而不走"之物;将通行经络、降气、泻下的附子、沉香、大黄等专于流动者,归于"走而不守"之列。

5. 盈亏

卦爻的盈亏现象,《周易》中到处可见。表现在爻辞上,则是"▬"多"▬▬"少,或"▬▬"多"▬"少,六十四卦内,除乾卦、坤卦外,以谦卦、师卦、复卦、剥卦、比卦、豫卦之"▬▬"数为多,履卦、姤卦、夬卦、同人、大有、小畜之"▬"数为多。从阴阳多少,可以知道它的损、益情况。盈亏在中医学理论中的应用有二,一为《内经》治则治法方面,"病发而有余,本而标之,先治其本,后治其标;病发而不足,标而本之,先治其标,后治其本";而且要"补其不足,泻其有余,调其虚实"(《灵枢·邪客》)。二是遣方用药方面,如巴豆、大黄、甘遂、芒硝可推陈致新,能攻坚破积驱逐过盛之邪;人参、黄芪、白术、熟地黄能辅助人体正气,纠正气血之亏,通过调理,可使机体恢复"阴平阳秘、精神乃治"的状态。

6. 刚柔

从《周易》卦爻之论,乾为"刚健中正""飞龙在天",坤居柔象,"至静而德方"。可见二者具有对立性,由此,自然界万物应是"各从其类""物以群分"。刚柔注入医学中,多用于阐释燥、湿之理,彼此之间虽属两极,所谓"水流湿,火就燥",但二者却含有统一性,如同巽卦之言:"中正而志行,柔皆顺乎刚,是以小亨,有利攸往,利见大人。"临床见证,燥为津液匮乏,湿是水液停聚,不仅是致病因素,也可为多种疾病过程中的遗患或病理产物。治疗时,除燥用柔药,以濡润为主,虞天民的《苍生司命》曾提供9首处方,重点遣用药物有当归、生地黄、白芍、知母、山茱萸、天冬、枸杞、人参、葛根、莲肉、熟地黄、麦冬、五味子、栝楼、桃仁、麻仁、郁李仁、蜂蜜、酥和油;叶天士遥承葛可久《十药神书》,吸取了辛字润肺膏、壬字白凤膏、癸字补髓丸的配伍经验,建议选用质浓、味厚、血肉有情之品,用海参、淡菜、蚌水、海粉、鸡子黄、龟板、牛羊猪骨髓、紫河车、麋鹿角、鳖甲胶。除湿用刚药,以温阳、燥渗、化浊、行水为主,可用淡附子、炮干姜、苍术、桂枝木、椒目、茯苓、大腹皮、白通草、藿香叶、大豆黄卷、佩兰、苏叶、草果、白蔻仁、石菖蒲、猪苓、泽泻、炒车前子、防己、草薢、赤小豆、蚕沙、桑枝。尤其刘河间在《素问玄机原病式》里提出了"治湿不利小便非其治也"的思路,更是学有所受,很值得重视。基于上述,可以清楚地看出,《易》和医的内在联系十分密切,可以说是医通《易》息。

读《易》释医二则

张志远

《周易》内容十分广泛，包括"天道""地道""人道"，含有各方面知识，这座"神秘的殿堂"为中医学提供了丰富的理论源泉。以下从《周易》对中医学的影响，探讨六经归类与心肾不交两个问题。

太极图内黑白二物，表示大自然混沌体蕴有双向结构，说明两仪初分即处于对立统一状态。在发展过程中首先形成"大哉乾元"和"至哉坤元"，随后孕育形成的万物及其生长、变化无不蕴藏着这一规律。《系辞传上》明确指出"乾坤毁则无以见《易》"，《易纬·乾凿度》讲得更为具体，且将乾坤视作"阴阳之根本、万物之祖宗"。由其衍化而来的坎离二卦，是仅次于它的水火代表者，居第二位。中医学把乾坤、坎离的科学内涵应用到临床实践，体现在流行病分类方面，最突出的就是六经辨证学说。乾坤乃阴阳之肇基，有明显的对立统一性。《内经》在此基础上，提出了六经之说。根据人体生理特点，结合病邪侵犯人体的部位、经络的病理现象，确定了外为三阳、内为三阴的模型。《素问》言伤寒一日太阳受之，"头痛腰脊强"；二日阳明受之，"身热目痛而鼻干"；三日少阳受之，"胸胁痛而耳聋"；四日太阴受之，"腹满而嗌干"；五日少阴受之，"口燥舌干而渴"；六日厥阴受之，"烦满而囊缩"。邪在三阳，应当发汗，转入三阴，"可下而已"。由于人体的反应及客观表现均无寒象，故题其篇名曰《热论》。刘河间所说的"六经传遍，自浅至深，皆是热证"，把三阳、三阴释作表、里，实际上是沿袭此说而来。然而，由于这一论据比较原始，特别是日传一经之说不太符合实际情况，因此，遵之者甚少，并已逐渐为《伤寒论》六经含义所取代。

时至东汉末年，人们通过临床实践发现，以六经作为表里的时间变化十分机械，以其代表属性反而比较恰切。可能基于此点，张仲景对六经的应用，虽上承《内经》之义，却不完全师法其说，而是在坎离二卦启发下，将水火含义注入六经，且赋予新的内容，根据流行病的症状分成阴阳二类，以"发热恶寒者发于阳也"诊断热证，列有太阳、阳明、少阳三个类型；以"无热恶寒者发于阴也"与由阳转阴的病变来概括寒证，列有太阴、少阴、厥阴三个类型。尽管把三阳诸证放在卷首，三阴诸证置于书后，并不代言表、里，这是因为病变以发热为主之热证多见，太阳病占有很大部分；而且和离者"丽也""万物负阴而抱阳"有密切关系。数百年来，不少医家一直对《素问》《伤寒论》六经的概念不同感到非常困惑，实皆因不究其渊源之故，若从《周易》四卦去进行探索，即可涣然冰释。

《周易》以乾坤开篇，表明天地自此萌始，告诉人们通过它们的结合、变化演为万有世界。用既济、未济收尾，一则表示组合的卦爻变化已经结束，二则将未济卦置诸最后，是预言事物的发展永无停息，一切仍在矛盾中迎接未来——道"穷则变"。

既济、未济均由坎离二卦组成，水火合体为矛盾的对立统一，根据物理特性，火势炎上，水流趋下，正常时是离在下坎居上，二者交感，谓之既济；反之，离居上坎在下，水火不能相遇，失去了依存关系，转成未济的状态，为上下不通发生隔绝的不良征兆。岐黄界将此机制与心肾的调节作用结合，借以说明两种情况，一为心肾相交的生理状态，二是升降逆行、不能交感的病理变态，由于心位上部、肾居下焦，无法像纠正既济卦那样令离下坎上，只有通过导龙入海，促使地泉上升来解决，故治疗重点是利用泻心火、益肾水的方法，一般都用交泰丸（黄连、肉桂）、坎离丹（枸杞、玄参）和莲子心、大青盐。失眠较重者也可配合黄连阿胶汤、酸枣仁汤交替应用。

先生经实践观察发现，凡因心火不降、肾水不升所致的心肾不交证，常具三方面特点：一虽舌红口干，却不大渴引饮；二虽烦躁夜卧不宁，睡时很短，却无合眼即梦；三虽有火热的表现，而大便不结，小便亦不短少。否则就不能以心肾不交论治。先生的多年经验，黄连尽管为泻心火要药，若用之过久则易于化燥而影响心阴，且损伤心阳，令人忐忑不安。肉桂须用色紫、质厚、油润、嚼之无渣者，方有蒸腾肾水上济心火之功，一般之薄桂无引火下行之效，反而增热助邪，加重失眠症状。治疗中最好在对证方剂内投入古生物化石和介类潜阳之品，如龙骨、牡蛎、珍珠母、紫贝齿、石决明等，可收到更为理想的效果。

《周易》与中医阴阳学说

《周易》为我国传统文化中集多学科于一体的古老名作之一，虽然杂有若干宗教色彩的天命观与形而上学的思想，但仍以朴素唯物论和自然辩证法为主要内容，被尊为"群经之首"。以下简要介绍其在对立统一方面与中医阴阳学说相通之处及所产生的影响。

第一，《周易》为中医的阴阳对立统一学说奠定了基础。它以乾坤为主，互为体用，衍化出许多卦爻。如乾，一变成始，二变成遁，三变成否，四变成观，五变成剥，六变成坤；坤，一变为复，二变为临，三变为泰，四变为大壮，五变为夬，六变为乾，凡六十四卦皆然。这和《内经》的"阴阳者，数之可十，推之可百，数之可千，推之可万"一致。它比古代埃及人习用的二退法（64-32-16-8-4-2）更能体现事物的进化与发展。借此可以看出，《易》医之间的关系极为密切。历代医家还发展了《周易》学说，如在"体用一原，显微无间"思想影响下，张景岳提出"阴不可以无阳，非气无以生形，阳不可以无阴，非形无以载气"的观点，阐明了"火为水之主，水为火之原，水火原不相离也"的道理。

第二，《周易》以奇数一、三、五、七、九代表阳，偶数二、四、六、八、十代表阴，把抽象的阴阳一分为二；但二者的千变万化却是无往而不复、合而为一，如乾坤合而为否卦、水火共组既济之卦。张仲景著《伤寒论》时曾受到这一启迪，如提出"发于阳七日愈，发于阴六日愈，以阳数七阴数六故也"。中医常把人体分化成对立的阴阳二者，谓"阴在内，阳之守也，阳在外，阴之使也"，一个"藏精而起亟"，一个"卫外而为固"，通过协调机制来维持生命活动。当量值出现差异时，二者即可发生消长，超出机体的应激范围时，就会形成"阳盛则阴病，阴盛则阳病"的病态，故经验丰富的医家均主张于诊治疾病时"先别阴阳"，掌握其胜复规律，以便取得控制权。另外，自东汉末年以来，先辈们习用的攻补兼施法、寒热并用法、滋利同行法等，临床疗效十分显著，也是师法《周易》，灵活应用阳中有阴、阴内寓阳之理的典型。

第三，"天地革而四时成"，《周易》对时间的变化较为重视。《伤寒论》阳明篇有"始虽恶寒，二日自止"，说明该病在传变过程中，尚有太阳残邪，第二天为偶数，阴占主导地位，仍旧还有恶寒现象，第三天转成阳数，表证消失，所以就很容易诊断出此为阳明病。

《周易》之否卦，乾上坤下，表示阴阳错位，因位置颠倒不能抱为一体，而失去了交通，双方吸引、排斥这一对立统一的机制已不存在，乃发生隔绝现象，与未济卦属于同一内涵，纯系上火下水，无法进行自我调节，须使用药物治疗，令其颠倒过来，纠正成火下水上，炎上之火升，润下之水降，则二者即可相交了。通过肉桂导龙入海，蒸腾津液，配伍清心滋肾药，温凉并用，还可转化为泰卦。像这样上病下取、下病上取同步施治的类型，也是阴阳对立统一的一种例证。因而说，《周易》对中医学的辨证论治具有指导作用，反过来中医学又将《周易》其道穷必变的"空套子"应用于实践。

第四，《周易》中"一阖一辟谓之变"的思想，可用于揭示事物的变化发展规律。因此，中医学不仅把握了"调阴与阳，精气乃光，合形与气，使神内藏"总体原则，而且将阴阳对立统一的思维方式运用到了理法方药的每一个层面，如脉诊方面的迟、沉、浮、数，辨证方面的表、里、寒、热、虚、实，处方遣药方面的宣、通、补、泻、轻、重、滑、涩、燥、湿等等。

其次，在论述医德时，也经常体现出双相思维方式，如孙思邈提倡的职业规范，就是以"把握阴阳"来表达的，曾在《千金方》内具体要求说"凡有疾厄来求救者，不得问其贵、贱，贫、富，长、幼，妍、媸，怨亲、善友，华、夷，愚、智"，应平等对待，"见彼苦恼，若己有之"，无论昼夜寒暑，都要细心诊治。

第五，《周易》除了强调阴阳的对立统一外，也非常重视"三"的作用。如十翼《说卦》提出的三才之说"立天之道曰阴与阳，立地之道曰柔与刚，立人之道曰仁与义"，虽未解释"三"的含义，但已意识到该数蕴藏的重要作用。《难经》受其影响，将两手桡骨动脉各分寸关尺，每部切诊浮中沉，与"三"相合，而且以此为计量变化的基础，"五难"云："初持脉时，如三菽之重，与皮毛相得者，肺部也；如六菽之重，与血脉相得者，心部也；如九菽之重，与肌肉相得者，脾部也；如十二菽之重，与筋相平者，肝部也。""三"成为阴阳学说认识自然界的一个重要途径，由此可掌握大千世界的进化规律，即《老子》所说的"一生二，二生三，三生万物"。因此推想，《内经》《伤寒论》以太阳、少阳、阳明、太阴、少阴、厥阴六经分篇，大概也染有这一色彩。

第六，《周易》虽然强调乾坤毁则无以见《易》，但在阴阳互根的基础上，强调"天尊"就是阳的伟力，并对中医学理论产生了深远影响：一是认为阳的功能可支配形体，二是"成败倚伏生乎动，动而不已则变作矣"，所以逐渐出现了"贵阳抑阴"说。张景岳、李士材、黄元御即是这个行列中的中坚人物。尽管张景岳有言"真阴亦患其不足",但仍以阳为万物之首。根据"大哉乾元"资始论,他提出了"天之大宝只此一丸红日,人之大宝只此一息真阳",把阳置诸第一位,代表着温补流派的主导思想。

伤寒研究家尝将流行性、感染性疾患的寒转热象,谓之阳化,视作生机回苏之兆,如少阴病的黄连阿胶汤证。当阳化过甚时,可发生肠道秘结,称"中阴溜府",需要投峻泻剂大承气汤。起初只考虑"存阴",实际也是"尊阳"观点在"安本驱邪"方面的另一反映。这和张仲景善于使用阳性药物温经散寒的做法,始终是合拍的。此学术思想,或云来自《周易》,或曰出诸《周易》派生的《阴阳大论》,但其含义是深刻的,颇值得探求。

《内经》与《系辞传》同一学源

相传《易传》十翼之一的《系辞传》为孔子所作,此说虽然无法稽考,但其行文的气势,语言之质朴,确与《论语》相似。

《系辞传》各章约有半数记有"子曰"二字,说明多是其弟子辑入的内容。执是而论,谓孔子之门人整理而成亦无不可。如将《系辞传》与《内经》比较,不难发现它们的学术思想和对自然界的认识,基本上导源于同一理论体系。先生以为:《系辞传》早于《内经》,《内经》的大部分篇章晚于《系辞传》,因而说《内经》受过《系辞传》之影响。

第一,《系辞传》所言之太极,纯指宇宙空间,由此产生的黑白二仪、四象、八卦,无论如何变化,均不会超出太极之圈。它说"生生之谓易",实质就是"阴阳合德"的对立统一规律。因其刚柔有体,变化多端,才演为一本万殊。这一整体观念渗透到《内经》,反映在《素问》里,认为阴阳二气交合,有了物生之本,就能"数之可十,推之可百,数之可千,推之可万",大至"不可胜数",但无论怎样变化发展,总是导源于太极,活动在宇宙空间,所谓"其要一也"。此外,关于"乾道成男,坤道成女"的衍生学思想,及"阴阳不测之谓神"的观念,也完全被吸收到《内经》理论体系之中。

第二,五行学说在《内经》的应用,除了解释人体生理病理机制外,便是服务于临床实践，常以"木郁达之，火郁发之，土郁夺之，金郁泻之，水郁折之"作为施治规范。考其由来，也是受《系辞传》太极之数的影响，该篇已将"天数五、地数六"定为自然之限。《素问》内"五运行""五常政"曾依据此理研究气象变化对人体产生的影响等，可称为"五运"。"气交变"还以五为基数，总结出运气太过而发病的规律，在一岁之中木若太过，"风气流行，脾土受邪"，则食减、飧泻；火若太过，"炎夏流行，肺金受邪"，则嗌干、咳嗽、哮喘；土若太过，"雨湿流行，肾水受邪"，则腹痛体重、足痿不收；金若太过，"燥气流行，肝木受邪"，则目赤眦烂、胁下胀痛；水若太过，"寒气流行，心火受邪"，则心悸、胫肿、睡时汗出憎风，成为世界卫生防疫史上最早的疾病预测系统。

第三，人体活动在宇宙空间，随着"鼓之以雷霆，润之以风雨，日月运行，一寒一暑"的变化，要加强锻炼以适应自然，注意自我保护，做到"虚邪贼风避之有时"。《系辞传》比喻说："龙蛇之蛰以存身也。"为了预防疾病，除保阳护阴、"起居有常"外，尚应从修身养性方面痛下功夫，以乐观主义态度面对人生。如是见解和《内经》主张的摄生、延寿、自疗之法，纠正贪婪的世俗观念，"以恬愉为务"令"精神内守"是一个道理。这也是中医学受其"化而裁之存乎变，推而行之存乎通"影响的佐证。可见，二者是同一学源。

四大经典简析

山东中医药大学
九大名医经验录系列
张志远

西周至东汉末 1200 余年，中医学理论体系逐渐形成，治病和用药经验日益丰富，于是，四大经典相继问世，一是基础理论性巨著《黄帝内经》，二为药物专书《神农本草经》，三是《难经》，四是中外咸知的临证医学奠基之作《伤寒杂病论》。

《内经》简析

《内经》为"言医之祖"，也是研究人体科学的早期著作，而且涉及天文、地理、气象、历法、哲学、物候、农艺等各方面知识，以黄帝岐伯问答形式记录。受道家影响，倾向养生学。所引文献，有《上经》《下经》《揆度》《奇恒》《从容》《五色》《脉经》《形法》《脉法》《大要》《金匮》《热论》《十二官相使》《太始天元册文》《脉要》《针经》《九针》《本病》《阴阳》《刺法》等书，凡 20 余种。全书 18 卷，约 14 万字，"与《周易》相表里，天人性命之理，尽在是矣"。因当时存有严重崇古思想，常托名"神农""黄帝"，但从其中不同的官职称谓、甲子纪年证明不是出自一家之手，更非黄帝时代产物，很可能出于战国、秦汉时期。一部分是由《老子》《晏子春秋》《孙子》《列子》《左传》演化的，编辑时间约在公元1世纪班固写《汉书》前，一部分出现于公元前2世纪司马迁撰集《史记》之后，甚至唐代仍有修订、补充。分《素问》81篇《针经》81篇，各9卷。北宋校正医书局曾正式整理过。日、法、英、德等国均译有节录文本。其学术思想，也染有《周易》色彩，突出"变动不居"，谓"成败倚伏生乎动，动而不已则变作矣"。强调人和自然的关系，人"与天地相参，与日月相应"，揆度奇恒"道在于一"。一方面人受自然的制约，"以天地之气生，四时之法成"，随着"春气在经脉，夏气在孙络，长夏气在肌肉，秋气在皮肤，冬气在骨髓中"，脉象有弦、钩、代、毛、石的变化；"高者多寒，下者多热"，酷暑季节"腠理开，故汗出"。另一方面又强调人的能动性，能"提挈天地，把握阴阳"，使"正气内存，邪不可干"。反对迷信，摆脱了巫的羁绊，指出"拘于鬼神者，不可与言至德"。其主体内容，包括以下五大部分：

1. 阴阳、五行

阴阳学说，具有广延性、可分性，最早见诸金文，次则为《诗经·公刘》《周易·坤卦》《老子·道德》，属朴素的辩证法思想。阴阳最早是根据日光向背，说明事物的正反两面处于对立统一状态，"人生有形，不离阴阳"，一"藏精而起亟"，一"卫外而为固"，通过互根、协调、相对平衡以维持机体生理活动，《素问·生气通天论》谓之"阴平阳秘，精神乃治"。如其依存关系遭到破坏，形成量值差异，便可发生消长、胜复的变化，"阴盛则阳病，阳盛则阴病"，甚至"重阳必阴，重阴必阳"。医疗时要"阳病治阴，阴病治阳，定其血气，各守其乡"。若二者之间失去匀平，就会"阴阳离决，精气乃绝"，后果不堪设想。所以《素问·阴阳应象大论》说："善诊者察色按脉，先别阴阳。"

五行起于《尚书》甘誓、洪范，也称"五材"，相克之说始自战国末年的邹衍。生、克问题，皆属认识客观事物的方法论。"天生五材，民并用之"，其中"以土与金、木、水、火杂，以成百物"。《左传·昭公二十九年》载，统治者利用五行之名代表东、西、南、北、中不同的方位，一年中春、夏、秋、冬、长夏不同的季节。《内经》将五行学说引入岐黄领域，除研究气象中"木曰敷和、火曰升明、土曰备化、金曰审平、水曰静顺"的变化，主要强调整体观念，"金以铣之、木以干之、土以敦之……彼滋此孕以繁之"。人体以心、肝、脾、肺、肾为中心，五脏之间相互依存、相互制约，构成完整的内在系统。《素问·宝命全形论》说："木得金而伐，火得水而灭，土得木而达，金得火而缺，水得土而绝，万物尽然，不可胜竭。"且"气有余，则制己所胜，而侮所不胜；其不及，则己所不胜，侮而乘之，己所胜轻而侮之。"另外，还联系到人与自然的统一性，以木为例，"在天为风"，"在地为木"，"在体为筋"，"在藏为肝"，"在色为苍"，"在窍为目"，"在味为酸"，"在志为怒"，"在变动为握"，以及外荣为爪、其神为魂、出液为泪、于时为春等。

2. 脏腑、经络

脏腑、经络学说，乃中医学理论体系中的核心部分，是探讨人体生理、病机的重要基础。《内经》论述脏腑方面者，《素问》11 篇、《灵枢》28 篇，认为五脏的功能是"藏精气而不泻"，满而不实。"心者君主之官"，司神明，属人体思维活动的最高主宰，并主血脉循环不休。肝藏血，形同血库，可调节血量，使"目受血而能视，足受血而能步，掌受血而能握，指受血而能摄"，且为"将军之官，谋虑出焉"。脾"为胃行其津液"，主管消化、吸收、输送精微，以营养脏腑、四肢百骸。肺主呼吸，开窍于鼻，《素问·阴阳别论》说，从饮食摄入的水谷之气，浓浊部分归心，心输送精微于脉，血内水谷精气汇流入肺，即"肺朝百脉"，能通调水道，下输膀胱。肾藏精，主骨髓，为生殖、发育之源，后世遵《素问·金匮真言论》而称之为先天之本。腑有六，辖胆、胃、大肠、小肠、膀胱、三焦。其生理功能是"受水谷、行津液"，"传化物而不藏"，实而不满。尤以胃为"水谷之海""仓廪之官"，更为重要。此外，尚谈到另一"藏而不泻"而属奇恒之府的"女子胞"，是指女性内生殖器子宫和附件而言。

经络，是运行气血的通路，能沟通表里上下、网络人体组织器官并传导信息，循行于全身。经有十二，络有十五，内联脏腑外络肢节。其功能"行气血而营阴阳，濡筋骨，利关节"。人身发生疾病，往往通过经络反映到体表腧穴上，针、灸孔穴即可调控、改善病理现象，记有实用穴位 160余个，重点篇章在《灵枢》中，如《经脉》《经别》《经水》《经筋》等。

正经之外，也提及奇经任、督、冲、带。现代所用的针刺麻醉，基本上就是依据经络原理、循行走向而取穴的。

3. 解剖

《内经》对人体宏观组织如皮肤、肌肉、血脉、脏腑、骨骼、九窍、大脑等有关解剖学的论述，已具相当高的水准，《灵枢·经水》说："若夫八尺之士，皮肉在此，外可度量切循而得之，其死可解剖而视之，其脏之坚脆、腑之大小、谷之多少、脉之长短、血之清浊、气之多少，十二经之多血少气，与其少血多气，与其皆少血气，均有大数。"不仅属生理解剖的早期记载，也为后世研究人体奥秘提供了借鉴。《灵枢·通天》根据禀赋特征将人分为太阴、少阴、太阳、少阳、阴阳和平五种类型，在脸谱身躯上，按木、火、土、金、水划分，于每一类型之下，依据角、徵、宫、商、羽分成五型。《灵枢》还用分段累计法度量了从口腔至肛门整个消化道的长度，食管与大小肠之比为1:35。所取的客观数据，和近代解剖学所得之1:37，基本相同。

4. 分析疾病

《内经》载入530多种病、证名称，记有21类脉象。《灵枢·顺气一日分为四时》说，由于自然界对人体产生的影响，常有旦慧、昼安、夕加、夜甚的变化，应掌握这一规律。对疾病的认识与分析，主要有三个方面：

（1）据气候变化，如"百病之生也，皆生于风、寒、暑、湿、燥、火"，《素问·阴阳应象大论》认为"风胜则动，热胜则肿，燥胜则干，寒胜则浮，湿胜则濡泄"。按季节提出"逆春气则少阳不生，肝气内变；逆夏气则太阳不长，心气内洞；逆秋气则太阴不收，肺气焦满；逆冬气则少阴不藏，肾气独沉"。而且"冬伤于寒，春必病温；春伤于风，夏生飧泄；夏伤于暑，秋必痎疟；秋伤于湿，冬生咳嗽"。并说："春善病鼽、衄；仲夏善病胸、胁；长夏善病洞泄、寒中；秋善病风疟；冬善病痹、厥。"还涉及不少杂病，如肝风、首风、肠风、酒风等。

（2）依照脏腑、经络、气血、津液系统的生理功能，结合病机列出临床诸证，如"肝气虚则恐""胃脘当心而痛""少阴病心胁痛不可转侧""卫气虚则不用""血凝于足者为厥""津脱者腠理开汗大泄"，以及"精脱者耳聋""神有余则笑不休""脑海不足则脑转而鸣、胫酸、眩冒、目无所见、懈怠安卧"。并据外观色泽，推测其预后情况，"赤欲如帛裹朱，不欲如赭；白欲如鹅羽，不欲如盐；青欲如苍璧之泽，不欲如兰；黄欲如罗裹雄黄，不欲如黄土；黑欲如重漆色，不欲如地苍"。凡"青如草兹者死，黄如枳实者死，黑如炲者死，赤如衃血者死，白如枯骨者死"。

（3）以特殊表现命名的疾病，如热病、疟疾、癫狂、霍乱、痈疽；由症状确定的病名，有便血、咳嗽、噎膈、腰痛、卧不安等。将顽疾日久不愈或难于治疗者，列为"奇病"，像头部类似三叉神经痛之病，"数岁不已"，"大寒犯脑"，齿亦痛者，称作"厥逆"。对热性病的探讨，占较大比重，《素问》《灵枢》各有三篇进行专题介绍。诊断标准是"皮肤缓、腠理开、血气减、汗大泄、皮淖泽"，同外感寒证之"皮肤致、腠理闭、汗不出、血气强、肉坚涩"相鉴别。《灵枢·寒热》提出淋巴结核与内脏有关，"鼠瘘之本，皆在于脏，其末上出于颈腋之间"，就当时而言，十分可贵。《素问·玉机真脏论》所描述的"大骨枯槁，大肉陷下，胸中气满，喘息不便，内痛引肩项，身热，脱肉，破䐃"，可能为晚期恶性肿瘤。提出了五虚、五实，以"脉盛、皮热、腹胀、前后不通、闷瞀"，谓之五实；"脉细、皮寒、气少、泻利前后、饮食不入"，称为五虚。并曰"得神者昌，失神者亡"，予以高度概括，极切实用。

5. 防治

《内经》强调"食饮有节，起居有常"，使"形与神俱而尽其天年"。提出预防为主的思想，做到"虚邪贼风，避之有时"，重视疾病的早期发现，及时医疗，即所谓"治未病"。《素问·八正神明论》指出"上工救其萌芽，下工救其已成"，用小金丹预防疫邪传染。如病已形成再予处理，就等于"渴而穿井""斗而铸兵"了。曾说："善治者治皮毛，其次治肌肤，其次治经脉，其次治六腑，其次治五脏。"侧重点放在"从内之外而盛于外者，先调其内后治其外；从外之内而盛于内者，先治其外后调其内"。同时也主张灵活的治疗方法，虽然求本第一，但要"察其下、适其脉、观其志意"，根据客观情况运用相应措施，《素问·标本病传》说："病发而有余，本而标之，先治其本，后治其标；病发而不足，标而本之，先治其标，后治其本。"反之，"不知标本，是谓妄行。"针砭要区别应用，"夫痈气之息者，宜以针开除去之；夫气盛血聚者，宜石而泻之，此所谓同病异治也。"它的施治原则是："病生于脉治之以灸刺"，"病生于内治之以针石"，"病生于筋治之以熨引"，"病生于咽嗌治之以甘药"，"病生于不仁治之以按摩醪药"。疗效常常反映医生的水平，曰："上工十全九"，"中工十全七"，"下工十全六"。常用之法，有针刺、药熨、砭石、灸焫、饮汤、熏疗、涂抹、取嚏、洗浴、导引等。尽管《素问·移精变气》曾言"毒药治其内，针石治其外"，但仍以针刺为主，"能毒者以厚药，不胜毒者以薄药"，只记录了 11 首方和 20 余种常用药物。

《内经》所言辨治准则，"无实实""无虚虚""必先岁气，勿伐天和"，非常重要。强调"逆者正治，从者反治，必伏其所主，先其所因"。《素问·至真要大论》提出了"寒者热之，热者寒之""寒之而热者取之阴，热之而寒者取之阳""补其不足，泻其有余，调其虚实"的治疗原则；并总结了用药规范："大毒治病十去其六，常毒治病十去其七，小毒治病十去其八，无毒治病十去其九"；治病要掌握分寸、恰到好处，如"大积大聚，其可犯也，衰其大半而止"，不然则"遗人夭殃""绝人长命"。《素问·阴阳应象大论》提出了"形不足者温之以气，精不足者补之以味，其高者因而越之，其下者引而竭之，中满者泻之于内，其在皮者汗而发之"，以及"刺肥人者，以秋冬之齐，刺瘦人者，以春夏之齐"等方法，至今仍为人们所遵循。

《灵枢》对单纯性水肿使用腹腔放水术，"先取环谷下三寸，以铍针针之，已刺而筒之，而内之，入而复之，以尽其水"；治疗脱疽，因"其状赤黑"，情况严重，不易控制，故主张采取"急斩之"的断然措施，予以截除。《素问·五常政大论》依据五行学说，把谷物、瓜果、畜肉、蔬菜作为辅助治疗，以"毒药攻邪，五谷为养，五果为助，五畜为益，五菜为充，气味合而服之"。取"食养尽之"，"待其来复"。清人唐甄所写《潜书》，尝言"气血资于药食"的理论，明显受到《内经》的影响。此外，尚载有说服、启发、教育一系列精神疗法，如《灵枢·师传》的"告之以其败，语之以其善，导之以其所便，开之以其所苦"，也富有实践价值。

《内经》文法较古，且有错简，读者大都感觉困难，就连清代状元俞樾也说："向曾流览，殚其艰深。"因此，后世医家通过学习、烹文炼字、参考旁证，加以校勘、训诂、注解、分类编辑，如全元起《素问训解》、杨上善《黄帝内经太素》、王冰《黄帝内经素问释文》、马莳《黄帝内经素问灵枢注证发微》、张介宾《类经》、张志聪《黄帝内经素问灵枢集注》、胡澍《黄帝内经素问校义》等，厘正音读、剖析疑点、疏理其说、发皇古义，均为代表作，对研究《素问》《灵枢》原文，加深理解，扫除学习障碍，有极大帮助。

《神农本草经》简析

本草之名，首见于《汉书》，建始二年（前31）罢"候神方士、使者、副佐、本草待诏"数十人皆归家；"护少诵医经、本草、方术数十万言"；元始五年"举天下知方术、本草者遣诣京师"。《汉书·艺文志》未载《神农本草经》，虽然嵇康《养生论》、葛洪《抱朴子》有神农论药之说，但开始著录却起自南朝梁阮孝绪《七录》；《隋书·经籍志》记有8卷。书中重视养生、服石、炼丹、神仙，同东汉道家的风气相合。陶弘景鉴于此书年远，经汉献、晋怀之乱，"遗误相继，字义残缺"，"或五百九十五，或四百四十一，或三百一十九，或三品混糅，冷热舛错，草石不分，虫兽无辨"，于是进行了整理。陶氏发现，其采药季节是以建寅为岁首；并在序言中提出"今之所存，有此四卷，所出郡县，乃后汉时置，疑仲景、元化所记"之说；认为禹余粮、王不留行，非古时之语；且所载大豆、葡萄、胡麻、鬼督邮，也为汉代才有。《神农本草经》的编纂，可能起于战国后，完成于"东汉末迄宋、齐之间"，当中"蔡邕之《本草》七卷、吴普之《本草》六卷、陶弘景之《名医别录》，俱与此书有甚深之关系"。书中内容总结了古代积累的药物知识，其冠以"神农"，和《内经》托古一样，乃"乱世暗主，高远其所从来"。原著于唐中叶失传，重点部分散见于历代药物学中。早期辑本，首见诸南宋王炎《本草正经》。现在流传者，是明、清两代从北宋《经史证类备急本草》、李时珍《本草纲目》等书内辑录的，以嘉庆四年阳湖一谢园孙星衍暨侄凤卿《问经堂丛书》本、道光二十四年金山钱圩顾观光本、吴云瑞所藏1854年日人森立之摘自《新修本草》本较普及，其他卢复《医经种子》抄写《纲目》本、黄奭《医书考》《汉学堂丛书》本、湘潭王闿运"草经书院"本、四川姜国伊辑、黄茹古书局刊《姜氏医学丛书》本等，则属一般且少见。顾氏本曾将《重修政和经史证类备急本草》《本草纲目》同

《太平御览》反复核对、稽考，比乾隆丁未榜眼孙氏研经室录出者更接近原貌。

《神农本草经》，为我国现存第一部论药专书。"日生一草，草治一病"，以一药应一日，吻合 365 周天之数，载药 365 种，以"远于常食者为尊"，将五石置于首位。包括国外、边疆地区所产的羚羊、犀角：麝香、葡萄、龙眼、牛黄、薏苡仁、琥珀、戎盐、羊桃等。植物最多，占 252 味，其次动物 67 种、矿物 46 种。依据性能和使用目的，分上、中、下三品，把补养类"久服不伤人、轻身益气"、助寿延年的 120 种为君，如人参、甘草、枸杞，列为上品以应天；有健身兼能治病双重作用的 120 种为臣，如白术、百合、五味子，列为中品以应人；具有毒性专于祛邪、破积、攻除疾病的 125 种为佐使，如甘遂、乌头、狼毒，列为下品以应地。《序录》有例言 13 条，对每药产地、生态环境、四气五味、采集时间、炮制贮藏、君臣佐使、七情和合、剂型、配伍应用、服法，都做了详细叙述。申明主治，提出了包括内、外、妇、儿、口腔、五官各科疾病 170 多种，如中风、脚弱、大腹水肿、肠澼下利、火灼痛疽、产难、月闭、目热赤痛、鬼疟、口疮、伤寒、霍乱、肺痿、鼻息肉、鼠瘘、青盲、死肌、崩中等有关病证。所云药物性能，来自临床实践，如麻黄平喘、常山截疟、当归调经、雷丸杀虫、朴硝化石、甘草解毒、海藻消瘿、大黄泻下、黄连疗痢、车前利水、薄荷开窍、丹参活血、水蛭祛瘀、茵陈退黄、川芎愈头痛、五加皮益气、水银治疮疥、远志化痰止咳、杜仲理腰痛、决明子散目赤火肿，皆是十分正确的。尤其以水银治皮肤病之法，比阿拉伯、印度要早数百年。强调预防为主，早期治疗，阻止发展，"欲治病，先察其源，候其病机，五脏未虚，六腑未竭，血脉未乱，精神未散，服药必治；若病已成，可得半愈；病势已过，命将难全"，很有道理。日本为了纪念该书的传入，天文 5 年（982）建筑神农庙，常举行祭祀。

当然，《神农本草经》也记录了赤箭"杀鬼精物"，上品玉泉久服不老，"人临死服五斤三年色不变"等荒唐的内容；错误地提出雄黄、水银之类有延寿作用。事实上，在当时出现了不少有头脑的学者，并不相信文献所记载的毫无科学根据的药物有回天之力之说，如王充于《论衡·道虚》中即明确地讲过："诸学仙术为不死之方，其必无成。"

《伤寒杂病论》简析

张志远

《伤寒杂病论》，是继《五十二病方》《治百病方》之后的临床著作，为东汉末年荆州部南阳郡涅阳人张机（字仲景）所撰。他的活动年代难以确考，约生于公元2世纪中叶，殁于3世纪初，较华佗稍晚，"二公声述相接，仲景犹为后进也"。桂馥说："今医家以张仲景为宗主，而见称于前人者绝少。"张仲景在《伤寒杂病论》自序中说，他非常羡慕扁鹊，"每览越人入虢之诊，望齐侯之色，未尝不慨然叹其才秀也"，批评"当今之士，曾不留神医药，精究方术，但竞逐荣势，企踵权豪，孜孜汲汲，惟名利是务"，或者"不念思求经旨以演其所知，各承家技始终顺旧，省疾问病务在口给，相对斯须，便处方药"的作风。张氏据《素问》《九卷》《八十一难》《阴阳大论》等，按照平脉辨证、调营和卫、扶阳救阴、泻实补虚的思路，撰成《伤寒杂病论》16卷，"有论有方"，既总结前人和自己的经验，也补充了古代医籍"理法独存，方药缺如"之憾。他谦虚地说，虽未必尽愈诸疾，但"可以见病知源"，"若能寻予所集，思过半矣"。其思想、学说，"法乳所溉，瓣香至今"，被尊为"医中之圣"。东汉末年，兵燹相接，朝野文籍遭受毁灭。皇甫谧《针灸甲乙经》序说，《伤寒杂病论》已成烬余之文，幸由王叔和"搜集旧论，录其证候，诊脉、声色，对病真方"，重加编次，才得流传。北宋至和时翰林院七学士之一王洙从翰林院蠹简中发现其节略本《金匮玉函要略方》3卷，上卷为伤寒，中卷论杂病，下卷载处方和内科。因伤寒部分名《伤寒论》，已有王叔和整理之十卷传本，校正医书局将上卷删去，中、下两卷编在一起，辑成《金匮要略方论》3卷。明代徐镕言，《文献通考》卷222《金匮玉函经》条下，晁氏谓张仲景撰、王叔和集，仁宗时王洙得于馆中，合262方，据林亿序仍然名《金匮方论》，则王洙之书称《金匮玉函要略方》，系五代更改，故《通考》只云《金匮玉函经》。《伤寒论》主要讨论泛发性时令病，《金匮要略方论》以内科杂证为重点，兼及其他疾患，二者乃我国现存最有价值的诊疗札记、处方规范，其取《内经》之法，号"群方之祖"，"治杂病若神"。对日本影响很大，被奉为学习汉方医学的圭臬。《太平御览》卷722引张仲景方序、周守忠《历代名医蒙求》卷下记载，京兆杜度、河东卫汛是他的弟子，前者"识见宏敏"，"淡于骄矜"；后者"有才识"，写有《四逆三部厥论》《妇人胎藏经》《小儿颅囟方》。

张氏认为人体生命活动，随风气而生长，然"风气虽能生万物，亦能害万物，如水能浮舟亦能覆舟"，既有利亦有害。主张平时"好自将养，勿妄服药"，因"药势偏有所助，令人脏气不平，易受外患"；病后须"观其脉证，知犯何逆，随证治之"，否则，"不须汗而强开之者，出其津液，枯竭而死；须汗而不与汗之者，使诸毛孔闭塞，令人闷绝而死。又须下而不与下之者，使人心中懊恼、胀满、烦乱、浮肿而死；不须下而强与下之者，令人开肠，洞泻不禁而死。又不须灸而强与灸之者，令人火邪入肠，干错五脏，重加其烦而死；须灸而不与灸之者，使冷结重凝久而弥固，气上冲心，无地消散，病笃而死"。对服石引起的烦闷、呕恶等中毒现象，以甘草解之，为早期肯定甘草可解药物中毒的记载。

1.《伤寒论》

《伤寒论》流传本，是据北宋开宝时高继冲所献，"文理舛错，未尝考证，藏之书府"，治平年间校正医书局参照《脉经》《金匮玉函经》《千金翼方》重订刊行，明代复刻的。内容继承《素问·热论》，改巨阳为太阳，补充三阴寒证，发展了《内经》热病学说。将各种不同病理阶段与症状表现，结合脏腑、经络、营卫、气血，归纳为六个类型，分太阳、阳明、少阳、太阴、少阴、厥阴诸篇，凡397法（治），113方，列有浮、沉、迟、数、虚、实、长、短、洪、大、细、小、紧、缓、弱、微、动、滑、芤、涩、疾、结、促、代、弦、平26种脉象。每一类型选出重点临床症状，作为识别依据，谓之"六经提纲"。这种编辑方法，不仅有助分析病证属性，病位层次，机体抵抗力强弱，邪正的进退，也为诊断、治疗确立了"辨证纲领"。由于区分了六经的表里之分、寒热之异、虚实之别，又以阴阳作总纲，这就给运用八纲辨证打下了基础。目前所知最早之注释本，即金代成无己的《注解伤寒论》。《伤寒论》的施治准则，三阳以祛邪为主，三阴以扶正为第一要义，正治之证"一经不过三四条，余皆救治之法"，遵照《内经》寒者热之、热者寒之、虚者补之、高者因而越之、在皮者汗而发之、中满者泻之于内、下者引而竭之，以"开鬼门、洁净府、去菀陈莝"为重点。取《曲礼》四方星宿之义，组成朱雀、青龙、白虎、玄武四张传世良方。邪居体表者发汗，用麻黄汤；结实在里者攻下，用大承气汤；半表半里者和解，用小柴胡汤；内寒温里，用四逆汤；热盛须清，用白虎汤；虚证则补，用炙甘草汤；阴亏宜滋，用黄连阿胶汤；小便不利者行水，用猪苓汤；积滞留聚者，消散用半夏泻心汤，涤荡用小陷胸汤、大陷胸汤。药物的配伍，常根据需要而寒热、补泻并用。其方"行之以来，未有不验"。学者赞其为经方大师，辨证论治新观念的创始人。陈振孙一再称道："古今治伤寒者，未有能出其外。"嗣后，《太平惠民和剂局方》师法四逆散创制逍遥散，刘完素胎息黄芩汤创制芍药汤，分别用于疏肝解郁，治疗急性菌痢，进一步丰富了仲景经验。在全部处方中，1~5味组成者，占2/3，汤剂98方，约居87%。应用次数较多的药物为甘草（生、炙）、姜（生、干）、桂枝、大枣、芍药、半夏、人参、茯苓。现《伤寒论》传本，以万历乙亥"赵开美家刻、沈琳同校"覆宋者最佳，此书清代亡佚，流入日本枫山秘府，"安正三年丹波元坚又重摹之，由是复行于中土"。嘉靖乙巳汪济川校刊的成无己本、万历辛丑《古今医统正脉全书》徐镕勘出者，则较差。

2.《金匮要略方论》

《金匮要略方论》，巢元方《诸病源候论》引陈延之《小品方》称《仲景经》，北宋整理为3卷。元刻本题林亿等诠次，王叔和集，张仲景述。杨守敬跋语，言明赵开美仿宋本第一，次则俞桥本，然流传甚少，"《医统》本夺误至多"。元刊本同赵本"悉合"，乃稀有之籍。约400条。关于致病因素，仲景认为"千般疢难，不越三条"，即内因、外因、不内外因。提出"人能养慎，不令风邪干忤"；见肝之病，"当先实脾"等"上工治未病"的预防思想。临床辨证，与《伤寒论》并不一样，特点是不以六经类病，而以脏腑病机的理论进行分篇，包括痉证、暍病、百合、疟疾、中风、历节、虚劳、咳嗽、奔豚、胸痹、寒疝、痰饮、消渴、水气、吐衄、下利、蛔厥、漏下、郁冒、脏躁、转胞、阴吹、咽中炙脔、热入血室等内、外、妇产、口腔各科疾患44种，记有切合实用的医疗经验与处方，且"采散在诸家之方，附于逐篇之末，以广其法"，如治黄疸的茵陈蒿汤、治肠痈的大黄牡丹皮汤、治痰饮的十枣汤、治咳嗽气逆的射干麻黄汤、治胸痹的栝楼薤白白酒汤、治失眠的酸枣仁汤、治血痹身体不仁的黄芪桂枝五物汤、治疟母的鳖甲煎丸、治妊娠腹痛的当归芍药散、治恶阻的干姜人参半夏丸、治产后痢疾的白头翁加甘草阿胶汤。妇科方面收入的脏躁悲伤欲哭、如神灵所作、宿有癥病漏下不止，很似癔症和子宫肌瘤，所用之甘草小麦大枣汤、桂枝茯苓丸，通过实践观察，都是有效的。《杂疗篇》的急救有吹鼻取嚏；抢救自缢者采用的胸外按摩心脏、臂环运动、人工呼吸一则，先把患者抱起，解去绳子，置于床上，铺盖保暖，一人用脚踏缢者双肩，抓住头发，"一人以手按据胸上，数动之，一人摩将臂胫，屈伸之，若已僵，但渐渐强屈之，并按其腹，如此一炊顷，气从口出，呼吸眼开"，喂肉桂水或粥汤，能含咽即行停止，再向两耳吹气。这种充分利用综合性措施进行抢救的方法，出于距今 17 个世纪之前，实在令人叹为观止。校正医书局增加之文、附入处方，为数不多，却弥补了《要略》的空缺。对于第 24、25 禁忌并治两篇，魏荔彤认为非张氏之作，未免武断乡曲；谢梅荪在《春晖堂随笔》中以之与孙思邈《备急千金要方》卷 26 所引仲景语相对照，指出有张机的遗文在内，见解比较客观。目前所睹最早的注释本，则是元末丹溪弟子赵良仁的《金匮方论衍义》。

《伤寒杂病论》，"近则可以言仿佛《学》《庸》，远则可以议属比《春秋》，而法象乎《易》"。载录方剂 376 首，《伤寒论》113 首，《金匮要略方论》263 首，除去二者重叠之 62 首，则为 314 方。使用药物 295 种，《伤寒论》93 种，《金匮要略》202 种，减去复出者 68 种，共 227 种。方小药少，主次分明，配伍严密，损益规律易于掌握，为后世处方用药树立了典范。治疗疾病所用药物，主以汤液，次为丸、散、酒剂、软膏。另外，还应用针刺、艾灸、热烙、温熨、药摩、洗浴、外渗、灌肠、滴耳、熏蒸、注鼻、坐入、润导、灰埋、含漱多种治疗方法。张氏的用药经验是，定喘用麻黄、射干、厚朴、杏仁，降冲用桂枝、赭石，寒热往来用柴胡，高热烦躁用石膏，咳嗽用紫菀、款冬花、干姜、细辛、五味子，呕吐用半夏、橘皮、竹茹、黄连、生姜，胸闷用栝楼、桔梗、枳实，腹满用厚朴，项背强几几用葛根、花粉，肺痿唾多用甘草、干姜，小便不利用猪苓、泽泻、滑石、茯苓，肌肤甲错、两目黯黑用干漆、桃仁、丹皮、䗪虫、水蛭、虻虫、蛴螬，便秘用麻仁、杏仁、蜂蜜、猪胆汁（外用）、土瓜根（外用），燥屎用大黄、芒硝，益气通脉用黄芪，阳虚恶寒用附子，气液亏耗口渴用人参，腓肠肌痉挛用白芍、甘草、鸡子白，心悸用桂枝、茯苓、甘草，痢疾用黄连、秦皮、白头翁，回阳用干姜、附子，水逆头眩用桂枝、白术、茯苓、泽泻、冬葵子，结胸至腹痛不可近用巴豆、甘遂，开痞用干姜、黄连，久泻用赤石脂、禹余粮，噫气用赭石、旋覆花、半夏、生姜，惊狂用龙骨、牡蛎、铅丹。寒湿身痛用附子、白术，黄疸用山栀、茵陈、黄柏、梓白皮，通阳气用葱白，虚烦不眠用黄连、阿胶、酸枣仁、鸡子黄，咽痛用猪肤、桔梗、甘草、鸡子白，手足厥寒用桂枝、吴茱萸、当归、细辛、通草，温中止泻用干姜、白术，养胃阴用麦冬、人参、粳米，风湿发热身痛用麻黄、防风、苡仁、防己，截疟用柴胡、蜀漆，肝脾肿大用鳖甲、石韦、鼠妇、蜂房、蜣螂，关节痛、屈伸不利用桂枝、乌头、独活，脉结代、怔忡、胸闷用炙甘草、生地黄、麦冬、桂枝、人参，咳逆吐浊、坐而难卧用皂荚，肺痈用桔梗、贝母、葶苈子、巴豆，奔豚用桂枝、李根白皮，胸痹痛彻肩背用栝楼、薤白、枳实、桂枝、蜀椒、白酒，胃火上冲、面热如醉用大黄，水肿用麻黄、白术，便血用阿胶、灶心土，反胃用半夏、人参、大黄、蜂蜜，疝气用蜘蛛、乌头，驱蛔用乌梅、铅粉，先兆流产用当归、川芎、艾叶、阿胶，虚寒腹痛用白芍、当归、生姜、羊肉，阴痒生疮用狼牙（外用）、蛇床子（外用），阴吹用猪膏、头发，食蟹中毒吐泻不已用紫苏。

《伤寒杂病论》属经典名著，"业医不由仲景之门，犹儒家之不宗孔子"，故欧阳晓晴认为"《素问》《灵枢》医之六经也，《伤寒》《金匮》医之四子书也，吾愿世之好学深思者，一以仲景为归"。自金以降，历代注释者，包括日本注者在内，约有700余家，其注释方式是："一则因论本文，为之注疏，犹公、谷说《春秋》也；一则引仲景之文而为立论，犹韩婴说《诗》为《外传》也"。陈治说，读分析研究张机之书，获益良多，"如入万花谷中，莫不惊心艳目"。

《难经》简析

《难经》，一名《黄帝八十一难经》，隋以前托名黄帝著，唐以后则题为扁鹊撰。据《史记》载，扁鹊姓秦，名越人，又称少齐。原籍齐国，号卢医。约生于公元前5~4世纪战国郑地，其生活年代与希波克拉底相近。少时为舍长，"长桑君过"，出入十余年，令其饮"上池水"，授望诊之术和秘方，服药30日，视垣一方，能见"五脏癥结"，以医为业，周游列国，行程数千里，成为东夷族医疗事业的传人。曾在邯郸当带下医，于咸阳当小儿医，到周都洛阳当耳、目、痹医，通晓临床各科，常"随俗为变"，具有多方面才能。留下不少动人事迹，如治愈虢太子尸厥，外观齐桓侯知病情严重；欲用砭石为秦武王切除面部疾患；将鲁公扈、赵齐婴毒酒迷死3日，为之做过互换心脏的手术，等等。掌握的治疗方法，有砭石、针灸、汤药、按摩、熨帖、开刀等，人们盛赞他有起死回生本领。

他利用阴阳作为说理工具："闻病之阳，论得其阴；闻病之阴，论得其阳。"反对巫术，谓信巫不信医，失掉治疗机会，就易造成死亡，为六不治之一。提出切脉、望色、听声、写形可"言病之所在"，为发展四诊奠定了基础。《史记》称其是"方者宗""抚息脉而知疾所由生""至今天下言脉者由扁鹊也"。《汉书·艺文志》载有《内经》9卷、《外经》12卷，署名扁鹊，均已失传；杨玄操的《难经》注和《旧唐书·经籍志》云，《难经》一书，是由扁鹊编辑的。另外《扁鹊陷冰丸》1卷、《扁鹊肘后方》3卷、《扁鹊偃侧针灸图》3卷，据传亦为其所作，然章学诚《丙辰札记》则持怀疑态度。

越人晚年去秦国行医，太医令李醯自愧弗如，派刺客将他暗杀于道旁，"以其技见殃"，终龄近80岁。后世为了纪念其英名，北宋政府应许希之请，"景祐元年（1034）九月封扁鹊为神应侯"，在开封筑享殿，地方上为其建了祠堂、庙宇、景仰冢、衣冠坟，命名为扁鹊村、城，树立了颂碑，其走过的渡口架起回生桥。中唐诗人王鹄写了《秦越人洞中咏》、金代元遗山撰《扁鹊庙记》。继承其业的有门生子阳、子豹、子同、子游、子明、子仪、子越、子术、子容、阳历诸人。子仪编有《本草》1卷。

相传"《黄帝八十一难经》，是医经之秘录，昔者岐伯以授黄帝。黄帝历九师以授伊尹，伊尹以授汤，汤历六师以授太公，太公授文王，文王历九师以授医和，医和历六师以授秦越人，秦越人始订立章句"。章学诚引《通志略》之说，谓研究古籍应"辨章学术，考镜源流"。认为《难经》2卷，虽题名秦越人，但"不可据"，"凡深于医者皆知之"。此书辑成时间，约在东汉，首见于《伤寒论》序，继载诸王叔和《脉经》、皇甫谧《帝王世纪》，时人黄云眉认为更晚，是"由好事医生冒《八十一难》之目，杂摭《灵》《素》为之"。虽然认识不同，但其中保存了秦越人的部分学术思想和治疗方法。全书以问答形式阐释医经精义，"举黄帝岐伯之要旨而推明之"，讨论 81 个"理趣深远"的问题，故称"八十一难"。苏轼评论说，理法清晰，切合实用，"谓《难经》不学而可，岂不误哉！"卷数不一，以三卷、五卷本常见，杨玄操编次为 13 篇、吴澄为 6 篇、滑寿为 7 篇。重点分四个方面：

1. 切诊

将《内经》上中下三部九候简化，取《素问·五脏别论》"五脏六腑之气味，皆出于胃，变见于气口"，肺朝百脉，会于太渊；《经脉别论》"气口成寸，以决死生"，专诊气口寸关尺三部。每部切浮（轻指力）、中（中指力）、沉（重指力）三候。言"寸口者脉之大会"，为诊脉法集中气口部位最早的文献记录。脉诊与望、闻、问三诊合为四诊，分别称为神、圣、工、巧。到北宋嘉祐年间，济南丁德用的《补注难经》问世并极力提倡后，三指诊脉法得以推广应用。《难经》载有浮、沉、滑、涩、大、小、弱、实、疾、数、弦、长、紧、散、急、短、牢、洪、濡、细、微、迟、缓、结、伏 25 种脉象。

2. 脏腑、经络

言人之两肾左为肾、右为命门，提出"肾间动气"之说，为研究命门学说提供了理论依据。书中记载了胰腺，谓"脾有散膏半斤"。以三焦为孤府，与心包络有名而无形，引起千余年无休争论。在经络方面，提出了"奇经八脉"之说，补充、发展了《内经》冲、任、督、带的学说。《四十四难》把人体消化系统的重要解剖部位分成七道关口，分别是"唇为飞门，齿为户门，会厌为吸门，胃为贲门，太仓下口为幽门，大肠、小肠之会为阑门，下极为魄门"。

3. 疾病方面

以伤寒为广义病名，包括中风、伤寒、热病、温病、湿温 5 种。积聚分隶脏腑，生于五脏为积，六腑为聚，心名"伏梁"，肝名"肥气"，脾名"痞气"，肺名"息贲"，肾名"奔豚"。同现代所见之肝、脾肿大，胸腹内炎块、积液、脓肿、癌瘤相似。在辨证治疗上，要求"损其肺者益其气，损其心者调其营卫，损其脾者调其饮食、适其寒温，损其肝者缓其中，损其肾者益其精"。

4. 针灸

提出八会学说，即腑会太仓、脏会季胁、筋会阳陵泉、髓会绝谷、血会膈俞、骨会大杼、脉会太渊、气会三焦。"热病在内者"，用针刺其会穴可泻火、散热。开创"虚者补其母，实者泻其子"的治疗方法。还依据五行、方位观点，论述了"泻南方火、补北方水"等法。徐灵胎《医学源流论》赞扬说："其中有自出机杼，发挥妙道，未尝见于《内经》而实能显《内经》之奥义，补《内经》之所未发，此盖别有师承，足与《内经》并垂千古。"

注释《难经》者，最早为公元 3 世纪东吴赤乌二年（239）太医令吕广。目前则以滑寿《难经本义》、张世贤《图注八十一难经》、徐灵胎《难经经释》、丁锦《古本难经阐注》、叶霖《难经正义》、张山雷《难经汇注笺正》流传较广，尤其叶霖的《难经正义》引用《素问》《灵枢》之文，以纠《难经》"违异之义"，详考博辨，堪称精赅。

读仲景书的方法

1. 分先后主次，抓方药证治

先生自幼年开始学习《伤寒论》《金匮要略》，由父亲指导，先背诵重要条文，继而攻读方剂，并参考《本经疏证》探讨药物，按照解表、攻里、温阳、滋阴、清热、利水、镇静、祛风、疗咳开闭、豁痰、退黄、止血、截疟以及妇科分类，自行排列，深入单味研究，而后分析配伍与组成方剂，从汤名和剂量上考虑君、臣、佐、使，同对应条文比较，抓住所医主证，不搞一揽子"布袋装"。当时曾写有七言诗俚句："流行疾病学《伤寒》，继看《金匮》杂症篇。桂枝调理中风汗，麻黄解表亦止喘。清热退热有白虎，四逆扶阳挽命悬。小青龙疗痰饮咳，柴胡和解少阳间，大小承气皆通便，陷胸能开水食痰。瓜蒂吃了催呕吐，固肠回脱桃花安。百合可愈神恍惚，肝脾肿大鳖甲圆。失眠要觅酸枣汤，胸痹瓜蒌薤夏痊。水肿宜服越婢方，子宫肌瘤桂苓丸。

腹痛闭经下瘀血，肠痈大黄合牡丹"。

先生还告诫后人学习《伤寒论》要掌握三句话："通读、细研、重点背诵；方剂加减按规律运用；从无字处着眼，莫为六经所囿。"

2.读《伤寒论》七个要领

先生根据自己的经验提出，从学以致用讲，学习《伤寒论》应注意七个方面的问题：①将原文校点，按六经排列，以证分类，把太阳内误入他经条文或他经误入太阳内容，重编归队，证中带方。②纠正错简，删去衍文；有论无方，参考《千金方》《外台秘要》所载补上；投予药量，标明约合现今克数。③不作繁琐考订，清除缀入的前人遗留"疑似""存参""待考""恐误"。④误植正文或后附《千金方》《外台秘要》无意义之方，均行砍掉。⑤学习赵开美覆宋白文原著，独立思考，不看诠释本，防止被注家蒙误。⑥掌握有效组方，如麻黄汤（麻黄、桂枝、杏仁、甘草）、桂枝汤（桂枝、白芍、甘草、生姜、大枣）、麻杏石甘汤（麻黄、杏仁、石膏、甘草）、小青龙汤（麻黄、白芍、细辛、干姜、五味子、半夏、桂枝、甘草）、小陷胸汤（半夏、黄连、瓜蒌）、小柴胡汤（半夏、黄芩、人参、柴胡、甘草、生姜、大枣）、五苓散（白术、猪苓、泽泻、桂枝、茯苓）、三承气汤（枳壳、厚朴、大黄为小承气，加元明粉为大承气，去厚朴、枳壳，加甘草、元明粉为调胃承气）、四逆汤（干姜、附子、甘草）、白虎汤（石膏、知母、甘草、粳米）、白头翁汤（秦皮、白头翁、黄连、黄柏）、半夏泻心汤（半夏、黄芩、干姜、人参、黄连、甘草、大枣）、当归四逆汤（当归、白芍、桂枝、细辛、通草、甘草、大枣）、吴茱萸汤（人参、吴茱萸、生姜、大枣）、炙甘草汤（人参、生地黄、桂枝、麦冬、阿胶、麻仁、甘草、生姜、大枣）、苓桂术甘汤（茯苓、桂枝、白术、甘草）、茵陈蒿汤（茵陈蒿、山栀子、大黄）、栀子豉汤（山栀子、豆豉、甘草）、旋覆代赭汤（人参、代赭石、旋覆花、半夏、甘草、生姜、大枣）、理中丸（人参、干姜、白术、甘草）、猪苓汤（猪苓、茯苓、泽泻、阿胶、滑石）、葛根汤（麻黄、葛根、桂枝、甘草、白芍、生姜、大枣）、黄连阿胶汤（黄芩、白芍、黄连、阿胶、鸡子黄）。⑦了解其局限性，方药可治许多杂证，理法则针对外感与流行性疾病。

3. 抓住十二汤方系统

先生受前辈影响，传授学习经验，认为攻读《伤寒论》要抓住其中方药系统，一是桂枝汤系统，二是麻黄汤系统，三是柴胡汤系统，四是白虎汤系统，五是四逆汤系统，六是承气汤系统，七是栀子豉汤系统，八是半夏泻心汤系统，九是陷胸汤系统，十是茵陈蒿汤系统，十一是五苓散系统，十二是黄芩汤系统（包括葛根芩连汤、黄连阿胶汤、大黄黄连泻心汤、干姜黄芩黄连人参汤），以此辨证加减施行治法。除流行性热病，还能治疗其他各科杂证，约百余种在掌握之中，根据临床表现、个人经验，确定君、臣、佐、使，不必套用书内的排列、剂量，切勿亦步亦趋、按图索骥。

另外，先生也同意，破除墨守六经学说，且因其阴阳、虚实、表里、寒热界限不清，相互混淆，应重新编次，最好以方列证，或以证带方，才能纲举目张，水净沙明。书中良方约占四十首，运用得当，能力挽沉疴，举小青龙汤为例，凡外感风寒无论哮喘与咳嗽，皆有疗效，对急性支气管炎、支气管哮喘，会发挥显著作用，在量上要掌握火候，以哮喘为主，增加麻黄、细辛，以咳嗽为主，增加白芍、甘草、五味子，痰多增加半夏，寒邪偏重增加桂枝、干姜助力温化。常开麻黄 6~12g、白芍 6~15g、细辛 3~9g、干姜 6~15g、桂枝 6~15g、半夏 6~12g、五味子 6~15g、甘草 6~12g。每日 1 剂，水煎分 3 次服，证情较重亦可 6 小时 1 次，连饮不停，痊愈方止。

此外，先生还总结了《伤寒论》五证十八方，便于学习和应用：一是《伤寒论》辨证论治，阳虚阴盛投白通汤（附子、干姜、葱白）、四逆汤（附子、干姜、甘草），阳虚阴不盛投芍药甘草附子汤（白芍、附子、甘草）、桂枝加附子汤（桂枝、白芍、附子、甘草、生姜、大枣），阴虚阳盛投白虎汤（石膏、知母、甘草、粳米）、大承气汤（厚朴、枳壳、大黄、元明粉），阴虚阳不盛投黄连阿胶汤（黄芩、黄连、白芍、阿胶、鸡子黄）、竹叶石膏汤（竹叶、半夏、石膏、人参、麦冬、甘草、粳米），阴阳两虚投崔氏八味丸（地黄、山药、山茱萸、牡丹皮、泽泻、茯苓、桂枝、附子，即《金匮要略》肾气丸），谓之五证。一是发热恶寒无汗用麻黄汤（麻黄、杏仁、桂枝、甘草），发热恶风有汗桂枝汤（桂枝、白芍、甘草、生姜、大枣），发热有汗哮喘用麻杏石甘汤（麻黄、杏仁、石膏、甘草），发热无汗口渴烦躁用大青龙汤（麻黄、桂枝、石膏、杏仁、甘草、生姜、大枣），发热无汗咳嗽用小青龙汤（麻黄、白芍、桂枝、细辛、干姜、五味子、半夏、甘草），发热无汗项背强直用葛根汤（麻黄、桂枝、葛根、白芍、甘草、生姜、大枣），发热小便不利饮水则吐（水逆）用五苓散（桂枝、茯苓、猪苓、泽泻、白术），有汗热结膀胱患者如狂用桃核承气汤（桂枝、桃仁、大黄、元明粉、甘草），汗后心中懊恼虚烦不得眠用栀子豉汤（山栀子、豆豉），心下硬结按之疼痛用小陷胸汤（黄连、半夏、瓜蒌），胸满不痛用半夏泻心汤（半夏、黄芩、干姜、黄连、人参、甘草、大枣），瘀热黄疸用茵陈蒿汤（山栀子、大黄、茵陈蒿），往来寒热胸胁苦满用小柴胡汤（柴胡、黄芩、半夏、人参、甘草、生姜、大枣），手足厥逆下利清谷用四逆汤（干姜、附子、甘草），汗出大热口渴用白虎汤（石膏、知母、甘草、粳米），呕吐腹泻用干姜黄芩黄连人参汤（干姜、黄芩、黄连、人参），痢疾里急后重用白头翁汤（黄连、黄柏、秦皮、白头翁），水气上凌头眩身摇用茯苓桂枝白术甘草汤（茯苓、桂枝、白术、甘草），共称十八要方。

4. 结合临床实际理解经文

先生认为，伤寒与温病之邪，虽言一从肌表、一由口鼻而入，实际皆为上呼吸道感染，六经、卫气营血均属发展过程和证候表现，无神秘之处。前贤对此争论不休，倾向理论纸上谈兵，缺乏实践征验。若以临床作标准，则会涣然冰释。先生赞赏其好友何家声之观点，认为六经学说应称三段病机论，即实则太阳，虚为少阴；实则少阳，虚为厥阴；实则阳明，虚为太阴。后世所注反使读者颠顶糊涂，丈二和尚摸不着头脑。书内处方简明易用，如葛根汤（葛根、麻黄、桂枝、白芍、甘草、生姜、大枣）调理风寒感冒项背强直几几然，动辄不舒，疼痛，每日1剂，连用3~5天便会得愈，给予颈椎病同样生效。葛根达到30g，俯仰不利，白芍、甘草加大用量，汗出不爽增加麻黄，都无不良反应。再加时方常用药荆芥功效更佳。

先生还指出，学习《伤寒论》应纠正错字、分析后人注语，如表有热、里有寒用白虎汤，"寒"是误写；大柴胡汤后附言，若不加大黄，恐不为大柴胡汤，属怀疑语，均须更改过来。瓜蒂散证胸有寒之"寒"字也是误书，实际为痰或食积，寒邪乃无形物，焉能通过吐出而解除。似此情况，都需留意，不可作无谓的讨论和繁琐考证。《伤寒论》版本较多，以明代赵开美所刻为佳，读其白文，优于他家传本。

5. 仲景之论存在缺憾

（1）缺乏温病治法。先生传承其师大瓢之论，认为《伤寒论》应以伤寒麻黄汤开篇，将中风桂枝汤列于首位不合编次规律。太阳以伤寒、中风、温病三纲鼎立，殊属误解，温病只有一条，既乏治法又缺下文，不够一纲。麻黄汤对象伤寒是狭义，乃《难经》"伤寒有五"中之一，外感寒邪刺激体表，皮肤、肌肉、血管收缩，引起恶寒症状，通过启腠解肌、开鬼门使血管扩张、汗腺毛孔开放，即可解除这一表现，而且利用排汗还会降体温，令发热消退。

（2）根据邵礁仙老人的见解，认为《伤寒论》论证有些遣药失去规律性，如项背强投葛根，又用天花粉，虽均有效，然界限不清；大柴胡汤之量不大，又无大黄，与小柴胡汤相比，名实不符，和大小青龙汤对照，缺少可比性；白虎汤症状不足，表热里寒非其依据；霍乱、阴阳易、差后、劳复，与伤寒六经无直接关系，写入书中续貂，殊属多余。

（3）《伤寒论》存在笔误。先生生平喜读文、史、哲、医方面典籍，手不释卷，有书痴之称。曾在河北见一抄本《古书质疑》，其中一则认为《伤寒论》衍文与错简太多，甚至是杂入者，如小青龙汤附言，若微利去麻黄加芫花、哮喘去麻黄加杏仁，脱离事实，芫花峻泻，便溏加之雪上添霜。口渴加人参，白虎汤有先例，四逆汤加人参治"脉不出"，汉代用者非东北长白山所产，乃山西台、党之类，阴柔药物无此作用。遣药规律腹痛加白芍、四逆散加炮附子，不合逻辑。理中汤"渴欲得水"加白术、腹满加附子，无有意义。通脉四逆加猪胆汁半合"其脉即来"，同加人参通脉如出一辙，十分原始，今日视之殊不足据。阴阳易，烧男女裤裆服下，更使人呕恶，应予清除。基于上述，不难窥见，阅览前人名著，要有鹜眼、辨别能力，免被传误。

（4）《伤寒论》内有三混淆。《伤寒论》流传久远，经历代编辑、抄刻，存有不少错写、讹误，学习时切勿盲目随从，或做无谓的考证，钻入故纸堆自陷囹圄中。《奎文阁读书记》曾举出一个片段，称三混淆，一是将温病列入伤寒太阳内,与提纲对抗;二是阳明食谷欲呕用吴茱萸汤,与提纲对抗;三是寒证挟有表邪的麻黄附子甘草汤列入少阴,与提纲对抗,均要更正,让其符合逻辑,以免误人。

(5)《伤寒论》《金匮要略》条文互串。《伤寒论》所载风湿证,因类似太阳病以桂枝汤加减调治,则收入书中。若身痛不易转侧,给予桂枝附子汤(桂枝、附子、甘草、生姜、大枣);大便干小水通利,投桂枝附子去桂加白术汤(附子、白术、甘草、生姜、大枣);关节痛屈伸困难,出汗气短,用甘草附子汤(甘草、附子、桂枝、白术),实属六经外之文,同主体内容并不相关,无存在必要。先生于《诊余偶及》曾谈及此事,从临床角度言却有运用价值,可以继续钩沉。1975年在山东医学院遇一40岁男子,双腿关节剧烈掣痛,拄杖亦不能行走,"恶风不欲去衣",脉弦而沉缓,即以甘草附子汤授之,凸出附子、白术,均开到30g,连饮15剂,情况递减,把量减去一半,又服一个月,药停转愈。说明其功效还是比较乐观的。

《金匮要略》吸收《伤寒论》中许多条文,辨证与处方吻合,虽有差异,含量不移。凡以白虎汤为主,石膏均开到一斤,如白虎加人参汤、白虎加桂枝汤,其他如大青龙汤只鸡子大、麻杏石甘汤用半斤,说明对高热的调治突出了石膏作用。东汉末年衡器和现代相比,取5:1计称,一斤约合150g,少则影响疗效。张锡纯临床投予之量同仲景先师出入不大,切勿将大量石膏视为"虎狼药",称医生是"石头疯子"。先生深有感触,这个观点宜举为"正听宣言"。

(6)《伤寒论》汗家发汗与禹余粮丸属错简。高邮王念孙为清代考据家,喜爱医学,据《围灯闲话》载,他与友好聊天时,谈及《伤寒论》汗家重发汗,恍惚心乱,小便疼痛,乃阴虚津液亏少,尚未到亡阳地步,忌投附子,宜用竹叶石膏汤(竹叶、石膏、半夏、人参、麦冬、甘草、粳米)加龙骨、牡蛎。禹余粮丸已经佚失,恐不能治疗此证,属于衍文。先生每逢汗多、心慌、尿少、大便干燥,即用竹叶石膏汤,收效良好。若肠道秘结,数日不下,改开调胃承气汤(大黄、元明粉、甘草),就会很快得愈。

(7)《伤寒论》收载之方,有优势亦有缺点。药少精练,独当一面,层次分明,配伍规律系统性强,便利掌握;虽以主药命名,君臣佐使投量不够清晰,一证一药比较功效薄弱,小方加减给予多病取效不太理想,方内寒热并用攻补兼施混淆，辨证界限不清易于发生医疗差错，因此要一分为二，灵活对待。学习有两大障碍，阳经中有虚、寒证，阴经有实、热证；太阳、少阳、阳明内有太阴、少阴、厥阴方；太阴、少阴、厥阴有太阳、少阳、阳明方。收入与六经无关的杂文疗法，如风湿、瓜蒂散证、纵横刺期门等，都是暗礁、绊脚石。还有一条，把温病、风温列到太阳篇，令人困惑难解。先生意见，这些情况，客观存在，只有重新整理，再行编排，才能彻底了决。

当然，后世整理研究者对《伤寒论》进行编次，纰漏甚多，且增入《千金》《外台》方剂，和后世抄写、复刻有直接关系，不应推给仲景先师或王氏整理所致，追究责任要上溯到北宋校正医书局之前，其中一部分也可归咎于林忆诸人。

6. 正确理解和应用经文

（1）《论医志》认为《伤寒论》太阴、少阴、厥阴，本身皆是纯阴之病，不存在什么寒化证，若扣上寒化帽子，则三阴就不属寒病篇了。因文内含有错简，后世又主观强注，乃产生此种认识，现在应当纠正，防止一误再误。三阴病应投温热，将寒凉药物杂入其中，不伦不类，令人费解。时方、杂方医家对宝书持怀疑态度，绝非空穴来风。这一问题值得深入探讨，挂于墙上以待翌日，并非良策。

（2）伤寒研究家将《伤寒论》少阴病分寒化、热化两种，是根据处方推断，实际杂证亦有寒化与热化之分，非少阴独门专利。陈绍泽《论医志》提出，凡寒病热化早期乃阳气回苏、健康开始恢复的表现，不应大投苦寒芩、连、膏、栀药物，伤正助邪，只宜在补益基础上给予小量清淡甘凉之品，顺水推舟，才为巧治。黄连阿胶汤是清补、寒温兼用剂，如无白芍、阿胶、鸡子黄相辅，也不能妄开，否则等于落井下石，杀害降兵。此说很有道理，体现了辨证论治的两重性，且以军事观点指导临床，更富实践意义，真知灼见发前人所未发，堪称探骊得珠。

7. 读经文须知有断注

《伤寒论》《金匮要略》注释者，有多种形式，一全注，二选注，三旁注（侧注），四衬注（以原文连在一起，单合读均可），五夹注，六断注，于原文二三句下加入注语，不按段落解意。中外约有五百家。医家冯一素以断注对《伤寒论》进行释义,简明扼要,发表独到之见,尚未出版,书稿随其逝世带入黄泉,令人叹息不已。他于小建中汤注内加味时说,黄芪治心悸气短、固表升阳、托毒排脓、利水消肿,尤以调理肺阻咳嗽、哮喘,发挥异常作用,消除炎变,改善支气管功能,知者很少,故表而出之。据先生研究,本品所含皂苷、多糖、总酮、氨基酸、微量元素,可提高耐缺氧和应激能力,消除自由基,增强免疫力,降血压、血糖,抗感染,抑制肿瘤发展。现有报道,取黄芪 30g,加补骨脂 10g、桔梗 6g、生姜 9 片,每日 1 剂,水煎服,疗久咳不止,颇见功效,宜追踪观察,验此结论。

8.《伤寒论》少阴病分回阳与救阴两门

《伤寒论》少阴病并非都是寒证,尚有由阴转阳的热化疾患,调治分回阳与救阴两大法门。如脉沉微、腹痛、背恶寒、手足厥冷、下利清谷,应投附子、四逆、白通汤,救阳以退其阴;口渴、咽痛、心烦不寐、腹胀不大便,用半夏散、桔梗汤、猪肤汤、黄连阿胶汤、大承气汤,抑阳转救阴亏。此外,还有表邪未解,需要发汗者,则以麻黄附子甘草、麻黄附子细辛汤疗之,里外双治,为数甚少。

9.《金匮要略》方以人、症、数字命名

《伤寒论》处方,除白散、真武、白虎、青龙,几乎都是以药物命名,如麻黄、桂枝、瓜蒂、苦酒、葛根、芍药、柴胡汤。《金匮要略》则称谓较广,少数与《伤寒论》有所重复,大多另取方名,其中以人而定者有侯氏黑散、越婢汤、崔氏八味丸;以症状而定者有奔豚汤、四逆散、百合地黄汤、头风摩散;以数字而定者有五苓散、三物黄芩汤、八味丸;以治疗而定者有排脓散、温经汤、理中丸、白通汤、承气汤、下瘀血汤、小儿疳虫蚀齿方;退五脏虚热有四时加减柴胡饮子、肾气丸、陷胸汤等。民国期间中医考试,曾命题《金匮要略》以临床表现(症状)组方的举出三例,即四逆汤、奔豚汤、头风摩散。

先生还专门总结有关《伤寒论》以药名方的内容,以便于把握和应用。《伤寒论》处方除桂枝、麻黄汤,以药命名者有二芍药(芍药甘草汤、芍药甘草附子汤)、二附子(附子汤、附子泻心汤)、二抵当(抵当汤、抵当丸)、三葛根(葛根汤、葛根黄芩黄连汤、葛根加半夏汤)、五甘草(甘草汤、甘草附子汤、甘草干姜汤、甘草泻心汤、炙甘草汤)、五

茯苓（茯苓甘草汤、茯苓桂枝甘草大枣汤、茯苓四逆汤、茯苓桂枝白术甘草汤）、四柴胡（柴胡桂枝汤、柴胡桂枝干姜汤、柴胡加芒硝汤、柴胡加龙骨牡蛎汤）、六栀子（栀子豉汤、栀子干姜汤、栀子甘草豉汤、栀子生姜豉汤、栀子厚朴汤、栀子柏皮汤）、二当归（当归四逆汤、当归四逆加吴茱萸生姜汤）、二半夏（半夏泻心汤、半夏散及汤）、二黄芩（黄芩汤、黄芩加半夏生姜汤），其他单方约占书内 1/4，如文蛤、瓜蒌、苦酒、枳壳、猪苓、乌梅、麻子仁等，也属习用之药。这些汤头数字，在民国时代中医考试，常以之命题。

10. 学会分析病机

《伤寒论》有一种病症见于六经的情况，能准确分析和把握其病机就显得格外重要。先生举胃家实的由来与处理为例加以说明：首先，《伤寒论》阳明病，是病邪入里的亢盛阶段，称"居中属土，万物所归，无所复传"，以高热、出汗、口渴引饮为主证，重者高热、谵语、大便燥结、脉洪滑，甚至下利清水（热结旁流），谓之"胃家实"。一由太阳过度发汗、津液损耗，邪气入里；二因少阳发汗、利小便，伤及津液，热邪内侵；三为胃肠积热，又加外邪进犯，形成太阳阳明、少阳阳明、正阳阳明。其次，三阴病元气逐渐恢复，阴证转阳，出现便秘、燥结，中阴溜腑，亦可转归阳明，虽属佳兆，如"胃家实"，也是病态。缘于热邪充斥、表里高热，则用白虎汤、小承气汤、大承气汤施治，随着病情发展，宜采用不同的疗法，其中有一界线，大便未结，以退热为先，应投石膏、知母；大便已结，以攻下利肠为重点，要给予大黄、元明粉。

正确对待经方

1. 经方值得提倡

先生认为，学习《伤寒论》《金匮要略》有很多助益，除了解流行热证和常见杂病早期记录，还能知晓后世方剂的衍化与演变，如胃苓汤为五苓散加味，逍遥散由小柴胡汤转来，不仅如此，至今仍有开原始方者，如理中丸、白虎汤、小青龙汤、酸枣仁汤、黄连阿胶汤、当归芍药散、胶艾汤、当归生姜羊肉汤、温经汤、桂枝茯苓丸、小建中汤、大黄䗪虫丸、白头翁汤、茵陈蒿汤、肾气丸、麻杏石甘汤、葛根汤、小陷胸汤、大承气汤、四逆汤、乌梅丸、旋覆代赭汤。经方优点较多，单刀直入，见效快，易于掌握；药源广泛，纯而不杂，具有验、便、廉三大特色；突出主治，按规律配伍，君、臣、佐、使，层次分明。抛开乌、附、硝、黄、虻、蛭、遂、芫、巴、戟，很少发生副作用、导致医疗事故，与时方、杂方相较，运用得当，功效可占鳌头。

2. 应用经方常宜加味

先生学术上受其父亲影响很深，其父常言经方派古老，已经过多年历史长河，方小药少，流传广泛，有利学习掌握，易于总结经验，乃其客观优势，但存在局限性，必须补充、加减、继续丰富内容，方可得到发展，不然难以钩沉。先生临床投《伤寒论》方，除据该系统遣药规律，也常配伍时方派沿用之品，如风寒感冒开麻黄汤（麻黄、桂枝、杏仁、甘草）发热不退，加青蒿30g；哮喘开桂枝加厚朴杏子汤（桂枝、白芍、甘草、生姜、大枣、厚朴、杏仁）加紫菀、地龙、白芥子；风寒湿性关节炎开麻黄附子细辛汤（麻黄、附子、细辛）加独活、秦艽、徐长卿，能促使功效提高疗效增强，就属例举。

3. 经方也有缺点

先生常说，物无完美，经方亦如此。《伤寒论》医水饮证，投苓桂术甘汤，在实践过程中，有显著的疗效，然服之较久则影响食欲，出现纳呆现象。先生诊治多例水邪上凌，头晕眼黑，一日发作数次，或日夜不停，且口吐涎沫，即给予本方，计茯苓30g、白术15g、桂枝15g、甘草6g，每日1剂，分3次服，连用7天。饮后症状大减，却发生恶心、厌食情况，嘱其加半夏9g、神曲9g，继续口服，诸种不适的反应均随着解除，病也痊愈。由此可知，经方虽好，也有不足处，添入相对性克制药物，就易纠正过来。

应用经方剂量是关键

1. 经方药物相配，药量随症而定

先生治疗咳嗽，继承大瓢先生的经验，在排除肺结核后，凡肺炎、支

气管炎、支气管扩张、间质性肺炎，常以麻黄、细辛、干姜、五味子为核心，根据《伤寒论》投药规律综合应用，在量上有所区别。一般是风寒感冒麻黄、细辛第一；慢性久咳五味子领先，麻黄最少；痰多、食欲不振、寒邪较重，突出干姜，超过其他半倍；兼有哮喘细辛为主，麻黄居二。出入之量是麻黄 2~10g、细辛 2~6g、干姜 3~10g、五味子 6~15g。收效不大，款冬花 6~10g，即可解决。

先生对炙甘草汤进行过研究，本方有人参、生地黄、桂枝、麦冬、阿胶、炙甘草、麻仁、生姜、大枣组成，从投量看，以生地黄、炙甘草为君，大枣副之，治脉结代、心动悸，即心脏期前收缩发生的脉搏间歇。临床实践，确有疗效。降低生地黄量会导致施治时间延长，把炙甘草改为10g，则功力下跌，虽然掠影一时，后必反弹。先生经验：把开量定为人参 10g、桂枝 10g、阿胶 6g（烊）、麻仁 6g、麦冬 10g、炙甘草 15g、生地黄 30g、生姜 6 片、大枣 30 枚（擘开），比较适宜。过去人们突出炙甘草，忽略了生地黄，应当纠正这一方面。

又如，《伤寒论》小承气汤内枳壳、厚朴行气开结，无攻下之力，配入大黄方能通利肠道驱除积屎。若津液枯涸，燥结难排，则加元明粉软坚，溶解硬块，即可逐出。先生运用本方，无论热性病或各种杂症，凡属于腑实，都宜服之。标准是胀满严重，以枳壳、厚朴为君，投量 15~25g；发热久不更衣，以大黄为君，10~18g；干燥便秘，以元明粉为君，10~15g，如津液大伤，河中缺水无法行舟，应大补阴亏，加生地黄 50g、玄参 50g、麦冬 50g，用增液汤，迅速解决。先生在执业过程中曾不断验证，灵活巧开大承气汤，能为许多患者服务，有广阔治途。

另外，先生学习伤寒派大家范海洲应用三承气汤的经验，施治对象与投量不同，有独到的技巧。凡发汗后或高热持续，肠胃干燥大便难解，开调胃承气汤，甘草第一、元明粉第二、大黄第三；纳呆，腹内胀满，久不更衣，开小承气汤，厚朴第一，枳壳第二，大黄第三；腹中硬痛，拒按，肠道枯涸，大便燥结，开大承气汤，元明粉第一、大黄第二、厚朴、枳壳第三。先生还指出，小承气汤由大黄、枳壳、厚朴组成，枳壳、厚朴之量低于大黄一倍，突出大黄泻下作用；《金匮要略》厚朴三物汤将枳壳翻了一番、厚朴翻了三番，超过大黄一倍，化为行气破滞，专疗腹内胀痛。因此应用古方要看到量的问题，否则等于有方无药、药失准绳。1951 年春季，先生诊一水饮停聚，心下闷满，食水谷则剧，按之坚硬，拒绝手压，脉弦而实，即以枳术汤加味授之，计枳壳 15g、白术 15g、半夏 10g、茯苓 30g。不仅病情未减，反觉增重。关键是祛邪力小，枳、术不宜放在同一天平上，随把枳壳升至 45g，超出白术两倍，每日 1 剂，水煎，分 3 次服。第 5 天起床，要求吃饭，所有不舒的症状已全部解除。

桂枝汤投量应随证而变。《伤寒论》施治规律，凡汗后表证未解均投桂枝汤，或桂枝汤加减，一般不再开麻黄汤。这是研究清楚外在病邪的着眼点；同时也从若干处方中见到有发热症状只添加桂枝，并不用桂枝汤全方，因此要将桂枝置于第一位。吴七先生给予桂枝汤的特点，外感风寒汗少，在投量上桂枝超过白芍，汗多二者相等。认为白芍越出桂枝，其解肌透表之力下降，转成温中止痛之剂，失去了发散外邪的作用。他说若患者有恶心、呕吐现象，宜多加生姜，体质虚弱的应把大枣视为补药，每剂可用至三十枚，否则功效不显。

小青龙汤药物用量有讲究。小青龙汤治外感风寒内停痰饮，头面浮肿，咳嗽，哮喘，痰白而稀，脉象弦紧。一般定量为麻黄 6g、桂枝 6g、白芍 6g、细辛 3g、干姜 6g、半夏 6g、五味子 6g、甘草 6g，每日 1 剂，水煎分两次服，对急慢性支气管炎、哮喘、间质性肺炎都起作用。先生临床所开，若无汗恶寒加麻黄至 9g、桂枝 9g，减白芍为 3g；气喘不已加麻黄至 9g、细辛 6g；痰多加半夏至 9g、干姜 9g，减甘草为 3g；咳嗽较重加白芍至 9g、干姜 9g、甘草 9g、五味子 15g；胸闷加枳壳 6g、厚朴 6g、瓜蒌 15g，喉中痰鸣有声加射干 9g、茯苓 15g、葶苈子 15g。药后证情依然或减不足言，仿照张锡纯先生法，加龙骨 30g、牡蛎 30g，寓敛于散，即可缓解。

理中汤需论症投量。理中汤由人参 10g、白术 8g、干姜 6g、甘草 3g 组成，补中益气，健脾温胃，治中焦虚寒，消化不良，食欲不振，肠鸣腹痛，泻下不止，适于纳呆、肠炎、胃下垂、水液滞留、慢性炎症。临床应用宜按症投量，身倦乏力以人参为君，每剂增至 15g；小便不利泻下较重以白术为君，增至 30g；呕恶厌食祛寒为主，干姜增至 15g。先生经验，本汤根据病情急者饮汤，缓则水泛为丸服用，对多种胃炎、肠炎呈现中气不足、内在虚寒、腹中疼痛、饮食减少、大便稀薄者，是一首有效的不倒翁方。

2.突出药物用量获卓效

（1）茯苓大量应用有两大作用。《伤寒论》应用茯苓，主要利水祛饮，治疗心悸。先生临床除此外，大剂量用于两种情况：一是调理阵发性头目眩晕，东倒西歪，如坐帆船，经常发作不止，用量20~40g，加半夏10g、天麻10g、菊花10g、白蒺藜10g，宜于神经性眩晕、非血压型共济失调、梅尼埃病；一是夜睡困难，悲伤欲哭，神识恍惚，口吐痰涎，时发咳嗽，表情淡漠，思想不集中，工作懒散，用量30~50g，加百合15g、龙骨10g、牡蛎10g、远志10g、浮小麦60g，宜于脏躁、癔症、静止型精神分裂。均每日1剂，水煎分3次服，根据情况，连用15~30天，便能获得明显的效果。若无茯苓，亦可取茯神代之，疗效较差。方中远志要去心，幼苗小草增量一倍也起作用。

（2）重用瓜蒌去顽疾。先生曾记载：河北老医周绍南，来山东开业，因受《伤寒论》和王士雄先贤影响，临床遣药喜投瓜蒌，每剂常开到30~100g，指出少则无效。先生曾见其数首处方，均在50g之上，患者啧啧称奇。据其弟子说，若胸内闷满用60g，加枳壳20g、半夏10g；心痹绞痛用50g，加砂仁15g、丹参30g、三七参10g、薤白15g、郁金15g；腹胀，胃有停积消化不良，用70g，加炒神曲15g、炒山楂15g、炒槟榔20g；肺热口干、咳嗽，用50g，加玉竹15g、麦冬20g、桑叶15g、贝母15g；肠道障碍大便秘结，数日一行，用100g，加大黄6g、元明粉6g。善于开胸降实，通调气机，解郁泻阻，被人们推为胸、腹腔内科的名家。先生赞其是岐黄界一绝。

应用小陷胸汤突出瓜蒌用量。胃内行滞，消化不良，水谷聚积其中，或胸中痰火郁而成结，"正在心下，按之则痛"，均宜照"结胸"调治，给予《伤寒论》小陷胸汤。该方三药投量，以瓜蒌为主，先生常开50~100g，与所载"大者一枚"相吻合，少则不易取得覆杯而愈之效。半夏、黄连属辅助品，但半夏降逆止呕、黄连清热宽膈，亦起重要作用，因此在量上也不应少，比较标准者须达到瓜蒌的1/5。1958年正月诊一土产店经理，吃年糕痰食结胸，感觉满闷、堵塞，呼吸困难，烦躁不宁。医院告诉洗胃，他怕痛苦，转来处理。同家属商议，可试以小陷胸汤。授予瓜蒌100g、半夏15g、黄连20g，水煎，分3次饮之。连用两剂，从肠道排痰、食、秽物半盆，立即感觉畅快，症状若失。

（3）大量石膏可清热。先生对外感邪热入里，因高热津液亏损，大汗、口渴，阳明或非阳明证，皆投《伤寒论》白虎加人参汤。如脉象洪大有力，可将石膏开到120g；恐东北人参偏温大补，改换山西党参20~40g；知母用量不宜低于石膏1/3；防止寒凉伤中，粳米要100g为度，十分合拍。1980年遇一银行职员，医院诊为温病，邪入气分，脉滑，出汗，大渴引饮，给予小剂白虎汤，未见疗力。委先生施治，即开了本方，计石膏100g、知母30g、粳米100g、党参30g、甘草10g、石斛10g、麦冬10g、板蓝根30g，又添入养阴解毒药。水煎，5小时1次，分4回饮下。3剂热退身凉，诸证随消。

（4）重用代赭石降逆气。先生认为，临床应用旋覆代赭汤，旋覆花、代赭石二味应当相等，或代赭石之量高出旋覆花，若按书照抄所起功力则打折扣。师法前人经验，需吻合今朝，脱离辨证，等于僵死古方，孤意执行。1964年在山东省中医院诊一妇女，因气郁、痰结胸中如堵，嗳气得舒，有时连续打嗝十余次，始感轻快。即授予本汤，有代赭石15g、旋覆花20g、半夏15g、人参10g、甘草6g、生姜12片、大枣10枚（擘开），每日1剂，蝉联一周，毫无成果。反复思考，半夏适量，关键是代赭石量小，杯水车薪，气逆难降，乃将其升至30g、旋覆花30g，二者相若，才收到显著疗效。

（5）大量干姜治疗胃寒。先生遵从先辈教导，临床上每遇阳虚胃寒、舌苔白滑、腹软而痛、食欲低下，常仿照《大论》只投干姜、炮附子、白芍、甘草四味，便迅速解除。突出干姜之量，位居方首，尊为君药。成年人开量：干姜30g、炮附子10g、白芍20g、甘草10g，每日1剂，水煎，分3次服。对慢性胃炎、胃下垂、胃溃疡、胃神经官能症，都有作用，乃袖珍良方。

（6）虚热烦躁重用竹叶。《伤寒论》谓伤寒解后，气虚羸弱，余热未清，有呕恶现象，主以竹叶石膏汤。先生运用此方给予白领阶层工作劳累者，精神不振，胃阴匮乏，虚火上升，且伴欲吐感，甚者表现神经衰弱浅睡易醒。重点药物为竹叶、石膏、半夏、麦冬、人参、粳米居次，临床效果良好，是一首清凉、滋润、保健剂。其中竹叶要加大投量，达到50~90g，少则难见显效。1972年于禹城诊一西医同道，因患热性病遗留心烦、恶心、胸内发热如火，脉象滑数，疲惫不堪。由于对苦味中药敏感，怕生不良反应，要求选择平和之品，当时授以本汤：竹叶 60g、石膏 30g、麦冬 15g、半夏 12g、人参 10g、甘草 6g、粳米 100g，增入绞股蓝 10g 消炎、通利肠道，每日 1 剂，连饮 5 天。证情大减，嘱将量减半，继续服用，终于治愈。若恐人参偏温，可倍用党参代之。

3. 经方可恰当配伍大剂量对症药物

在经方基础上，根据病情，适当配伍大剂量的对症药物，可收到显著疗效。如，先生治疗肺阴不足津液匮乏、干咳无痰的患者，师法《金匮要略》，结合大瓢先生经验，投麦门冬汤加大量五味子，止咳作用显著，且能壮水制火改善肺痿状况。药味不多，易于掌握。有麦冬 30g、人参 10g、半夏 6g、甘草 6g、五味子 30g、粳米 60g、大枣 10 枚（劈开），每日 1 剂，水煎分 3 次服，连用 7~15 天。若效果不够理想，将麦冬增至 40g、五味子 60g，则立竿见影。

当然，药物的应用必须建立在辨证基础上，不能随意加量，否则会产生不良反应，甚至出现意料不到的险情。如，先生曾说，附子投量因病而异，其族伯父瑞祺叮咛平时要注意常投附子、乌头、天雄补火壮阳疗法，属治本举措，但西南地区给予量大，动辄百克，殊欠斟酌，超过 50g 浪费药源，且难取得硕果。最合拍者，宜控制在 15~40g 之间，充分溶解，功力易显，无毒副反应。先生对此持肯定态度，奉为标尺，但病重药轻，挽救颓势，达到骇人剂量 90g 者，亦不可厚非。"致中和"三字，仍是辨证选方的依据。1967 年曾诊一 70 岁男子，素有支气管哮喘，遇风寒发作，均按痰饮调理，吃半夏、茯苓、细辛、五味子、厚朴、杏仁、矮地茶、旋覆花、鱼腥草、麻黄、红花杜鹃，鼻吸洋金花，皆无良效。已卧床多日，病情严重，从舌苔白滑、脉象沉微、呼吸短促、精神萎靡、手足厥冷、体温偏低、痰白似水、饮食顿进、汗出不断辨证，与阳虚、命门火衰有关，同其家属协商，给予大量附子温里增热化寒兼利水邪。开了附子 30g（先煎 1 小时）、干姜 20g、茯苓 30g、人参 15g、甘草 6g、地龙 10g、葶苈子 15g，水煎，分 3 次服。3 剂情况转佳，仍未脱离危险，将附子升至 60g（先煎两小时）、茯苓 40g，他药未变，又继续 6 天，患者起床端坐，能进稀饭、软食，自感甚好，已逢凶化吉了。

先生常结合家传庭训"胆大心细、笔下留情"八个字，行医七十余年，感到岐黄济世如履薄冰，不敢稍有疏忽，酿成医疗差错。先生还现身说法：1960年遇一七十岁农民，心力衰竭，下肢水肿，医院诊断病危，转中药调理。先生开始欲给《伤寒论》真武汤，因气喘、心慌、便溏、手足发凉，没有启用，改为《金匮要略》茯苓泽泻汤加附子，计茯苓30g、白术15g、桂枝10g、泽泻15g、甘草3g、生姜6片、生附子30g（先煎两小时），饮后虽见好转，却发生胸热、精神兴奋不安。反复考虑，可能由于生附子量大所致，将其减至10g，又服2剂，不良现象消失。说明猛性药物，贸然大量而进，患者缺乏耐受适应之力，则易引发事端，"小心无过"，值得遵守。

不仅附子量过大容易出现问题，石膏大量亦能生险。先生曾记载：《金匮要略》治"膈间支饮，其人喘满，心下痞坚，面色黧黑，其脉沉紧"，投木防己汤，有人参、桂枝、木防己。方内石膏如鸡蛋大十二枚，恐为一枚之误，十二枚约600g，使人望而却步，属错字无疑。即便近代石膏大王张锡纯前贤亦不会冒此风险，孔伯华先生也咂舌而退。因而告诫说，读古人书切忌盲目移植，否则后果不堪设想。先生还举例以示警诫：同道陆少波告诉，见一名家调治痰饮咳嗽，胸内灼热，曾授予本汤，大概也考虑石膏量重，减去一半，用了鸡子大六枚。患者服用后心慌、气短、呼吸急促、头上出汗、手足发凉，表现虚脱，送入医院急救，才脱离危险。可见，超量石膏无不良反应说，须要纠正。

运用经方须明药物配伍

1. 石膏附子合用

先生遵循《伤寒论》遣药规律，口渴加人参，烦躁加石膏，汗出恶寒加附子，咳嗽加干姜、细辛、五味子。1950年先生见一丁姓医家，执业数十年，门庭若市，学识与经验已达到炉火纯青。调理久咳，即慢性支气管炎、间质性肺炎，常投以上六味，计人参9g、石膏15g、附子3g、干姜6g、细辛6g、五味子30g，每日1剂，水煎分两次服，15天为一疗程，颇有功效。先生说，大论寒热、攻补、开合、上下并用，已辟先河，唯附子、石膏同方尚未窥见。根据大黄、附子配伍之泻心汤，认为把石膏、附子组织一起，虽然骇人，却无不良反应，取其在宁嗽清火过程中保护元阳，防止发生心衰，用量不宜太多，可局限于 3g 左右，这是一家独创的孤立疗法，也属对先圣学说的继承发扬。先生临床从未把石膏、附子联袂合方，缺乏追踪观察，特意写出供作专题研究。

2. 外感无汗不宜白芍

《伤寒论》投药规律，有汗用白芍，无汗一般不开此药，葛根汤证项背强无汗恶风，方内不应存在白芍，虽有麻黄制约，亦无必要加入，乃众所周知。江公渡先生说，治"项背强几几"，仰赖葛根、麻黄二味，单给葛根功效不佳，配伍麻黄成绩显著，乃历年经验。葛根汤里的白芍合桂枝尽管调和营卫，但于无汗的麻黄解表病范围之中，反成多余，临床时将其减去比较适宜，否则掣肘，影响宣散之品的发挥。或言白芍可缓解痉挛，然风寒的刺激是外感引起，非高热与腓肠肌转筋而致，二者不同。先生意见，白芍取舍，应随证商定，不宜盲目应用。

3. 纠正心律不齐桂枝、炙甘草领先

心律不齐，时速时缓，或脉搏间歇出现结代现象，一般均投加减炙甘草汤，重点放在人参、甘松、仙鹤草、苦参、麦冬、炙甘草、冬虫夏草方面。大瓢先生则以炙甘草、桂枝二味为主，认为能起到纠正作用，常开《伤寒论》桂枝去芍药汤，计桂枝 15g、炙甘草 15g、生姜 9 片、大枣 15 枚（劈开），每日 1 剂，水煎分两次服，连用 10~15 天。先生亦仿照给予患者，方小药少，确有功效，乃一首可行之剂。

4. 呕吐哕首推大黄、半夏、生姜、代赭石

杂病分类，《金匮要略》率先垂范，呕、吐、哕三证表现不一，除食物中毒，均和胃内停滞、消化不良、肠道梗阻、蠕动失调、逆气上冲有直接关系，就临床施治而言，都可应用降气、消滞、健胃、利肠、通下疗法，投予沉潜药物，如半夏、陈皮、神曲、代赭石、大黄、生姜、黄连、旋覆花、竹茹、槟榔、枳壳、苏梗、丁香、水果汁，十分理想的为大黄、半夏、生姜、代赭石四味。先生执业多年，常采取异病同疗，只要致病之因相若，便可一箭数雕，切勿局限一恙一方或一药。

经方今用施治对象

先生研究使用经方所用之功非常人能比，也积累了丰富经验，且善于总结应用规律，示人以巧。兹举例如下。

1. 四逆散用于精神疾患

四逆散由柴胡、枳壳、白芍、甘草组成，用于少阴病阳气被郁不伸，四肢厥逆发冷，与阴盛阳衰热力达不到手足末梢有异，属于阻塞性不通。虽名四逆，非附子、干姜对象。故以柴胡疏导、枳壳行气、白芍养血止痛、甘草缓急和中，共同解除障碍。先生根据临床研究，以之用于精神抑郁、胸闷、心烦、胁胀、腹痛，或妇女围绝经期自主神经功能紊乱，将散改为汤剂，突出柴胡宣散、枳壳开结、白芍柔化，一般 7 剂便可见效。先生 1980 年赴外地参加会议，诊一接待人员，言思想分弛、情绪不稳、杂念缠身，恐怕发展成焦虑症，即开此方，柴胡 15g、枳壳 15g、白芍 15g、甘草 15g，加入山栀子 10g，嘱其连续应用，切勿间断。凡 19 日很有进步，又服 10 天基本治愈。

2. 炙甘草汤可治心悸忐忑不安

心悸、恐惧、感觉胸内震颤，忐忑不安，属心痹兼怔忡证，临床所见较少。先生 1957 年遇一男性，年 50 余，西医诊为神经衰弱、房颤、精神抑郁型、自主神经紊乱证。开始由刘惠民医家调理，继转同学兄冯鸣九施治，三月后委先生诊治，脉细无力，心电图正常，反复考虑，应补气、养阴、强心配合摄纳潜阳，《伤寒论》炙甘草汤为首选之方，遂开炙甘草 9g、人参 9g、生地黄 9g、桂枝 9g、麦冬 9g、阿胶 9g、生姜 9 片、大枣 30 枚（劈开），减去麻仁加酸枣仁 30g、龙骨 30g，每日 1 剂，水煎分 3 次服，共用 7 天，很见功效，方未更改，继饮 20 剂，病情消失，恢复工作。通过此案可以了解对于精神状态疾患，投与中药效果占绝对优势；炙甘草汤应用范围广泛，不要局限于心脏期前收缩，即"脉结代、心动悸"六字上。

3. 栀子厚朴汤用于胀满

栀子厚朴汤主治虚热烦躁、腹中胀满、卧起不安。先生临床应用发现，此方对心阳过扰、思绪万千、胸腹膨胀、焦虑不眠、大便排出不爽功力较好。经验证明，枳壳、厚朴行气破滞，消胀除满，为仲景先师遣药规律；但导积下行从肛门外泻则须大黄，杂病学派推崇的大腹皮也应考虑加入，共奏良效。实际大腹皮作用不低于枳壳、厚朴，有时还位居上宾，和槟榔相比尚可利水，作用可超过一倍，忽视这个佳品，等于不识五岳之尊了，配入方内大有裨益。1971 年先生在新汶遇一工程师，素有内热，失眠，胃中消化不良，稍食即饱，为此一日四餐。由于工作不太顺适，腹内气体堆积，胀满难忍，烦躁不宁，3 天未解大便，亦无矢气。当时就以本汤与之，计山栀子 30g、枳壳 30g、厚朴 30g、大腹皮 10g、大黄 6g，水煎，分 3 回用，每日 1 剂。连饮 5 剂，更衣数次，症状消失。

4. 麦门冬汤可用于燥邪入肺

《履冰堂论药》言《金匮要略》麦门冬汤，调理燥邪入肺干咳无痰、吐血证，乃有效处方，宜于气管炎、支气管扩张、肺气肿、间质性肺炎、慢性肺源性心脏病，若配伍、投量欠缺，则功效难显。标准应为人参 6g、甘草 6g、半夏 3g、大枣 20 枚（劈开）、麦冬 30~45g，每日 1 剂，水煎分两次服。其中人参可改为党参，加至 15g；半夏虽燥，3g 不会致害，大枣量多，可以护正保本，甘草益气增强止咳，数味同组，共奏疗效。先生经验，方内添入玉竹 20g、知母 15g，更能提高临床作用，起到佛前献花。此病不必着重治血，阴充液足热去，即自行解除，消掉这个"燥"字。

先生对本方还有进一步研究，认为麦门冬汤以大量麦冬为主，人参辅之，半夏降逆下气、解除咽喉不利，甘草、大枣、粳米，均居次要地位，专疗肺痿。以其调理气逆上冲，干咳无痰，加五味子 10~30g，能发挥补气、养阴、促进津液化生，达到止咳平喘的作用，命名"参麦半夏汤"。对慢性支气管炎、哮喘比较有效。若中气不足感觉疲劳，可添入胶饴（麦芽糖）30~60ml。1958 年诊一老翁，既往有肺结核史，已钙化。刻诊：口干、心烦、乏力、便秘、气冲咽喉、频频咳嗽、极少痰液，面容憔悴，体重大减，医院怀疑隐性糖尿病、原因不明型消瘦。先生从干燥方面考虑，属阴津匮乏的肺痿证，以此汤授之，计麦冬 40g、人参 20g、半夏 15g、甘草 10g、大枣 15 枚（劈开）、粳米 60g、五味子 30g、胶饴 50ml（冲），每日 1 剂，方未更改，连饮 15 天，病状消失一半，嘱减量继用，尔后相见，言痊愈未再复发。

5. 大剂旋覆代赭汤消除打嗝吐涎沫

《诊余厄言》介绍《伤寒论》旋覆代赭汤，治胃病消化不良嗳气不已，或支气管扩张大量吐痰，要突出旋覆花、代赭石二味的作用，除降气、化饮，尚能通利肠道令大便易于排出，投量可达到每剂 15~30g，方见其功。药性驯良，放胆服之，很少不适反应。先生临床，以之授予饭后打嗝、经常口吐涎沫，即开原方，计人参 6g、半夏 15g、代赭石 30g、旋覆花 30g、甘草 3g、生姜 15 片、大枣 10 枚（劈开），加重半夏之量，又添入茯苓 30g，水煎分 3 次饮下，收效甚好，验证多人，均有疗绩。

6. 温经汤可助妊娠

《金匮要略》温经汤可用于治疗妇女月经周期紊乱先后不定，对排卵障碍久不受孕亦有较好的作用。和王清任先贤少腹逐瘀汤（延胡索、没药、干姜、小茴香、当归、川芎、肉桂、赤芍、蒲黄、五灵脂）相比，偏于养血、温补，异曲同工。先生以之治疗冲任二脉失调、阴血不足、下焦虚寒，影响正常发育，嘱连饮 20~30 剂，每日或两天 1 剂，身怀六甲者殊不少见，被称良方。临床将其列入纠正内分泌、促进胚胎药中，也很适宜。所开之量，计吴茱萸 10g、当归 10g、川芎 6g、白芍 6g、人参 6g、桂枝 10g、半夏 6g、阿胶 15g、牡丹皮 6g、麦冬 6g、甘草 6g、生姜 10 片，水煎分 2~3 次服。

7. 真武汤施治对象

《伤寒论》真武汤原为玄武汤，与朱雀（桂枝）、青龙、白虎为北、南、东、西四大方位命名之方，由茯苓 15g、白芍 15g、生姜 10 片、白术 10g、炮附子 10g 组成，水煎分两次服。调治肾阳虚衰，水邪内停，舌苔白腻，四肢浮肿、沉重、疼痛，头眩，腹泻，肌肉𬌗动，振振欲擗地。可给予慢性肾炎、老年前列腺肥大尿路不畅、神经性眩晕、风湿性心脏病、心力衰竭、营养不良性水肿、肠易激综合征。先生应用，若以头眩为主，突出茯苓 30g；水肿，白术 30g、茯苓 20g；身痛，白芍 30g；纳呆，生姜 15片；躯体震颤，炮附子 20g。尿少加猪苓 15g、泽泻 15g，有明显的效果。

8. 大建中汤治胃病

《金匮要略》大建中汤，存在争议，实乃良方。原治肠道蛔虫出没腹内绞痛，蜀椒麻醉，不仅止痛，且能抑制虫体活动，发挥缓解作用。先生经验，对急性胃炎、溃疡亦可应用，表现症状以脉弦、舌苔白腻、呕吐、剧痛为主。由于疼痛关系，患者往往面色苍白、手足发凉。切勿按阴寒亡阳论治，强投附子、乌头、天雄。蛔虫可开大量蜀椒，但治疗胃病则要减少，先生的处方含量，计人参9g、干姜9g、蜀椒3g、胶饴60ml，加砂仁9g、丁香6g，每日1剂，水煎分3次服，收效颇佳，命名止痛益胃汤。

9. 调胃承气汤施治对象

《伤寒论》调胃承气汤，为四承气汤之一，治口渴、心烦、胃热、腹胀、便干，属缓下方。适于伤食、口臭、头面烘热、牙龈肿痛、腹内胀满、肠道秘结。因无枳壳、厚朴，加入甘草，起轻泻作用，若增重大黄、元明粉之量，也可大下不已。先生处理肠梗阻，燥屎堵塞，加炒莱菔子，很见功效。计甘草10g、大黄9g、元明粉15g、炒莱菔子60g，水煎分3次服，6小时一次，一般3剂即可。

10. 甘麦大枣汤治疗脏躁、癔症

癔症又名歇斯底里，中医谓之脏躁。常见于性格内向、心胸狭窄有创伤史的女子，发作时叫喊、呼号、哭笑、唱歌，有特殊"表演"，出现幼稚、幻听、幻觉多种情况，甚至打骂亲人、四肢强直，能持续数小时。或曰由失恋造成，习称"花痴""色狂"，实际并不相同，乃两类疾患。先生遇到此证，即给予《金匮要略》甘麦大枣汤加味，收效较好。计甘草30g、小麦100g、大枣30枚（去核），加百合20g、合欢花20g、郁金15g、石菖蒲10g、半夏曲10g、龙骨30g、天麻10g、茯苓15g，每日1剂，水煎分3次服。病发频繁，须连续应用，30天为度，可彻底治愈。

11. 桂枝甘草汤用于中气心阳亏虚

凡发汗或泻下后，患者心慌，感觉动悸不安，双手按压胸部则舒，乃心阳亏虚、中气不足，宜投《伤寒论》桂枝甘草汤，用桂枝25g、甘草15g，加人参10g，水煎分3次服，饮后症状不减加附子10g，便可解除。先生经验，似此情况，临床时有所见，桂枝通阳活血、人参、甘草补中益气，综合治疗，共奏疗效。若盲目开大量附子，反会伤阴，宜养正护阴，

鼓舞阳气，其他方法并非上策，有的医家主张加入葱白三段，强化药力，恰中肯綮，甚有意义。

12. 柴胡桂枝干姜汤治郁结胁下痞硬

《伤寒论》柴胡桂枝干姜汤，调理少阳汗下后口渴、胸胁闷满、往来寒热，施治对象与小柴胡汤有所不同，历代医家独立应用者很少。吴七先生以之投予妇女因精神刺激，肝气横逆，而见呕恶、口干、烦躁、叹气、胁下痞硬、寒热往来，习称郁结，开量较大，功效良好。计柴胡20g、桂枝9g、干姜6g、黄芩9g、天花粉20g、牡蛎30g、甘草6g，每日1剂，水煎分两次服，连用10天为一疗程。气滞重，可改柴胡30g，头面烘热，黄芩提到40g；桂枝辛温，活血通络，和天花粉同用，可改变热性，多开无妨；牡蛎软坚潜阳，30~60g，最为适宜；干姜燥烈伤阴，切勿超过6g，否则口舌干燥、大便秘结、火邪上扬，使病情加剧，欲明反晦。

13. 柴胡桂枝汤可治精神疾患

大瓢先生治疗妇女烦躁、往来寒热、手足心发热、阵发性出汗，喜投《伤寒论》柴胡桂枝汤：桂枝9g、黄芩12g、柴胡12g、人参6g、半夏9g、白芍12g、甘草3g、生姜9片、大枣10枚（劈开），每日1剂，水煎分两次服，9~15天为一疗程。先生仿照应用，给予内分泌失调、自主神经功能紊乱、围绝经期综合征，尤其尼僧、寡妇易于见效。嗳气加神曲9g，打嗝加代赭石30g，胸闷加枳壳9g，时吐痰涎加旋覆花15g，腹胀便秘加瓜蒌30g，胁下痞硬加牡蛎30g，头痛加川芎12g，失眠梦多加夜交藤30g，心悸加龙骨15g，悲伤啼哭加甘草10g、浮小麦60g、大枣30枚（劈开），精神恍惚加百合15g、炙小草（远志苗）15g。

14. 黄连汤有二用

《伤寒论》之黄连汤、黄连阿胶鸡子黄汤，一治胃病，一疗心烦失眠，均属临床要方。以黄连汤为论，攻补、寒热同施，对胸闷、痞满、嘈杂、恶心、腹内胀痛、口干、气虚乏力，有理想作用，先生常授予胃炎、十二指肠炎和溃疡病，其次为逆气上冲表现寒热错杂的呕吐不止证，取干姜、黄连、半夏、人参为君，每日1剂，水煎分3次服、3天便可见效。所定之量，黄连10g、干姜9g、半夏9g、人参9g、桂枝6g、甘草3g、大枣10

枚（劈开），一般说，连续用之，无不效者。马来西亚华人医院喜开本方，称作胃炎助消化汤。

15. 附子泻心汤抓住十个字

附子泻心汤，乃五泻心汤之一，临床运用较少，和其他泻心汤相比，处于"低价位"，但亦有适应证，先生通过实践，认为须掌握十个字"胸痞、腹满、灼热、便秘、出汗"。否则不宜盲开。投量一般定位附子9g、黄芩10g、黄连10g、大黄6g，水煎分3次服。加枳壳15g、山楂30g治结胸、硬痛；加薤白10g、郁金10g、丹参30g，疗心瘅；加小茴香3g、吴茱萸6g，治疗胃病灼心、泛酸、嘈杂、发胀、更衣不爽。汤中附子助阳，针对汗多而用，仿照了桂枝加附子汤法，因内有邪热未添干姜，打破同黄连开痞的规律，是一种灵活组方。经验证明，适于消化系统疾患，如胃炎、十二指肠炎及溃疡病。加白头翁，加大黄2/3，也可给予传染性赤痢，改善里急后重，很见效果。

16. 茯苓四逆汤突破扶正祛邪界限

《伤寒论》茯苓四逆汤，由茯苓40g、人参10g、干姜10g、附子10g、甘草10g组成，原治汗下引起的气阴两虚，烦躁不安，未有提及积水。先生临床投予水肿病，防止虚脱，护气保阳，有良好作用，如左心室衰竭、肝硬化腹水、慢性肾炎、营养缺乏性水肿、均有不同程度的疗效，和真武汤（茯苓、白芍、白术、附子、生姜）、附子汤（附子、茯苓、人参、白术、白芍）比较，毫无逊色，且因少白芍，强心助阳之力十分明显，突出了"扶正祛邪"。若在方内加入白术10g，则效果还可提高。

17. 乌头汤治历节风可观

《金匮要略》治疗历节风，指关节剧痛，不能屈伸，甚至脚肿如脱，投乌头汤。先生少时曾见一民间老医，约80岁，调理本证照原方应用。计麻黄15g、白芍30g、黄芪60g、乌头60g（先煎2小时）、甘草30g，水煎，另加蜂蜜30ml兑入，1日量，分4次服。闻者咋舌而退，感觉骇人。然疗效很好，10余剂便可下床行走。先生曾冒险将量减半，给予风湿、类风湿、尿酸性关节炎，亦有功效，但大刀阔斧迅速改善症状，则显得不够理想。若添入老鹳草30g，即会提高作用，总而言之，逊于先生处方。此外，他还常开千金三黄汤：麻黄 15g、独活 30g、细辛 15g、黄芩 15g、黄芪 60g，也是水煎分 4 次服，众皆称善。

经方原方应用经验

先生学用经方，主张在把握病机的前提下，原方使用，既能获得高效，又能节约药源，还能减轻患者负担，一举多得。现举例如下。

1. 四逆散

先生应用本散大都改为汤剂，能理肝和胃，通利气机，是时药逍遥散、柴胡疏肝汤的始祖方。可投诸肝郁气滞、精神抑制、胸满胁痛、妇女围绝经期综合征。先生临床，以之调治肝炎、胆囊炎、胰腺炎、肋间神经痛，均有效果。尤其对于肝炎、七情凝结，比魏玉璜一贯煎（沙参、麦冬、当归、生地黄、枸杞、川楝子）适用范围更为广泛。1959 年曾于济南诊一迁延性乙肝患者，口中乏味，食欲不振，右胁下胀痛，吃西药 7 个月，见功不显。即授予四逆散：柴胡 15g、枳实 12g、白芍 12g、甘草 3g，方小价廉，患者欢喜不已。先后共服 15 剂，症状消除，体重增加 2kg。实践证明了这首处方的有效性，值得发扬。

2. 黄芪桂枝五物汤

本方调和营卫、益气养血，兼能镇痛。先生经验，临床遇到风湿肌肉痛、四肢麻木、关节炎均可应用。偏寒加附子，祛风加独活，胜湿利水加白术、薏苡仁。1992 年曾诊一 40 岁女子，身痛沉重，颈部活动不灵，双手发麻无力持筷，省级医院认为颈椎病压迫所致，但拍片未见异常，怀疑末梢神经炎。调理 3 个月乏效，嘱其转中医求疗。先生接治后，即给予黄芪桂枝五物汤：黄芪 15g、桂枝 10g、白芍 10g、生姜 5 片、大枣 4 枚，连用 8 剂，毫无效果。遂将黄芪改为 40g，略见转机，麻木仍然。把黄芪增至 150g，又吃 10 剂，症状开始递减，凡 30 天，原方未动，基本治愈。事后得知，恢复良好。

3. 葛根黄芩黄连汤

此汤由 4 味药物组成，功能清热凉里止泻。常用于急性肠炎、痢疾、暴发性泻下，解除发热、口渴、烦躁诸症。先生经验，以治疗内热兼有大便溏泄或传染性赤痢为主，功效较佳。1991 年路过洛阳，曾诊一交通部门患者，身形瘦小，不足 50 公斤，大便稀薄，日行三四次，无里急后重，医院诊断为慢性肠炎，不敢出门，痛苦不堪。遂开葛根芩连汤：葛根 15g、黄芩 10g、黄连 10g、甘草 3g，原方未有损益。吃了 5 剂，症情减轻，体温仍在 37℃左右徘徊，将葛根增到 20g，又服 9 剂，已趋向痊愈。事隔多年，他来济访友，询之未再复发。

4. 旋覆花代赭石汤

本方降气利痰、健脾和胃，促进内在运化。先生认为，可治疗心下痞硬，痰湿停滞，肋下胀满，逆气上冲。对食道炎、胃炎、幽门梗阻，以及大便难下、胃液反流、嗳气、呃逆、进食障碍、吐涎沫，都有作用。咳嗽加枇杷叶，肠道秘结加大黄。1982 年曾见一胃神经官能症，经常恶心，口中泛酸，脉弦滑，按之有力，饭后气冲，吐出大量黏液，嗳气则舒。即给以旋覆花代赭石汤：旋覆花 10g、人参 9g、代赭石 20g、姜半夏 10g、甘草 3g、生姜 5 片、大枣 4 枚，每日 1 剂。连用 7 天，收效不够理想，减不足言，特别是嗳气不除，继续上冲。遂把代赭石之量改为 40g，增加一倍，再服 8 剂。出乎意料，临床症状全部消除，邪气匿迹而退。可见主要药物的剂量具有关键作用。

5. 五苓散

本方虽名散，实为水煎汤药，用于治疗口渴饮水则吐的水逆证。同时亦调理大便水泻，小溲短少，或颜面、腹腔、四肢水肿。先生临床常用于肾炎、心脏病、肝硬化、营养不良，以及上、中、下部水肿，蒸动膀胱气化以利小便。1996 年曾诊一酒精中毒肝硬化患者，从腹部到下肢、足面浮肿隆起，压之凹陷成窝，开始用氢氯噻嗪、呋塞米，逐渐效果不显，乃转入中医院，就给予《伤寒论》五苓散：白术 30g、茯苓 30g、猪苓 15g、泽泻 15g、桂枝 6g，每日 1 剂，分 3 次饮之。10 天后情况良好，肿势大消，把原量减去一半，又服 12 剂，彻底治愈。

6. 桂枝汤

此方与麻黄汤不同，能解肌发表，调和营卫，治疗感冒自汗恶风，脉象浮缓者。先生经验，项背强加葛根、麻黄，名葛根汤；风寒湿痹、关节疼痛加白术、附子，名桂枝加术附汤；失眠多梦、心悸不宁、小儿遗尿加龙骨、牡蛎，名桂枝加龙骨牡蛎汤。2001 年秋季曾诊一男子，感冒 3 天，主诉头部昏沉，身上出汗，四肢酸痛，怕风吹动，无恶寒现象，脉浮而缓，重取有力。地方医生称热伤风；也有人认为时近白露，乃伏温晚发证。从多方面综合观察，先生印象属《伤寒论》中风病，和诸同道协商，获得一致意见，用桂枝汤：桂枝 10g、白芍 10g、甘草 4g、生姜 5 片、大枣 4 枚。连饮 3 剂，症状日减，继服 3 天，宣告治愈。说明汗出仍须解表，桂枝汤的确可疗中风。

7. 炙甘草汤

先生经验，此方调理气虚血亏，舌红少苔，大便干燥，脉结代，心动而悸。常用于心脏期前收缩脉搏间歇，动中休止，再次复来，有较好作用。加苦参能提高疗效；加龙眼肉、仙鹤草、紫石英、冬虫夏草，治心房纤颤，功效可观。1980 年曾治一心律不齐患者，病史已久，多在精神紧张、情绪激动时发作，期前收缩，3~7 跳一停，无规律性，吃药、打针，并无效果。乃开炙甘草汤：炙甘草 10g、人参 9g、生地黄 15g、阿胶 9g、桂枝 6g、麦冬 6g、麻仁 3g、生姜 5 片、大枣 6 枚，加黄酒 30ml，每日 1 剂。连用 10 天，有所改善，继续服之。两个月未更处方，无有停药，间歇现象完全消失。因会议相见，喜形于色，没有复发。

8. 真武汤

先生经验，本方可用于脾肾阳虚，水邪内停，头眩心悸，畏寒腹痛，尿少便溏，肌肉瞤动，身体浮肿，腿足沉重，脉弱无力。心气不足，去生姜加人参，名附子汤；下肢麻痹，去生姜、白芍，加桂枝、防己、甘草，名六物附子汤。先生实践证明，对慢性肾炎、心力衰竭、神经性眩晕、肠功能紊乱、营养不良性水肿，小便不利皆可应用。1981 年曾诊一慢性肠炎患者，40 岁，经常头昏目眩，胃内有振水音，半月前小便量少，下肢浮肿，不敢吃盐，医院认为心功能不全所导致，嘱转中医调理。即授以真武汤：茯苓 30g、白芍 10g、白术 15g、炮附子 10g、生姜 5 片，日饮 1 剂。连续 7 天，症状大减，水肿消去 1/2。乘胜继进，又服 10 剂，其肠炎也随着治愈。

9. 葛根汤

本方是桂枝汤加味，先生经验，可用于外感风寒无汗，项背强几几，重点药物为葛根、麻黄。对普通感冒、麻疹、流行性疾病，在初起阶段，皆可投用。1959 年曾治一风寒感冒患者，口渴，发热，恶寒，无汗，开始给予麻黄汤，二日后颈部不舒，项背拘紧呈强直现象。乃改开葛根汤：葛根 12g、麻黄 9g、桂枝 9g、白芍 9g、甘草 5g、生姜 3 片、大枣 5 枚。连饮 3 剂，汗出津津，脖子转动已灵活，症状随着解除。从此，遇到该证，即授以本汤，效果令人满意。同时还可治疗慢性肠炎，通过发汗，水邪向外，则泻下自止。

10. 桂枝茯苓丸

此药载于《金匮要略》，调理妇女月经延期，经量较少，腹内瘀血，癥瘕，产后恶露不绝。先生经验，对盆腔炎、子宫肌瘤、卵巢囊肿、子宫内膜异位、月经排出障碍，产后复旧不全，都有作用。1958 年曾诊一 28 岁女子，患子宫黏膜下多发性肌瘤，腹胀，月经量多，有时如崩漏样，已有 3 年，因怕医院切除子宫，远道求医。即与桂枝茯苓丸：桂枝 100g、茯苓 60g、丹皮 60g、桃仁 100g、白芍 60g，碾粉，水泛成丸，每次 9g，日 3 服。两个月 B 超检查，症状减半，瘤体缩小。嘱其继用，3 个月复查。事过一年，来济探亲，询之，肌瘤消失，月经恢复正常。

11. 大黄䗪虫丸

本方通利经络、活血散瘀，能治疗多种气滞血瘀为患，如肌肤甲错、两目黯黑、潮热、少腹疼痛。先生临床常用于月经延后、闭经、痛经、子宫肌瘤、颜面黄褐斑、色素沉积。1975 年曾诊一少妇，子宫内膜异位，每次月经来潮，小腹部剧痛，到经净 7 天开始缓解，下次再行发作。授以桂枝茯苓丸，效果不佳，改用大黄䗪虫丸：大黄 100g、虻虫 30g、黄芩 30g、白芍 40g、甘草 30g、炒干漆 15g、䗪虫 15g、生地黄 100g、水蛭 50g、蛴螬 25g、桃仁 40g、杏仁 40g，碾粉，水泛成丸，经前两日吃，每次 9g，日 3 服。连用 15 天，共 3 个周期，情况转好，已无痛感，基本治愈。追踪观察，虽尚有不适，疼痛未再出现。

12. 黄芪建中汤

先生经验，此汤为桂枝汤加黄芪、饴糖，治疗气虚里寒，自汗心悸，倦怠乏力，精神不振，腹痛喜按，大便稀薄，面无华色。对神经衰弱、胃溃疡、慢性肝炎、肠功能紊乱、疲劳综合征，皆可投用。妇女产后少腹拘急、痛引肩背，加当归，名归芪建中汤。1971 年曾诊一小学教师，头昏乏力，记忆力下降，常觉腹内不适，呈拘急感，敷热水袋则舒服，医院认为神经衰弱、忧郁症。即授予黄芪建中汤：黄芪 15g、白芍 15g、桂枝 10g、甘草 9g、大枣 5 枚、饴糖 30ml，每日 1 剂。连用 5 天，功效不大，将黄芪增至 20g、桂枝 15g、大枣 10 枚、饴糖 60ml，又饮 10 剂。患者说，病情随药日减，精神逐日振作。嘱其把现量压缩 1/2，再吃 8 剂以巩固之。

13. 大陷胸汤

本汤由大黄、芒硝、甘遂三味组成，为《伤寒论》小品方之一。先生认为，此方比小陷胸汤药力增大，攻坚、破癥、泻下作用更强，能治疗气、水、血、痰结于胸部，以气短烦躁、硬痛拒按、大便不通、脉沉有力为主。常用于胸水、腹水、便秘、按之则症状加剧者。1990 年曾见一大结胸证患者，上腹部满闷，拒绝按压，呼吸短促，不欲吃饭，大便 3 日未解，脉象滑实，情况严重。同其家属研究，开大陷胸汤试之：大黄 10g、芒硝 6g、制甘遂 1g（冲），一剂分 3 次用。当日更衣，泻下黑色粪水，胸腹内压力减少，呼吸通畅。继进 1 剂，病去大半，防止伤正，遂即停服。转以人参、枳壳、砂仁、大腹皮调治，已安全而愈。

14. 大柴胡汤

先生经验，此方用于少阳病发热恶寒、胸胁苦满、大便秘结、下腹部胀痛、脉弦有力，为小柴胡汤发展证，属表里双解方。先生临床常用于肝气冲胃、胰腺炎、猝发性胃炎、亚急性胆囊炎、胆结石等，可收捷效。1988 年遇一黄疸型肝炎患者，恶心、干呕、大便数日未下、巩膜黄染明显、右胁下胀痛较剧。即投予大柴胡汤：柴胡 15g、黄芩 12g、清半夏 9g、白芍 9g、枳实 15g、大黄 9g、生姜 5 片、大枣 3 枚，每日 1 剂，日 3 服。两天如厕 4 次，症状随减，把药改成维持量，减去一半，又连服 7 剂，肝功转向正常，恢复上班。

15.当归四逆加吴茱萸生姜汤

先生经验，本方治疗寒邪入里，脉弱，手足逆冷，腰腿疼痛，月经延期，白带量多，小腹部发凉。临床上风湿性关节炎、冬季冻疮、血栓性脉管炎、雷诺氏症，皆可应用。1992年曾遇一鹤膝风患者，医院诊为膝关节炎，红肿严重，疼痛较轻，既往调理一直采取通经络、搜风胜湿法获效不佳。接受这一教训，改投当归四逆加吴茱萸生姜汤：当归12g、白芍6g、吴茱萸9g、桂枝6g、细辛3g、甘草3g、通草3g、大枣5枚、生姜10片，加米酒30ml，祛寒温里，养血散瘀，每日1剂。方未更改，亦无增药，断断续续吃了40剂，走路不再颠簸，症状逐渐消失，冬天已去掉护膝。

经方加味应用经验

1.吴茱萸汤加小茴香

吴茱萸汤由吴茱萸、人参两药组成，加姜、枣共四味，先生经验，其能调理脾胃虚寒、厥阴头痛，对泛酸、灼心、嘈杂、脘胀、食欲不振、饭后上呕、手足发冷、喜吐涎沫，皆有作用。先生临床，常投诸慢性胃炎、消化不良、嗳气、呃逆、水饮停留、神经性头痛、胃神经官能症。1993年医一胃炎兼十二指肠溃疡，恶心、乏力、脘内胀痛、吐大量酸水，已有3年病史。武汉医院诊为癌变前期，患者恐惧，来济南求益寿之路。遂开吴茱萸汤：吴茱萸7g、人参9g、生姜3片、大枣3枚，加小茴香3g，每日1剂。药后3天复诊，无有改善，经数次推敲，把吴茱萸增至15g，继续服之。吐酸减少，症状几近消失。饮了25剂，返回工作岗位。

2.白虎加人参汤加寒水石

白虎汤为《伤寒论》热入阳明主方，以高热、口渴、出汗、咽喉红肿、脉象洪大为适应证。先生经验，对流行热性病高热阶段，如感冒、瘟疫、肺炎、中暑、伤寒、麻疹、乙型脑炎，都可应用。气液两伤加人参，名白虎加人参汤；谵语发斑加犀角、玄参，名化斑汤；津亏气逆恶心干哕，去知母加半夏、麦冬、人参、竹叶，名竹叶石膏汤。1958年曾遇一风热感冒患者，口干舌燥，喝水多，咽痛，颜面潮红，体温 39.5℃，津津汗出而热不退，脉象滑数。即给予白虎汤：石膏 30g、知母 10g、甘草 3g、粳米 15g，加西洋参 10g 益气保阴，每剂分 4 回用，4 小时 1 次。连吃 3 剂，未见效果，将石膏增至 60g，又添寒水石 30g，仍按时间饮之。热势逐渐下降，症状亦减，又继用 3 天，完全治愈。在整个过程，无有打针、口服他药。

3. 白头翁汤加一见喜

白头翁汤专治痢疾，腹痛，里急后重，下利脓血。先生经验，宜于传染性赤痢、阿米巴痢疾；结肠炎患者，在辨证前提下，也能应用。妇女产后身体虚弱加甘草、阿胶，名白头翁加甘草阿胶汤；为了提高疗效，还可加入仙鹤草。1985 年曾诊一休息痢患者，大便干稀不一，夹有脓血，里急后重，一日 3~5 行，肛门灼热似火烧状，医院检查原因不明，怀疑肠道溃疡，劝转中医。遂授予白头翁汤：白头翁 12g、黄柏 9g、黄连 9g、秦皮 10g，加一见喜 3g 清热凉血，每日 1 剂。连饮 10 天，症情大减，将药量去 1/2，继续服之。先后 24 剂，已完全治愈。

4. 小青龙汤加杏仁、葶苈子

小青龙汤源自《伤寒论》太阳篇，能解表止喘，先生移植于感冒无汗、咳嗽，收效较好。1956 年曾诊一阜城老翁，感受风寒，低热无汗，频频咳嗽，白痰稀薄，脉象浮紧。给予小青龙汤：麻黄 9g、桂枝 9g、白芍 9g、干姜 9g、五味子 9g、清半夏 9g、细辛 3g、甘草 3g。3 剂后，已出小汗，咳嗽减，恶寒解除，尚有喘息现象，痰量仍多，乃加入杏仁 9g 宣通肺气，葶苈子 15g 利水祛饮，诸症逐渐消失。从此，凡遇本病，即以该方授之，均易见功。

5. 当归芍药散加黄芪、人参

当归芍药散原治妇科疾患，以养血行水为主。白芍不仅解痉止痛，还利小便。先生临床凡遇肾炎水肿、营养不良水肿、贫血性水肿等，皆广泛使用。1960 年见一产后妇女，因食物不足营养缺乏，面黄唇白，全身无力，下肢浮肿按之凹陷。乃开当归芍药散：当归 9g、川芎 6g、白芍 9g、白术 15g、茯苓 18g、泽泻 9g，加人参 12g、黄芪 30g 温阳益气。连用 10 剂，水肿大减，精神转好，已能下床活动。将药量压缩一半，又服 15 剂，完全治愈。事实证明，补虚过程中，增人参、黄芪扶正利尿，能提高疗效，比单独投予当归芍药散要好得多。根据其父亲经验，再加入肉桂 3~6g，鼓动膀胱气化，疗效更高。

6. 苓桂术甘汤加天麻、葛根

苓桂术甘汤原为仲景祛除痰饮治疗水邪上泛方，日本用之调理近视眼。先生经验，对神经性眩晕、梅尼埃病，都可应用。呕吐加半夏、竹茹，耳鸣加柴胡、龙胆草，血压高加黄芩、夏枯草，便秘加大黄、瓜蒌仁，头痛加川芎、羌活。1987 年曾在沈阳遇一颈椎病患者，通过手术已经解决，但仍有阵发性头眩、脑涨，如坐小舟，无手麻现象，医院诊为功能障碍。授以苓桂术甘汤：茯苓 30g、桂枝 10g、白术 15g、甘草 3g，加葛根 10g、天麻 15g，兼治项强，平肝息风。日服 1 剂，凡 8 天，症状递减。又服 10 剂，基本治愈，正常工作。

7. 瓜蒌薤白半夏汤加丹参、郁金、三七

瓜蒌薤白半夏汤为仲景先师杂病处方，开胸、降气、祛痰，治疗气短、喘息、咳嗽、胸痹疼痛放射到肩背，坐而不欲卧等症。先生常用于支气管炎、肺气肿、胸膜炎、冠状动脉粥样硬化心绞痛，辨证明确，易见功效。1982 年逢一老干部，患冠心病供血不足 10 年，胸闷、憋气、呼吸困难，上腹左侧阵发性疼痛，牵及肩胛，近来日渐加剧，药物含化已不能制止，经亲友介绍，给予调治。即开瓜蒌薤白半夏汤：瓜蒌 40g、薤白 20g、清半夏 15g，加丹参 30g、郁金 15g、参三七 10g，嘱其每日 1 剂，分 3 次用。连饮 15 剂，心电图改善，症状大减。将药量压缩一半，又服 20 天，大便通利，睡眠转好，基本痊愈。

8. 黄连阿胶汤加合欢皮、莲子心

黄连阿胶汤为《伤寒论》少阴热化津液亏耗，心烦不眠方。对虚热疾患、过度兴奋、神经衰弱夜卧不宁，入睡困难，均可投予。亦可同酸枣仁汤合并应用。先生秉承先师遗教，常加入百合、珍珠母，收功斐然。1982 年治疗一高校学生患者，一年来严重失眠，合眼即梦，心烦意乱，头脑昏沉，记忆力大降，无有精神，已不能听课、读书，由其领导邀余诊之。开了黄连阿胶汤：黄连 9g、阿胶 15g（冲）、白芍 10g、黄芩 9g、鸡子黄 2 枚

（冲），加莲子心 6g、合欢皮 30g，日 1 剂。连吃 9 天，情况好转，又饮 10 剂，基本治愈。照方配制水丸一料，每次 9g，日 3 服，以巩固之。

拓展经方治疗范围

1. 当归生姜羊肉汤可广泛应用

《金匮要略》当归生姜羊肉汤，属保健、医疗两用药，对感受寒邪腹内疼痛，很有作用，投予慢性胃炎、肠炎、肠道痉挛、肠蠕动亢进、肠系膜淋巴结炎、慢性盆腔炎、疝气、妇女月经排出困难。尤其给予胃、十二指肠溃疡夜间疼痛，均见其效。一般是当归 30g、生姜 60g、精羊肉 300g，每日 1 剂，水煎分 4 次服。能补血助阳、温中散寒、增强营养、缓和组织紧张。先生曾给予身体虚弱、病后待复、儿童发育迟缓者，嘱咐吃肉喝汤，长期应用，都可得到不同程度的改善，走向健康。如将羊肉加倍，添入调料，烹制成药膳，称当归烧羊肉，也极有意义。

2. 小柴胡汤应用广泛

小柴胡汤为《伤寒论》重要方剂之一，应用率占 113 方之首，由人参、柴胡、黄芩、半夏、甘草、生姜、大枣七味组成，能解热、消炎、抗菌、抑制病毒、透表、利尿、扶正、祛邪、提高人体免疫力，主治少阳胸胁苦满、心烦喜呕、寒热往来、默默不欲饮食四症。临床扩大施治范围，可治疗胸膜炎、肝炎、胃炎、胆囊炎、胰腺炎、疟疾、神经衰弱、忧郁症、尿路感染，凡胸闷、胁痛、烦躁、梦多、易怒、噫气、情绪不稳、思维紊乱、阵发性出汗、肾盂肾炎、肋间神经痛，投予恰当，收效显然。先生运用此汤，重点针对流行性感冒，适于四个系列症状，即发热、无汗、寒热往来、胸胁不舒，每剂开柴胡 15~25g、黄芩 15~25g、人参 6~12g、半夏 9~12g、甘草 3~6g、生姜 6~12 片、大枣 6~15 枚（劈开），水煎分 3 次服，5 小时一次，日夜不停，4 剂转愈，无任何不良反应，是历验皆效之方。

根据先生经验，本方还可治身如束缚气郁身紧之症，虽然临床少见，但临床效果良好。先生 1966 年春在山东省中医院遇到一例，患者为女性，30 余岁，全身外表发紧，如绳紧捆绑，屈伸困难，无有痛感，精神正常，客观检查无器质性变化，曾诊断为癔症、神经官能症。先生询知患者自觉似有寒热现象，乃以小柴胡汤与之，量很小，孰知饮后有效，随开柴胡15g、黄芩9g、人参6g、半夏9g、甘草6g、生姜6片、大枣10枚（劈开），每日1剂，水煎分3次服，病况逐渐缓解。将柴胡加至20g，症状已似有若无，吃了13天，竟告痊愈。此例说明本症和肝失条达有一定关系，本方对郁而不伸有舒散作用。

合用经方提高疗效

1. 小陷胸汤、茯苓杏仁甘草汤、橘枳姜汤合用

临床见患者胸闷短气、咳嗽、痰涎壅盛，吐出则快者，即投小陷胸汤、茯苓杏仁甘草汤、橘枳姜汤合方，计瓜蒌30g、半夏10g、枳壳15g、黄连10g、茯苓30g、杏仁10g、陈皮15g、甘草6g、生姜10片，每日1剂，水煎分两次服，连用7天，能使病去大半。经验证明，最宜于慢性支气管炎。和苏子降气汤比较，在宽胸利痰方面，占绝对优势。

2. 桂枝茯苓与下瘀血汤合用治子宫肌瘤

先生临床发现以桂枝茯苓丸治疗子宫肌瘤，功效不明显。以此与《金匮要略》下瘀血汤合用比较理想，且改为汤剂则效果降低，还是吃丸为好。所开之量桂枝300g、茯苓100g、牡丹皮300g、桃仁200g、白芍200g、䗪虫200g、大黄30g，碾末，水泛打丸，每次6~9g，日3服，连用2~4个月，逐渐缩小，继续不停，可以获愈。久服很少副作用，限于瘤体之小者服用。

3. 四逆散同瓜蒌薤白半夏汤合用

读仲景书须知《伤寒论》《金匮要略》不能分割，一是观察同中有异、异内含同；二是时令病六经方在杂证的施治范围；三是从两书条文揣摩比较，能发现错简、脱漏、衍讹；找出疑点进行综合研究，这样才可掌握仲景先师的学说全貌，分析六经变化与杂病的区别。如将《伤寒论》四逆散和《金匮要略》瓜蒌薤白半夏汤合于一起：柴胡10g、白芍10g、枳壳10g、瓜蒌30g、半夏6g、薤白10g、甘草3g，每日1剂，水煎分两次服，

专治肝郁气滞、胸闷、腹胀、肋痛、纳呆、叹气则舒，对胃炎、肝炎、胆囊炎、神经官能症皆有效果，乃经验良方。

改变经方主要药物

半夏泻心汤治疗胃神经官能症

《伤寒论》半夏泻心汤，以半夏为主，依次是黄芩、人参、干姜、甘草、大枣五味。黄连量少，调理心下痞结。后世仿照黄连汤（黄连、人参、干姜、桂枝、半夏、甘草、大枣）提高了黄连投量，以之施治胃炎、胃溃疡，消化不良、停有水液，恶心呕吐、腹内胀满、口苦嘈杂，比较有效。虽说黄连苦降，令人胸空心悸，不超过15g无有大碍，放胆与之，不会导致内伤。1980年曾遇一白领，医院诊为胃神经官能症，恶心，烦躁，胸闷如塞，大便稀薄，其突出特点是诸症时有时无，故神经内科怀疑癔症。先生给予本方，计半夏10g、黄芩10g、干姜10g、黄连15g、甘草3g、大枣10枚（擘开），恐人参偏于温补，改为党参10g。嘱咐每日1剂，凡15天邪去转安。

对经方药物的认识举隅

药物是医生的武器。真正有成就的医学家，无论什么派，都精通药物。如果药物掌握不好，吃不透它的性能，临床上就不能运用自如。所以药物这道关如果不能突破，便不会收到很好的临床效果。下面以甘草为例，介绍国医大师张志远对于经方药物的认识和应用经验。

《伤寒论》113方，用甘草的方子有60多张，占到一半多。甘草俗名国老，适用范围广。现代研究发现，甘草中含有的化学成分多达上百种，能治疗或辅助治疗多种疾病，不愧为众药之王，国之药老。

1. 甘草的产地

甘草，产地遍及北方，但产量不同，质量、效能以北方为最好。内蒙古、蒙古是主要的产地。甘草和黄芪，在这两个地区，被称为"两大名药"，所含的有效成分，超过其他地区。

2. 甘草的炮制

《伤寒论》中甘草，多为炙甘草。甘草的炮制，分三种。《伤寒论》用的甘草，是水洗甘草、鲜炙甘草，与我们现在用的甘草，大不相同。蜜炙甘草，是宋代《太平惠民和剂局方》之后，才逐步采用的方法。蜜炙甘草的方法，能提高甘草润性，增强补中益气之力。《伤寒论》用的甘草，是鲜草在火上烤，烤了以后，可以增强润性、温性，提高临床功效。有的甘草不是鲜品，采集以后时间长了，则用水泡，并在火上烤，此为水炙甘草，《伤寒论》大部分是水炙甘草。如何证明呢？《伤寒论》《金匮要略》都用蜜，但是仲景先师用乌头的时候才提到蜜煮，目的是去毒，因它能破坏乌头碱。而仲景先师用甘草则没有提及蜜炙。在东汉末年，还没有蜜炙甘草的炮制方法。

3. 甘草的功能、作用

（1）食品添加剂

东南亚很多国家，在中国大量采购甘草，作为食品添加剂，能增强口感。《伤寒论》《金匮要略》多方应用甘草，不仅用甘草解毒，也是为了改善口感。

（2）一般药用功能

甘草具有补中益气、解毒、和百药、改善口感等功能。这些功能与其特有的药性密切相关。

我们看一下前人的认识：

①先贤徐大椿在《神农本草经百种录》中说："甘草，味甘平。主五脏六腑寒热邪气，甘能补中气，中气旺则脏腑之精皆能四布，而驱其不正之气也。坚筋骨，长肌肉，倍力，形不足者补之以味，甘草之甘为土之正味，而又最浓，故其功如此。疗金疮，因脾主肌肉，补脾则能填满肌肉也。解毒，甘为味中之至正味，正则气性宜正，故能除毒。久服，轻身延年。补后天之功。""此以味为治也，味之甘，至甘草而极。甘属土，故其效皆在于脾。脾为后天之主，五脏六腑皆受气焉。脾气盛，则五脏皆循环受益也。"

②前贤陈修园在《神农本草经读》中说："物之味甘者，至甘草为极。甘主脾，脾为后天之本，五脏六腑，皆受气焉。脏腑之本气则为正气，外

来寒热之气，则为邪气，正气旺则邪气自退矣。""筋者，肝所主也；骨者，肾所主也；肌肉者，脾所主也；力者，心所主也，但使脾气一盛，则五脏皆循环受益，而得其坚之、壮之、倍之之效矣。"

可见，前人对甘草的认识已经很深刻了。由此得知，理解药物的功能，需从药性入手。如治疗脾胃虚弱，体形消瘦的病人，适当加大甘草的用量，服用一段时间中药，就可以改善体质，增长肌肉。

再比如，甘草"主治急迫"之证，就是利用其甘缓作用。甘草还可治疗一些急性病，它能缓解人体抗病中的激烈反应。治各种急性疼痛，心脏剧烈跳动，神智极度兴奋，肌肉过度痉挛，癔症、癫痫发作，以及由以上诸多原因造成的昏厥与肢冷等病症。

（3）重要功能与应用经验

甘草的主要作用是什么？有人说这个药是个配料，没有主治功能，和附子、石膏、麻黄不一样。还有人说它是东郭先生，是滥竽充数的。这是不对的，甘草有重要的作用，它能改变心律不齐，稳定心率。譬如说，心动过速、心动过缓、早搏，用它作为主药，很有作用。水炙、蜜炙均能起到恢复正常心率的作用。《伤寒论》中治疗心动悸、脉结代的炙甘草汤，对心脏提前收缩，出现的早搏，有特殊作用。根据先辈经验，服用炙甘草汤，要在饮食上注意，吃八分饱，能缩短疗程。这是通过饮食的配合，来解决疾患。

先生通过长期的临床实践，总结了一张调节心律颇有疗效的方剂——益气复脉汤：

主方：黄芪 150g，生地黄 120g，桂枝 12g，炙甘草 12g，甘松 15g。

主治：期前收缩（早搏），属中医"心悸"范畴。

方取炙甘草汤义。黄芪与生地黄同用，黄芪甘温，益气升阳，如雨时上升之阳气，生地黄甘寒滋阴，如将雨时四合之阴云，二药并用，阳升阴应，云行雨施，气充阴足，脉道通利，期前收缩可消；桂枝、甘草名桂枝甘草汤，辛甘化阳，通阳复脉；本病患者多精神紧张，思虑过度，佐甘松芳香以开郁结。现代药理研究也证实生地黄、甘松皆有调整心律的作用。诸药配伍，酌情化裁，可用于各种原因引起的心律失常，如心动过速加紫石英 30g、茯苓 18g；心动过缓加熟附子 15g、红参 9g。

大剂量应用黄芪，有时可出现脉搏散乱，歇止无定，病情似有加剧之势，此乃气充阴足而脉道盈满通利之兆，无须过虑（《张志远临证七十年碎金录》）。

此方具有可重复性，《杏林求真》的作者王幸福说：我在临床上治疗心悸一证过去习用炙甘草汤方，由于其中药味较多，且生地一味就达 250g，用起来很不方便。自从学习了张志远先生的这首益气复脉汤，运用于临床屡收佳效。

钱乙学说与经验

钱乙，字仲阳，郓州（今山东东平）人，生于北宋明道一年（1032），卒于政和八年（1113）。为著名的儿科大家，著有《小儿药证直诀》。

他强调儿科"脾胃虚衰，四肢不举，诸邪遂生"。因人体生理病理随着季节变化，消化不良的临床表现也就不一样，应根据内在病理结合客观情况，从其反映之阴阳盈亏而予以辨识，言五月十五日以后，为热甚之时，"小儿脏腑十分中九分热也"，见"身壮热，吐乳不消，便泻深黄色"；六月十五日以后，"脏腑六分热四分冷也"，身温似热，"吐呕乳食不消，泻黄白色"；七月七日以后，"脏腑三分热六分冷也"，身温凉，多似睡；到八月十五日以后，阳气日衰，阴寒渐盛，"泻青褐水"，则"身冷无阳也"。认为切脉比较困难，"求证不可言语取者，襁褓之婴、孩提之童尤甚焉"。只取常见的浮、沉、弦、急、缓、乱之脉，为重点诊断依据。能"贯阴阳于一理，合色脉于万全"。善以五行生克学说结合四时环境更易，运用特殊治疗方法，如冬日患心病者，为火强反侮水，当理心补肾，夏天遇肾病，乃水胜反侮火，应在治肾的基础上补心。并介绍自己的经验，缘于小儿易为虚实，脾较柔嫩不耐寒温，投药不可过量，防止"服寒则生冷，服温则生热"，曾语重心长地说："当识此，勿误也。"特别是对相火、真水的研究，能"启《内经》之秘，尤知者之所取法"。

1. 指出小儿特点

他认为小儿脏腑柔弱，"成而未全，全而未壮"，处于"稚阳未充、稚阴未长"的阶段。病理特点是，"易虚易实，易寒易热"，早晚变化不同，临床诊治不应"痛击""大下"，否则使"胃中津液耗损，渐令疳瘦"。即使有可下之证，"因其重而减之"，过后也要用健脾和胃之剂，给予补养，对《内经》"诛伐无过，命曰大惑"之论有所领会，深得"衰其大半而止"之旨。

2. 强调五脏辨证

钱氏师法张机《金匮要略》、孙思邈《备急千金要方》，强调五脏辨证，按五行相互关系分别施治。认为心属火，乃神明所出之处，易惊，火热过盛，"子能令母实"，肝风萌动，引起抽搐，"实则叫哭，手足动摇，发热饮水；虚则卧而悸动不安"。肝属木，"将军之官"，主风，开窍于目，其声呼，在变动为握，阴不涵阳，筋无所养，风邪内生，或肝失条达，气郁不伸，疏泄无权，"实则目直大叫，项急，顿闷；虚则咬牙，欠气"。脾属土，司运化，主四肢肌肉，为寒热所扰，土受木克，清气不升，浊气不降，不能为胃行其津液、散精上归于肺，实则困，身热饮水，"虚则吐泻生风"。肺属金，主呼吸、肃降，统一身治节，气机壅遏或少气，表现为喘息，"实则闷乱，有饮水者，有不饮水者，虚则哽气，长出气"。肾属水，"藏精"，阳虚之证甚少，精不上注于目，目眦视弱，内不渗注于骨，颅囟不合，骨骼沉重，"肾主虚，无实也；惟疮疡肾实则变黑陷"。其规律性处方，心实用泻心汤，轻则导赤散；虚者用安神丸。肝实用泻青丸，虚者用地黄丸。脾实用泻黄散；虚者用益黄散。肺实用泻白散；虚者用阿胶散。肾虚与肝虚治疗相同，用地黄丸。因重视五行生克，指出肝旺反侮肺，应补脾益肺，令"子全母实"，培土生金，最后达到抑木的目的（隔一疗法）。其临床习用药物，凡肾阴不足的失音用熟地黄、山茱萸，肺热气喘用桑白皮、马兜铃，手掐眉、目、鼻、面者用桔梗，咬牙尿赤用木通、竹叶，上吐下泻、口渴饮水用藿香、白术、人参、葛根，宁心镇惊用朱砂、茯苓、甘草，肝火炽盛用青黛、龙胆草，惊风用钩藤、天南星，开窍用牛黄、龙脑、麝香，夜啼用灯心一棵，腹中虚胀用川椒、蝎尾，疮疹倒靥黑陷用紫草、红芽大戟、牛李膏、杏胶等。明人吕复引申刘跂之言评论其用药特点是："如李靖用兵，度越纵舍，卒与法合。"

3. 掌握古方今用

钱氏提倡泻肝阳、补肾阴，重视柔润的调理方法，元代俞琰解释说："肝属木，当浮而反沉，肺属金，当沉而反浮，肝实而肺虚也。"含义是实则重，重则下沉，故当泻之以虚其实。在其影响下，后人一再重复此言："肝有相火，有泻而无补"；"肾为真水，有补而无泻"，谓仲阳揭开人体之奥。他主张化裁古方以为今用，通过加减变化提高疗效，曾将《太平惠民和剂局方》的四君子汤加陈皮制成异功散；验方香连丸加豆蔻增强行气开胃、消食化浊，而收补中无滞、芳香醒脾之功，在当时重方轻证、泛用成药治病的风气下，能发挥独创之见，挽回传统的辨证论治，乃很大贡献。明代薛铠、薛己父子承其余绪，均属儿科名家。若从钱氏的整个学术思想体系来看，他对外感疾患不够重视，另外，心阳、肾阳虚证，也未详细语及，为美中不足。

庞安时学说与经验

庞安时，字安常，蕲水（今湖北浠水县）麻桥人，约生于北宋庆历二年（1042），家世业医。少时任侠，以婆娑风月为事。成年后屏绝戏弄，闭门读书，上自神农、黄帝经方，下至《难经》《甲乙经》，无不贯穿，遂术学精妙，且有贤行，善疗奇疾。其代表性著作为《伤寒总病论》，尚有《古今异宜方术脱遗》《本草补遗》《难经解义》《验方》《家藏秘宝方》等。

庞氏"善医伤寒，得仲景意"。言岁多疫，宜预先通报，使家喻户晓。谓冬季感受寒邪伤人阳气，"足太阳为诸阳主气，其经夹脊骨，贯五脏六腑之腧，上入脑，故始则太阳受病也"。引《素问·经脉别论》之文"勇者气行则已，怯者则着而为病"，提出"素有寒者多变阳虚阴盛之疾，或变阴毒也；素有热者多变阳盛阴虚之疾，或变阳毒也"。发作时，常以人体为依据，随着内在的偏颇情况而变化。如立即发病，"头痛、身痛，肌肤热而恶寒，名曰伤寒"；若"因春温气而变，名曰温病"；"因八节虚风而变，名曰中风"；"因暑湿而变，名曰湿病"；"因气运风热相搏而变，名曰风温"。起因本质为冬时中寒，"随时有病变之形态，故大医通谓之伤寒焉"。他对针灸疗法也较擅长，"其医类单骧，而加之以针术，绝妙"。在桐城应朱氏的邀请治疗难产，七日而子不下，令孕妇坐温汤内揉摩，慢刺腹部，生一男儿，远近皆知。东坡乔寓黄州，元丰五年三月偶然左手肿痛不已，针刺一次即愈，苏氏写行草数纸以答谢之。

1. 重视诊脉

对切脉，主张诊颈动脉之人迎和手桡骨动脉的气口，言"平人之脉人迎大于春夏，寸口大于秋冬"。二者合参，"阴阳相应，如两引绳"。强调"定阴阳于喉手，配覆溢于尺寸，寓九候以浮沉"。从手上讲，其《解仲景脉说》的经验，倘"动脉见于关上，下无头尾，厥厥动摇，名曰动也。阳动则汗出，阴动则发热。关位占六分，前三分为阳，后三分为阴，若当阳连寸动而阴静，法当有汗而解，《素问》云，阳加于阴谓之汗；当阴连尺动而阳静，则发热，《素问》云，尺麤为热中。若大汗后形冷恶寒者，三焦伤也，此是死证。脉按之虚软，战汗而解；脉按之有力，躁汗而解；脉虚数必经汗吐下，无津液作汗，阴阳自和愈"。

2. 提出四时五温

他认为流行性温病，与伤寒不同，四时皆有，"自王叔和后，鲜有炯然详辨者"，发挥了《小品》《诸病源候论》之说，乃一种乖候毒气，有传染性，易于感人，损伤肝、心、肺、肾、脾五脏，凡木气司令，春有青筋牵，腰脊强，脚挛缩，眼中生花；火气司令，夏有赤脉攒，口干舌破，身热，皮肉痛，战掉不定；金气司令，秋有白气狸，乍寒乍热，暴嗽呕逆，体热生斑，气喘引饮；水气司令，冬有黑骨温，胸胁刺痛，心腹膨胀，里热外寒，喜守火饮水；土气司令，每三个月各旺十八日，四季有黄肉髓，头重项直，皮肉强，颈下结核，隐隐而热。在《上苏子瞻辨伤寒论书》时说："温病若作伤寒，行汗吐下必死"，对当世伤寒与温病治疗的分道扬镳，起了承先启后的作用。曾"自言心解，不从人授"，据孙思邈《备急千金要方》卷9的原有药物，创制了柴胡地黄汤、石膏竹叶汤、石膏地黄汤、石膏杏仁汤、石膏葱白汤，以及苦参石膏汤、知母解肌汤、玄参寒水石汤。

3. 倡导研究伤寒

庞氏推崇张机《伤寒论》，"广寻诸家，反复参合"，刻苦钻研30余年，所撰《伤寒总病论》"摘取张长沙之大要，辨论精妙，其有证而无方者，上溯《内经》，旁及他书，参以己见，为增损进退之法，能发仲景未尽之意，而补其未备之方"。指出："邪逆阴阳二气，非汗不能全其天真，《素问》云辛甘发散为阳，谓桂枝、甘草、细辛、姜、枣、附子之类，能复阳气也；酸苦涌泄为阴，谓苦参、大青、葶苈、苦酒、艾之类，能复阴气也。酸苦之药既折热复阴，亦当小汗而后利者，经云身汗得而后利，则实者可活是也。"营卫将复，水升火降，会发生寒热现象，机理是："人将大汗必昏冒者，若久旱天将时雨，六合皆至昏昧，雨降之后草木皆苏，庶物明净，《玉册》所谓换阳之吉证也。"

深入研究《伤寒论》，促进了仲景学说的发展。认为伤寒发汗后，除半身无汗外，不可再行发汗。夏季遣用桂枝、麻黄、大青龙汤，加入黄芩、知母、石膏。处理汗、下后气塞痞满，用槟榔散；呕吐发热脉搏滑数，用茅根汤；腹痛泻痢，用黄连当归丸。言"伤寒吃噫不止，是阴阳二气欲作汗，升之不止，故胃气上逆"，宜用良姜汤。张耒说，仲景"论病处方"，又示以"进退之法"，已甚详备，他还窃忧"有病证而无方者，续著为《论》数卷，其用心与术非俪古人何以及兹，淮南人谓安常能与伤寒说话，岂不信哉"。但不足之处也客观存在，正像汪苓友《伤寒论辨证广注》批评的"寒热错杂，经络不分，即如苏子瞻圣散子方一例载入，殊为骇观"。1181年郭雍将《伤寒总病论》加以增广，"缺者补之，晦者明之，寻源究委，远绍旁搜"，采入《素问》《灵枢》《难经》《千金》《外台》《活人书》诸内容，结合严器之学说，写成《伤寒补亡论》10卷，"合一千五百条，分七十多门，总五万言"，进一步充实了他的著作。且据《内经》厥论"阴气衰于下则为热厥"，谓"伤寒之厥，非本阴阳偏胜，暂为毒气所苦而然，毒气并于阴，则阴盛而阳衰，阴经不能容其毒，必溢于阳，故为寒厥；毒气并于阳，则阳盛而阴衰，阳经不能容其毒，必溢于阴，故为热厥"。凡阳气盛而足下无有不热者，所以热厥手足似炮烙或如入汤中。突出了"冬伤于寒，至春发为温病，冬不伤寒而春自感风温之气发病者，亦谓之温"，为叶桂探索新感温病，开辟了门径。

刘完素学说与经验

刘完素，字守真，号宗真子、通玄处士，河间（今河北河间县）人，约生于北宋宣和二年（1120），卒于金承安五年（1200）。皓首穷经，研究医学，对热性病有独到见解和经验，撰有《素问玄机原病式》《宣明论方》《素问病机气宜保命集》《素问要旨论》等。

刘氏研究的重点，是在阐发外感病因"邪气之从外入内"的基础上极力倡导的火热学说。他探讨《内经》，师法《伤寒论》，治病不投昂贵药物。曾说："伤寒谓之大病者，死生在六七日之间。"六经阴阳代表表里，指："邪热在表，腑病为阳，邪热在里，脏病为阴。"其发展过程，"前三日太阳、阳明、少阳受之，热壮于表，汗之则愈；后三日太阴、少阴、厥阴受之，热传于里，下之即痊。"传变规律，"由浅至深，皆是热证。"据《素问·天元纪大论》"物极谓之变"，提出寒、湿、风、燥、暑，随着水、土、木、金、火五运之变，能出现反似胜己之化，水本寒，冷极则凝冰如地，可以载物，为水寒亢极反似克火之土化；土主湿，"阴云而安静"，极则飘骤散落，是兼风化；木主荣，旺于春，风大则凉而毁折，是兼金化；金象秋，属于阴，气凉则天空清明万物反燥，"燥物莫煤火"，是金极反兼火化；夏月热盛，天气熏昧，万物反润，林木流津，乃火极反兼水化之象，掩盖了原来的本质。临床时必须掌握"泻其过甚之气，以为病本，不可反误治其兼化也"。

认为中风为将息失宜，属本实先发的内在病变，乃"心火暴甚、肾水虚衰"不能制之，故火旺克金，金受火克不能平木，肝强风动，即助其子，"热气怫郁，心神昏冒，筋骨不用，而猝倒无所知"，自始至终，不宜龙、麝、犀、珠，"譬如提铃巡于街，使盗者伏而不出，益令风邪入于骨髓，如油入面，莫能出也"。推荐《圣济总录》卷51的著名良方"地黄饮子"，施诸后遗症如失语、半身不遂，甚有功效。治疗痢疾主张"行血则便脓愈，调气则后重除"，以利湿热、导积滞、畅通道为第一要义。寄语医界，治消渴应把握火邪为主的病机，不可再用"燥热毒药助其强阳而伐衰阴"，只须"补肾水阴寒之虚，泻心火阳热之实，除肠胃燥热之甚，济一身津液之衰"，则"病日已矣"。由于当时适值阳明燥金司天，少阴君火在泉，热性病流行，投辛热之药，"药之轻者虽或误中，能令郁结开通、气液宣行，流湿润燥、热散气和而愈；其或热甚，而郁结不能开通者，旧病转加，热邪渐起，乃至于死，终无可悟"。因而治疗侧重解除郁火、保阴退阳、攻下热结，善用寒凉药物，补偏救弊，极力打破"人情喜温而恶寒""赖祖名倚约旧方""纵闻善说反怒为非"的庸俗观念。如以辛温宣通经络，亦要加"消风热开结滞之寒药佐之"，避免化火助邪。用四物汤，要求随季节变化予以加减，特点是"春倍川芎、夏倍芍药、秋倍地黄、冬倍当归"，也可"春加防风、夏加黄芩、秋加天冬、冬加桂枝"，颇有意义。

1. 六气从火兼并同化

刘氏通过学习"法之与术"，对《素问·至真要大论》病机十九条学说反复涵咏，为之补充演绎了90余证。因感于十九条属火、热者占九则（火五热四），六气中火、热居二，结合个人实践，认为"激湍之下必有深潭"，多数疾病在发展过程都与火、热有密切关系。《素问玄机原病式》把《内经》火、热致病18种证候，进一步阐发，扩大到58种，说明"天以常火，人以常动，内外皆扰"，火、热引起的疾患居主导地位。而且强调风、湿、燥在一定条件下亦能化热，谓"风本生于热"，热极风动，"积温过久"便细蕴生热，"金燥虽属秋阴，而异于寒、湿，反同于风、热、火也"。甚至外感寒邪，内伤生冷，均可因"阳气怫郁不得宣散"而化为火。这样，就形成"六气皆从火化"的论点。查慎行还补充说，少阴君火、阳明燥金，虽能为病，然终不若"厥阴木之风、太阳水之寒、太阴土之湿、少阳相火之暑，中人、伤人之甚也"。指出"阳气怫郁，不能通畅，则为热"，处理方法，只可按热治，不能从寒医，言"白虎合凉膈散，乃调理伤寒之上药"。若"误以热药解表，不惟不解，其病反甚而危殆也"。如"内有阴寒者，止为杂病"，与此不同。主张推陈致新，苦寒直折，"大变仲景之法"，所以后世称其为温病流派肇创新法的奠基人，给陆九芝强调"急去热邪，阴始可保，一去其热，阴即不伤"十六个字开辟了门径，补前人之未及。他师《伤寒论》而不泥守成法，特别指出广义伤寒内有传染因素，可谓"千古之下得仲景之旨者，刘河间一人而已"。刘氏倾向水善火恶，于病机十九条外，体验到北方气候特点，飞沙扬尘，燥胜则干，应"因地、因时各明一义"，根据《周易》"燥万物者莫熯乎火"，认为热能耗损水津，"气行壅滞，不得滑泽流利"，且吐泻亦可伤液，故增入"诸涩枯涸，干劲皴揭，皆属于燥"一条，提出"退热、润燥、散结"，则气液宣行，"慎勿服乌、附之药"，为研究燥证开拓了新境。明代中叶虞天民曾给他补充了9首处方，主要药物有当归、生地黄、白芍、知母、山茱萸、天冬、枸杞、人参、葛根、莲肉、熟地黄、麦冬、五味子、栝楼、桃仁、麻仁、郁李仁、鹿角胶、蜂蜜、酥合油、生姜汁、杏仁、石膏、胆汁。喻昌的《医门法律》聆其意，组织了"流湿润燥"的资液救焚汤，对"风兴则火炀，火烈则风生，热熯则燥成，燥迫则热盛"，投之得当，收效很佳，若将人参改为西洋参，柏子仁换梨膏，再加银耳、蔗浆、竹沥水、霍山石斛，则更为理想。

刘氏处方遣药，从"火郁发之"一句悟入，远避香燥，瞩目泻热护阴，喜用山栀、连翘、黄连、石膏、知母、生地黄、大黄，"降心火，益肾水"，功在减焰沃薪、荡实振衰，不问有汗无汗，只要有可下之证，或汗出而热不退，即投大承气汤、三一承气汤，化古为新，深得《难经》75条"泻南补北"、《素问》"热淫于内，治以咸寒"之旨。形成《太平惠民和剂局方》行于南、《宣明论方》行于北之势，故有"热病宗河间"之说。鉴于当时人们认为刘氏力主推陈致新，不使留有怫郁，盲目师用者"劫效目前，阴损正气，遗祸后日"，故吕元膺评议他的治法，"医如（郭）橐驼种树，所在全活，但假冰雪以为春，利于松柏而不利于蒲柳"。如全面地权衡其学说，能"深明《难经》之义，洞悉《金匮》之微"，对上下传变，"条分各有主治"，信口而言其偏，"皆非深知河间者也"。

2. 运气的临床应用

他推崇《素问》"天元纪""六微旨""至真要""五运行""五常政""气交变""六元正纪"七篇大论，"人与天地相应"，并受王冰《玄珠密语》《昭明隐旨》《天元玉册》影响，对时间、环境、气象、物候等学说，进行重点研究，学习五运六气从实际出发，不株守定法，重视临床实际，强调小运主气，摒弃大运、客主加临，把大自然和人体通过特殊方法有机地结合起来，其关系是火司夏，在六气为热，在人身为心，"心本热，虚则寒"；土司长夏，在六气为湿，在人身为脾，"脾本湿，虚则燥"；金司秋，在六气为燥（清），在人身为肺，"肺本清，虚则温"；水司冬，在六气为寒，在人身为肾，"肾本寒，虚则热"；木司春，在六气为风，在人身为肝，"肝本温，虚则清"。一方面主张运气："法天之纪""用地之理"，因人"一身之气，皆随四时五运六气兴衰"，"不知年之所加、气之盛衰、虚实之所起，不可以为工"；另一方面灵活地指出运气也有变化，"冬热夏霜，冰鼠火龟"，有悖常理之事，亦"罕测难穷"，批评死守流年公式，或"注说雕写之误"，谓"世传运气之书，尽歌颂《钤图》，终未备其体用"，而且"修短寿夭皆自人为"，人具有能动作用。反对刘温舒《素问入式运气论奥》静止地搬用五运六气，将每年有何气，何气见某病，以僵化模式固定下来立方待病的机械观点，这是由于对"相火之下水气承之，水位之下土气承之，土位之下风气承之，风位之下金气承之，金位之下火气承之，君火之下阴精承之"不够了解，忽视了木极似金、金极似火、火极似水、水极似土、土极似木的变化。如人体在高温当中汗出津津，即"火极而反兼水化"之象。轻视"亢则害，承乃制"这一规律，是舍本逐末之举。其结果只有"矜己惑人而莫能彰验"，使医道衰落。完素对运气学说固然有所验证，创造性地用作疾病分类纲领，为后世称道，但也强行牵合六气性质和作用，按五行生克关系而广泛推演，留下了形而上学的内容。

3. 创制新方

"风者百病之长"，能"闭皮毛郁其里气"。在治疗上，刘氏遵循《素问·六微旨大论》"亢则害，承乃制"的规律，利用"火郁发之"的方法，纠正亢的危害，并扶持机体内在调节机制，以免出现"反似胜己之化"的病变。依据"润万物者莫泽乎水"之理，选用《局方》凉膈散为主，并仿效庞安时《伤寒总病论》、朱肱《南阳活人书》夏季用麻黄、桂枝辛温解表加凉药反佐的经验，打破先表后里，"发表不远热"的传统治法，参酌深师意、孙思邈《千金》雪煎方与医疗五温的药物，从而创立了多功能的防风通圣散，开玄府、疏导郁滞、调畅气液，祛风治标，泻火以除其本。吴昆分析方义说：用防风、麻黄的解表，风热之在皮肤者得之由汗而泄；

用荆芥、薄荷的清上，风热之在巅顶者得之由鼻而泄；大黄、芒硝为通利药，风热之在肠胃者得之由后而泄；滑石、栀子利水道药，风热之在决渎者得之由溺而泄；热淫于膈，肺胃受邪，石膏、桔梗清肺胃；而连翘、黄芩又所以却诸经之游火；热伤于血，阴脏失荣，川芎、归、芍益阴血；而甘草、白术又所以和胃气而调中。人但知刘守真长于治热如此，并未发现其理论"得之《素问·刺热论》五十九刺者深矣"。虽然组方较杂，仍未摆脱治伤寒的传统思路，亦未具备温病流派的配伍规范，却也有了新的突破。其次补气行津之益元散，方中"滑石性寒而淡，寒则能清六腑，淡则能利膀胱，入甘草者，恐石性大寒损伤中气，用以和中耳。经曰，治温以清凉而行之，故用冷水调服，是方也简易而效捷，暑途用之诚为至便"。刘氏的制方特点，脱胎于仲景的思维，既能"以药药病"，又长于"以药药药"，如鄂栋铁保所说："性烈者借他药以和之，性急者用他药以缓之，或制其太寒，或去其太热，集群策群力之长，以济我用，则药之瑕瑜不掩，我之损益得宜。"

张元素学说与经验

张元素，字洁古，易州（今河北易县）人，约生活于公元12~13世纪，比刘完素稍晚。学宗《内经》《伤寒论》，开创易水学派，著有《医学启源》《脏腑标本寒热虚实用药式》《珍珠囊》等。

张氏学术，遥遵《内经》《金匮要略》《中藏经》，推崇仲景之书为"万世法，号群方之祖，治杂病若神"；孙思邈《千金方》、钱乙《小儿药证直诀》、刘完素的运气学说和医疗经验，对他也有不小影响。临床特色，能化古为新，师法《素问》四气调神之义，按阴阳升降用药，能"刻期见效"。宋濂在《医家十四经发挥》序中，推其为金代四大家之一，"立言垂范"，堪为后世法。他提出了对张从正很有启发作用的观点，"天之邪气感则害人五脏，实而不满，可下之而已；水谷之寒热感则害人六腑，满而不实，可吐之而已；地之湿气感则害人肌肤，从外而入，可汗之而已"。强调高屋建瓴，"厚脾土为要"，乃"知本之务"。对呕吐证主张循三部调理，上焦属气、中焦属积、下焦属寒，分别论治。凡老人、虚弱、幼小患者，投大黄攻下，均须煨制；知母、黄柏泻火，用酒浸曝干，恐寒伤胃气。组方配伍，谓君药之量要大，臣次之，佐、使又次之。其学术思想，和河间学说一样，在当时属一大飞跃，促进了岐黄事业的发展。尤其"保护元气为主"和创制新方的主张，更是独领风骚。

1. 古今不同、治亦有异

"世异则事异，事异则备异"。张氏不仅具有《周易》革卦所倡导的精神，尚在《梦溪笔谈》之"物理有常有变"的影响下，认为古今气候不同，体质存有差异，病情表现不一，古人所制成方，虽于当时取得明显效果，对后世并不完全适宜。《金史》记其所言："运气不齐，古今异规，古方今病，不相能也"，概括了他一生的治学主张。"同一病者，人异其证，治异其方"，只有灵活地辨证论治，"药不执方，医无定格"，才可恰到好处。汪钝翁赞赏其说，并批评了当时的不良风气："今之医业者，率皆以有定之方治无定之病，不问其人之起居、食息与夫时俗之温、寒、燥、湿，而概以成格进之，吾不知于其所谓意者果有合焉否也。"

他反"万法皆宜"论，善于化裁古方而为今用，曾把《金匮要略》治水饮"心下坚大如盘"的枳术汤加重白术用量，改作荷叶烧饭为丸，以降低枳实开破之力，先益虚而后化实，能增强醒脾健胃之功，对"饮食自倍，肠胃乃伤"之证，寓消于补，使补中有消，"简当有法"。近人罗振玉收藏调理中州的一首验方："取米数钱至一两，炒黄，用鲜荷叶将米包入，在米上微微加水令润，叶上针刺小孔十余，在火上烤香，去叶取米煎汤，日饮二三次，复原极易。"很可能是由本丸演化而来。张氏于《伤寒论》麻黄汤、桂枝汤二方的基础上，有感于汗出不得用前者、无汗不能用后者，创制不犯三阳禁忌的"解利神方"九味羌活汤，统治四时风寒之邪，无内伤者均愈。其当归拈痛汤吸收先贤经验，利用补气、养血、发表、清里、利水、散结，解除风、热、湿邪，可广泛用于多种外科疾患，如丹毒、皮肤瘙痒、四肢疼痛等，疗效甚佳。王祎《青岩丛录》推崇备至地说："张洁古、刘守真、张子和、李明之四人者作，医道于是乎中兴。"尽管良工喜用古方，"但变通之机自有神妙"，从他的灵活化裁已充分体现出来。

2. 倡导随时令用药

他受《周易》启发，"观乎天文以察时变，观乎人文以化成天下"，遵照《素问》七篇大论所载运气学说，四时物象春升、夏浮、秋降、冬沉的规律，"必先岁气，勿伐天和"，将一年分为六个阶段，确立规范性调节方法。他说，初之气"大寒至春分，厥阴风木主位，在上宜吐，在下宜下"；二之气"春分至小满，少阴君火主位，宜发汗之药"；三之气"小满至大暑，少阳相火主位，宜清上凉下之药"；四之气"大暑至秋分，太阴湿土主位，宜渗泄之药"；五之气"秋分至小雪，阳明燥金主位，宜和解表里之药"；终之气"小雪至大寒，太阳寒水主位，宜发散破积之药"，运用了时间治疗学。鄂栋铁保根据地理环境，加以分析道："北地燥而多风，南地湿而多雨，至玉门关外，竟有终年不雨者"，认为处方遣药要结合实际情况，灵活对待，切忌死守时令之说，"吾愿今之为医者，去已成之见，破难效之方，就其人之体气以求病源，度其人之习染以拔病本，苟有效则牛溲马勃胜于参苓，随天地自然之气，而助以调济之功，则师古而不泥古，用古而更宜今"，确属至理名言。

3. 应用药物归经，引经报使

药物经肠胃吸收，进入血液，布及全身。缘于"嗜欲不同，各有所通"，其趋向是"酸入肝、辛入肺、苦入心、咸入肾、甘入脾"，五味各有所走，治彼无效，疗此则痊，作用部位有选择性，"随其气类而之焉"。因而张氏"探河源于星宿之海"，提出"归经""引经报使"的学说，能执简驭繁，有的放矢地予以温里、散寒、清热、补虚之治，根据需要来发挥定位、定性的作用，使之力专而用宏，也是多快好省的医疗方法，为经络学说在药物学上的具体运用。他认为，同一泻火药，黄芩泻肺火，黄连泻心火，白芍泻肝火，知母泻肾火，石膏泻胃火，木通泻小肠火，黄柏泻膀胱火。引经即药物的向导，除关系局部外，主要是物尽其长，更好地在人体发挥直达病所的作用，如"头痛用川芎，各加引经药"，太阳加蔓荆子，阳明加白芷，少阳加柴胡，太阴加苍术，少阴加细辛，厥阴加吴茱萸。顾炎武非常赞成"药专则效速"的调理方法，且在《日知录》卷5内感慨地说："今之用药者，大抵杂泛而均停，既见之不明，而又治之不勇，病所以不能愈也。"的确如此。

4. 创新药物分类

他依据风、热、湿、燥、寒，生、长、化、收、藏，升、降、浮、沉、成，将药物性能归为五类，重点是以所属之阴阳，来调理人身之寒热、虚实，以其升降作用调理人身之气机，协调表里、上下。

子，风升生，味薄，阴中之阳，有防风、羌活、升麻、葛根、柴胡、威灵仙、细辛、独活、白芷、牛蒡子、桔梗、藁本、川芎、蔓荆子、秦艽、天麻、麻黄、荆芥、薄荷、前胡。

丑，热浮长，气厚，阳中之阳，有附子、干姜、乌头、生姜、肉桂、良姜、桂枝、豆蔻、丁香、厚朴、益智仁、木香、白蔻仁、川椒、吴茱萸、茴香、砂仁、红兰花、神曲、延胡索。

寅，湿化成，气平，味淡，有黄芪、人参、甘草、当归、熟地黄、半夏、白术、橘皮、青皮、藿香、槟榔、三棱、莪术、阿胶、诃子、桃仁、杏仁、麦芽、紫草、苏木、苍术。

卯，燥降收，气薄，阳中之阴，有茯苓、泽泻、猪苓、滑石、瞿麦、车前子、木通、灯心草、五味子、白芍、桑白皮、天冬、麦冬、犀角、乌梅、丹皮、地骨皮、枳壳、琥珀、连翘、枳实。

辰，寒沉藏，味厚，阴中之阴，有大黄、黄柏、黄芩、黄连、石膏、龙胆草、生地黄、知母、汉防己、茵陈、芒硝、花粉、牡蛎、玄参、苦参、川楝子、豆豉、地榆、山栀子。

施国祁评议说，元素用药，应从正反两个方面权衡它的利弊，按照四时、阴阳、升降进行损益，引经据典，固然为有本之学，但对知识不广、缺乏经验的人讲，可能产生另一种情况，"苟学者未尽其妙，则瞑眩之药终不敢投，失机后时者多矣"。

5. 制定脏腑标本用药式

他效法《灵枢》《中藏经》《金匮要略》《千金方》，学习钱乙《小儿药证直诀》的脏腑辨证，根据寒、热、虚、实，结合药物的升降浮沉、气味、归经，制定了《脏腑标本药式》，即脏腑用药规律表，突出脏腑辨证的重要性，如肺热清本用黄芩、山栀，肺寒温本用丁香、款冬花；散表寒用麻黄、紫苏。肺实泻子用桑白皮、葶苈子，祛湿用半夏、橘皮，泻火用石膏、知母，通滞用桔梗、杏仁；肺虚补母用甘草、人参，润燥用麦冬、知母，收敛用乌梅、罂粟壳、五味子等。同时他也有习惯性用药，一般是头顶痛用藁本，胃脘痛用草豆蔻，咳嗽用杏仁、贝母、五味子，心烦用栀子仁，疮疡用黄连，疟疾用柴胡，湿热小便不利用汉防己、黄柏，暴发火眼用防风、黄芩，目昏用熟地黄、当归，下利腹痛用白芍、甘草，安胎用黄芩、白术，都是很好的经验。

张元素重视"养胃气为本"，其医学为"医中之王道"；"治湿不利小便非其治也"之说，确定了以下行为出路的驱水疗法。张氏取得不少成就，促进了刀圭事业的发展，不过也存在一些问题，如应用占卜者的术语：鬼贼、妻财；主观认为黄柏性润、芒硝软心，令人难从。但瑕不掩瑜，其"药下如攫"的神奇技艺永存人间。

张从正学说与经验

张从正，又名子和，号戴人，睢州考城人，约生于正隆一年（1156），卒于正大五年（1228）。自"先世授以医方"，"耽嗜医经五十年"，倡导攻邪已病，获得丰富经验，有《儒门事亲》传世。

《金史》记载，他刻苦钻研先贤著作，对经典内容运用娴熟。曾说："医之善，惟《素问》一经为祖。"面对北方冬天围火、夏季吞冰的特点，重视临床实际，尝对麻知己说，要灵活辨证，"慎勿滞仲景纸上语"，巢元方"先贤也，固不当非，然其说有误者，人命所系，不可不辨也"。将各种疾患按风、寒、暑、湿、燥、火发病因素分为六门，较河间之以五运六气归类，更加执简驭繁，切合实用。善于因时、因地制宜，广采群众经验。曾介绍睢阳高大明、侯德和、山东杨先生、老太婆郑六嫂的治疗技术，扬人之善。张氏患眼病肿痛历久不愈，经姜仲云刺头部泻血，数日转安，十分感慨地说："百日之苦一朝而解，学医半世，尚缺此法，不学可乎！"当时社会上流行"味则五辛、饮则长夜"的风气，使人们养成吃扶头酒加苏合香丸助阳开窍，服硫黄、钟乳、干姜、附子温补的习惯，造成九疸、食痨、中满、留饮、吐酸、腹胀之病比比皆是，针对这一状况，提出了"养生当以食补，治病当论药攻"之说，阐发了《内经》"邪气盛则实"的观点，倡导"贵流不贵滞"论，见解独特。强调"病之一物，非人身素有，或自外至，或由内生，皆邪气也，邪气加诸身，速攻之可也"，要"衰之以属"，"邪去元气自复"。很符合《吕氏春秋》百脉流通，"精气日新，邪气尽去，及其天年"的学说。所以赵善鸣称道："古今有学识者，当首推戴人"，"能与病血战，而不奉表称臣于床第。"

他在重攻轻补的基础上，将《内经》治法大要重加解释，赋予新的内容，谓"辛补肝、咸补心、甘补肾、酸补脾、苦补肺"，所言之补，是"发腠理、致津液、通血气"，和守中、固涩、胶着的涵义不同。反对"鲦湮洪水"，只知纯补其虚不敢治实的偏颇流风。研究消渴，断为水不胜火，认为刘完素的神芎丸最为得体。主张挥戈退敌，"盘根错节非斧斤莫办"，以防"微疴成膏肓之变，滞固绝振起之望"，起了调气机、宣行瘀阻、"平治权衡"的作用，"惟好学深思之士，能通其意"。《伤寒心镜》记载，其用药别开法门，"守真制双解，以七八分入生姜、葱白前，解伤寒二三日间，以其初觉亦伤寒疑似之间，解表恐伤于内，攻里恐伤于表，故制双解，以其表里齐见俱解，甚为得法，然间有不解，犹未尽善也。子和增作法，亦用前药煎一碗，令饮其半，探引吐出风痰；次服一半，仍用酸辣汤投下，使近火衣被覆盖，汗出则解八九分矣，此法子和得之规绳之人，世所未知也"。但物极必反，过则发生"竭泽而渔，害及鲲鲕"之弊。张氏对"邪之所凑，其气必虚"的认识不足，后学应多加留意。

1. 强调攻逐六邪

其研究医学，重视现实，曾把医者分为良工、粗工、谬工、庸工，以能驱逐邪气的为良工。关于致病之邪，他在《内经》天之邪气、地之湿邪、水谷之寒热感的启迪下，认为邪气有三：无形之风、寒、暑、湿、燥、火六气太过则为在天之邪，有形之雾、露、雨、雹、冰、泥为在地之邪，最易致人于病；有形饮食物的无形之酸、苦、甘、辛、咸、淡六味过则停积于内，成为不可排除的在人之邪。一旦感受邪气，就应"谨守病机"，利用"拔刺""雪污""解结""决闭"之理，以汗、吐、下三法攻而去之，即"处之者三，出之者亦三也"。只有"以欲竭精、耗散其真"之病，或"脉脱下虚，无邪无疾之人"，方可授予"六补"，用人参、黄芪之类平补，附子、硫黄之类峻补，豆蔻、肉桂之类温补，天门冬、五加皮之类寒补，巴戟、苁蓉之类筋力之补，石燕、海马、起石、丹砂之类房室之补。否则"实实"，人体未得其益，而邪气越加蔓延，以致"交驰横骛不可制"。据《内经》一书，惟以气血流通为贵"，使"陈莝去肠胃洁，癥瘕尽营卫昌"，提倡以攻为补，"损有余即是补不足"，而且"吐中自有汗，下中自有补","不补之中有真补存焉"。这些论点，不仅符合客观需要，也属辨证施治的精华，查慎行深有体会地言道："参芪世谓补物，芩连世谓泄物，而内热者则芩连为补；苏麻世谓泄物，姜桂世谓补物，而气虚者则以姜桂为泄。"徐灵胎亦明了此义，"人非老死即病死，其无病而虚死者千不得一"，所以"病愈之后，即令食五谷以养之，则元气自复，无所谓补药也"。然而后世因"好补而恶泻，喜温而恶寒，大黄、芒硝视如蛇蝎，干姜、附子甘如饴蜜"，且文献记载也是"偏于补者盛行"，致使"戴人此书传诵甚罕"。

他曾举古方为例，泻剂本身亦有补的作用，如大承气汤，"大黄苦寒通九窍利小便，除五脏六腑积热；芒硝咸寒，破痰散热润肠胃；枳实苦寒为佐使，散滞气，消痞满，除腹胀；厚朴辛温和脾胃，宽中通气。此四味虽是下药，有泻有补"。再加上姜枣，则成为调中汤了。然而进入明代，温补之风更形严重，"薛立斋、张景岳、赵养葵，动辄参、芪、归、地"，因"震其名"，仿效者"误人无算"。只有认识到不加辨证妄服补剂，能导致药源性疾病，才可扭转这一局面，令先辈经验不废江河万古流。他还语重心长地说："大积大聚，大病大秘，大固大坚，下药乃补药也。"引《难经》第81条"实实虚虚，损不足而益有余，如此死者医杀之耳"。清初康熙皇帝在其学说影响下，言温补法治病功力甚微，酷烈之药攻邪如摧，效果立见。王士雄认为"亘古以来，善治病者，莫如戴人"。

2. 善用汗、吐、下三法

《素问·玉机真脏论》谓："浆粥入胃泻注止则虚者活，身汗得后利则实者活。"他受《备急千金要方》引河东卫汛所记扁鹊语："安身之本必资于食，救疾之速必凭于药"的启发，强调诛伐有过，治病首先祛邪的重要性，制其偏胜，人体即安，犹"兵家之攻敌，其术一也"。若盲目补之，反"足以资寇"。因而纠正了惟人参、黄芪是赖的狭隘观点。《慎疾刍言》欣赏此说，并告诫人们："病去则虚者易生，病留则实者亦死，若果元气欲脱，虽浸其身于参、附之中，亦何所用。"子和的攻邪方法，"以十分率之，三法（汗、吐、下）居其八九"，余者只占一二。师张仲景、宗《素问·阴阳应象大论》因势利导之法，"高者因而越之"，"下者引而竭之"，"中满者泻之于内"，"在皮者汗而发之"，即汗、吐、下三种，以辛甘药物发散，淡味渗利，酸苦涌上，咸寒泻下。照《汤液醪醴》凡风寒之邪入皮肤经络，疼痛走注、麻痹不仁、四肢肿痒、气化不行下利如水者，"开鬼门"，用汗法；风痰、宿食、酒毒停于胸膈，头痛、目眩、懊恼、失音、口噤、发狂，似《圣济总录》所指"攻之不能散、达之不能通"，用吐法，"变态无穷，屡用屡验"；寒湿沉积或热客下焦，腹胀硬痛、癥瘕积聚、遍身水肿、小溲不利、大便燥结、月经停闭、跌打肿痛，"去菀陈莝"，"洁净府"，"重者因而减之"，用下法。而且恳切地说："识练日久，至精至熟，有得无失，所以敢为来者言也"。在《十形三疗》中记录了约150个医案。治上、外、下三部之邪，除药物丸散为主外，还搜求许多民间经验，能充分发挥其专长，富创新精神。具体地讲，"引涎、漉涎、嚏气、追泪，凡上行者皆吐法也；灸、熏、蒸、渫、洗、熨、烙、针刺、砭射、导引、按摩，凡解表者皆汗法也；催生、下乳、磨积、逐水、破经、泄气，凡下行者皆下法也"。与此同时，尚对口噤不能服药者，用鼻饲术，使之下十余行，堪称巧治。缘于广泛地运用三大疗法，空前绝后，"起疾救死多取效"，被尊为医林奇杰，攻邪或汗、吐、下的代表人物。吕元膺评价说："如老将对敌，或陈兵背水，或济河焚舟，置之死地而后生。"

学习张氏著作，受其学术影响者，金元之后颇不乏人，不仅走方医竞相仿效，创禁、截、顶、串之术，而且在宫廷服务的医官也有师法的，16世纪明太医院使许绅用攻下法救活世宗。冯时可认为"断木必取斧斤"，拘泥"王道药物"反会"误人"。药性的偏胜，乃其功力所在，不应妄咎"雄悍克伐之气"，使之"含冤千古"，应掌握"以偏救偏，慎勿畏虚而遗患"的原则。张氏的贡献主要是"匡蛮补之弊"，虽然张锡驹说"上工用泻、下工用补，所言一出，误人甚多"，但非《儒门事亲》的本意。

李杲学说与经验

李杲，字明之，晚号东垣，真定（今河北正定）人，生于金大定二十年（1180），卒于孛儿只斤蒙哥一年（1251）。撰有《脾胃论》《内外伤辨惑论》《兰室秘藏》《医学发明》《活法机要》等。

李氏从事医疗活动时，气象变化的特点是，太阳寒水司天、太阴湿土在泉，且时值南宋、金、元混战，兵戈扰攘，北方社会环境动荡不安，广大人民饥饿劳碌、寒暖失调，恐惧忧伤，加之医家不善师法《局方》蠲毒圆与刘完素、张从正的经验，"病者既误投剑戟丛中，而医者复操刀挟矢而蹑其后"，惯用巴豆、牵牛、大黄、芒硝，不仅不能治病，反而损其元气，伤害脾胃，出现了极大弊端。而脾胃正处中央，"其余四脏则分居于上下而为木、火、金、水也，木、火、金、水资乎土，主病则木、火、金、水皆从而病矣"。他研究了宣宗时期东平、太原、凤翔等地流行的疾患，目睹 1232 年三月壬辰之变，"五六十日之间，为饮食劳倦所伤而殁者，将百万人"，若误予发表、泻下则"变结胸发黄"，再以陷胸丸、茵陈蒿汤攻之"无不死者"。于是，李氏结合个人体衰气短、怠惰嗜卧、四肢不收的身体状况，提出了"养生当实元气"的学术观点和治疗方法，认为"凡邪之所在皆为不足，宜补而不宜泻"，并说："汗之、下之、吐之、克之，皆泻也；温之、和之、调之、养之，皆补也。"如"内伤不足"，按"外感有余"而治之，"则虚其虚也"。根据经验郑重指出："饮食失节，劳役所伤，中气不足当补之证，误作外感风寒有余客邪之病，重泻其表，使营卫之气外绝，其死只在旬日之间。"叶霖深有体会，认为李氏扶危救困，"生平得意"处，全在"补中益气"。施国祁《金源札记》引王祎《文集》之说，从历史角度肯定了李氏的见解，"守真、子和值金人强盛民悍气刚，多用宣泄之法；其衰也兵革之余民穷志困，洁古、明之多加补益之功，其论似是"。

他在饮食伤为有余、劳倦伤为不足，《素问·平人气象论》人绝水谷无胃气则死的思想指导下，重视明经、别脉，不执成方，随证投药，慎用寒凉，尤其"黄柏、知母不可久服"，遵照易水张元素之戒，远避"峻利"。通过实践，总结出"内伤脾胃，百病由生"的学说。强调人体生机的重要作用，若能使劳者温之、损者益之、陷者举之，则阴火即能敛降。其医学为"医之王道"，人们称其为易州流派承前启后的中坚人物，"补土"派的开创者。吕复曾一分为二地评议说，其经验"如丝弦新絙，一鼓而竽籁并息，胶柱和之，七弦由是而不谐矣"。李氏教导学生时，令其熟读本草，分清川陆所产，治疗所主，气味之厚薄，补泻之轻重，根、茎、花、叶的不同作用。掌握"凡毒治病，不可过之"，"阳气不足阴气有余，先补其阳后泻其阴"，批评张子和祛邪为坏事之源，尤其"先攻泄肺之元气，牵牛之辛辣猛烈伤人尤甚"。宋濂《元史》还称道他精通针灸，长于调理伤寒、痈疽与眼科病，且附有治疗北京酒官王善甫小便不利、西台掾萧君瑞伤寒发热、魏邦彦妻目翳暴生、冯叔献之侄伤寒目赤烦渴、陕帅郭巨济偏枯长针深刺、裴择之妻阴为阳搏停经数年用凉血药的医案。处方遣药，凡表虚自汗用黄芪、麻黄根，祛风湿顽痰用南星、半夏，寒邪内犯、心胃作痛用姜黄、草豆蔻、荜澄茄，通行气滞用木香，宽胸散气用陈皮，生津止渴用葛根，虚痞用白术，咽喉肿痛、声破不出用桔梗、马勃、白僵蚕，肠鸣用半夏、生姜、大枣、益智仁，瞳孔散大、视物昏花用人参、熟地黄、五味子、山茱萸，头面生疮坚硬用连翘、土瓜根，牙痛用木律、蝎梢、北蒺藜、羊股骨灰，迎风流泪用细辛、防风、荆芥穗，暴发火眼用白芷、柴胡、蔓荆子、红葵花，白翳遮睛用麻黄、蕤仁，目疮用黄柏外敷，崩漏用茅花、莲子心、白棉子，瘰疬用昆布、三棱、漏芦、牛蒡子，风湿身痛用羌活、防风，干咳无痰用杏仁、贝母、生姜，虚喘气短用人参、黄芪、五味子，腹内胀满用厚朴、木香，水泻不止用白术、茯苓，小腹疝痛用青皮、川楝子，热入下焦血分、小便闭塞用滋肾通关丸。阴火上升、元气下降，主张配方慎用猪苓、泽泻、木通、琥珀、滑石、通草、灯心、瞿麦一切利水药物，防止阳气被驱之而走。尤其是"辛夷能温中，治头、面、目、鼻九窍之病，轩岐之后能达此理者，东垣李杲一人而已"。

1. 强调脾胃的重要作用

他在张元素脏腑病机学说的影响下，强调《内经》"人以谷气为本"，突出《素问·本病论》"饮食劳倦即伤脾"，从而形成内伤。言土为万物之母，位居中央，能起到升降的枢纽作用，在人身至关重要。"胃纳脾运"，为营养化生之源，把精华物质上输心肺，下归肝肾，敷布四肢，充及肌肉，乃"血气阴阳之根蒂也"。人赖天阳之气以生，此阳气须生于脾胃；人赖地阴之气以长，此阴气要化于脾胃；人赖阴精之奉以寿，此阴精必源于脾胃；人赖营气之充以养，此营气则统于脾胃。脾胃不健，人体所需的阳气、阴气、阴精、营气等重要物质就缺乏来源，就会引起内伤病。李氏对内伤之因作了解说，认为除少数饮食不节外，多属胃虚"谷气不盛"，脾无所运，水谷精气不能输送全身；劳累过度，"喘息汗出，内外皆越"，脾阳被耗，难以"为胃行其津液"；精神刺激，喜、怒、悲、忧、恐，能资助相火，火胜则乘机克土，形成"胃气热"，熏着胸部，导致"热中"，元气灼散，发生《素问·阴阳应象大论》所谓"食气"现象。所以何良俊说："主身者神，养气者精，益精者气，资气者食。饮食进则谷气充，谷气充则气血盛，气血盛则筋力强，故脾胃者五脏之宗也。"因而"内伤之热非寒可清"，只有温化才能解决，此东垣治疗主张的惟一要旨。虽然有人提出饱暖安乐、纵情恣意，为夭折之本，列举"深山穷谷之民，茹草食藿"，却强壮寿考，而日恃参术之力，"若不可须臾离者"，反死亡相继不绝。但此二者实质不同，倘执此见，否定他的脾胃学说，当毫无意义。

2. 元气为人身之本

"天地成于元气"，"止则化绝"。就人体来说，元气既属功能又是脏腑活动的产物。李氏把元气视为一身之本，和脾胃有机地联系起来，若脾胃之气既伤，无以宣五谷味，行雾露之溉，"元气亦不能充，此诸病之所由生也"。元气的营养和补充，来源于脾胃，脾胃的盛衰决定着元气的消长，元气的强弱又关系到生命存亡，给"内伤脾胃，百病由生"的学说提供了新的论据，进一步确认元气为健康的关键。所以调理虚人感冒时，应升清降浊，补土生金，作"护本保源"之治。正所谓"元气盛外邪不能攻，犹壁垒固而侵劫不易犯也"。同苏轼《盖公堂记》之言"人之生也，以气为主、食为辅"，不谋而合。其《脾胃论》以补中益气汤为核心，培养"元气之本"，目的即在于是。这是对《内经》"正气内存，邪不可干"，"邪之所凑，其气必虚"的充实与发展。他曾开门见山地说："凡治脾胃之药，多以升阳补气名之者，此也。"因人之生理活动，为"气所鼓荡"，损气足以伤身，如"执壮火食气之说，溺于滋阴"，用"凉药冰脱，反泻元气，是助贼害主也"。

3. 阴火论

他认为脾胃亏虚者，元气不足，属阴的"相火"便可上乘土位，即气衰则阴火旺盛，阴火盛就反克脾胃，否定传统的"有温水，无寒火"之说，曾于《脾胃论》中云，此火非外感之邪，乃内伤所致，起自下焦，"相火，元气之贼也，火与元气不两立，一胜则一负。"其热蒸腾，灼伤元气，令人倦怠无力。脾胃虚、元气下趋，则阴火上升，会发生"气高而喘，身热而烦"，"独疗其面"，头痛、口渴，甚至"袒皮露居、近寒凉处即已"等现象。调理时注意"脾阳升则阴火降，胃阴降则元气升"，应升发脾阳、滋助胃阴，使元气充沛，兼降阴火，导其归窟，解除"热中"之变，大要以扶助人体正气为主。虽然亦投与黄芩、黄连、黄柏、白芍、生地黄、知母、石膏，但标明"少加"，乃权宜之计，一般都不取寒凉直折、配伍德润沃浇，妄把重点放在祛邪上。主张"下者举之，以济其弱"，补中益气升发清阳，散湿胜邪，体现了"气虚宜掣而引之"的观点，除人参、黄芪、炙甘草外，赏用柴胡、羌活、升麻、葛根、川芎、防风、白芷、藁本、细辛、蔓荆子、苍术、陈皮等刚燥、腾发、上扬的药物，所制方剂有升麻、柴胡者占200余首，居《脾胃论》《内外伤辨惑论》《医学发明》《兰室秘藏》389首处方的半数以上，其中有升麻者，就占174个，尤其是柴胡，用之最多，《兰室秘藏》载有129方、《脾胃论》21方、《内外伤辨惑论》12方、《医学发明》10方。倾向升阳即可散火，"如布囊盛物，非提其口则物难下也"。治天行疙瘩大头证亦用升麻、苍术、荷叶组成的清震汤。一言以蔽之，"专主乎升"。

东垣参酌陈无择《三因方》积热证治用"甘温除热"法，处理"烦劳则张"，"上彻头顶，旁彻皮毛，浑身躁热"之病，运用人参、黄芪、炙甘草三味，纠正气耗状态，为"退火之圣药"。"盖温能益气，甘能助脾而缓火，故元气复而火邪熄也"。费伯雄称赞李氏对"阳陷入阴"之气弱发热，以甘温升举阳气，"真卓识确论，为治阳虚发热者开一大法门"。著名的代表方有补中益气汤、神圣复气汤、调中益气汤、利气汤，"所谓仁义之师，无敌于天下也"。关于阴火问题，赵献可认为乃"龙雷之火"，浓云骤雨，光炎最盛，"或烧毁房屋，或击碎木石，其势诚不可抗，惟太阳一照，火自消弭，此得水则炽、得火则灭之一验也"。尽管上冲双目赤涩，流下二便艰难，外越遍身疮肿，滞中胸膈痞闷，标呈实热，而本"则甚虚寒也"。纵观上述，李氏长于"轻可去实"，株守洁古"高巅之上惟风可到"，"动辄升、柴"，助春夏之升浮；但对降消化系统的浊阴，令其出下窍、归六腑，尚缺乏详细治法。同时还应注意以温热药物攻火，"善用则生，不善用则死"。

戴良说："脾胃为百病之始，世医不能辨之"，东垣大明斯理，写成《脾胃论》，乃当时杰作，然其所言"止及内伤之一事，其他杂证则未暇以详及"。他的"获效之案"，多用温补，而求"诊者未必皆就其所长"。从无字处着眼，应作如是观。考李氏临诊患者，除上层人物，即为灾荒中流离的平民，动静互辅，不循故常，得力处全在《素问·太阳阳明》篇，侧重"肺之脾胃虚""肾之脾胃虚"，对心之脾胃虚、肝之脾胃虚，由心、肝产生的影响，则论述不够。且和洁古一样，记取"百足之虫死而不僵"，组方遣药，有开至二三十味者，如《兰室秘藏》之调经补真汤、麻黄白术汤、半夏厚朴汤、救苦化坚汤、生津甘露饮子等，虽投量较轻，也属白圭之玷，不仅药有偏效而无全功，君臣佐使之间亦互为掣肘。不像《四库全书总目提要》所说，"事由神解，不涉言诠，读是书者，能喻法外之意"，纯优无缺。特别是以"甘柔"滋养胃阴之法，乃其缺憾，到清代才"惟嘉言知之、香岩能之"。就连私淑者张介宾也表示怀疑："思及仲景，见其立方之则，用味不过三四品，用数每至二三两，且人之气血本大同，疾病多相类，而仲景之方小而简，东垣之方大而杂，何其悬绝以至如此？"尽管张履祥认为"服药不用单方，恐温、凉、甘、苦久而偏胜，而致他疾"；或鉴于"虚病难补"，"犹红炉点雪，润之不见，以十人而制千虎，功必不胜"，有可从的一面，若全面肯定则不适宜。但所创良方却功不可泯，如在济源治大头天行刻诸石碑的"普济消毒饮"以济人，全活甚众，时人皆曰天方，迄今犹颇有效验。

王好古学说与经验

王好古，字进之，号汝庄，元中书省赵州（今河北赵县）人，约生于金承安五年（1200），进士。广览医籍，从学于张元素、李杲，专题研究"阴证"，著有《阴证略例》《医垒元戎》《汤液本草》《此事难知》《癍疹萃英》等。

王氏读书、从事临床数十年，居大梁声名"籍甚"，"祖长沙绪论"，学习王叔和、朱肱之说，吸取韩祇和、许叔微的经验，"参以东垣、易水之法"，为当时翘楚。注意药物归经，强调扶阳益气，长于温补，重点放在脾肾方面，激发生机盎然，"其间议论，出新义于法度之中，注奇词于理趣之外，见闻一得，久弊全更"。治劳补子，谓"子富而父不贫，不特虚则补其母也"。在化裁古方过程中，仅用四物汤加减者，就有60余首。和东垣学说的不同处，在于脾胃方面补充了"热中"之外的寒中证，增加肾的病机研究，促进李氏学说的完善与发展。对洁古老人所言沙参味甘可代人参，并未苟同，根据实践，提出"人参补五脏之阳，沙参苦寒补五脏之阴"之见。凡肺热不用人参，以巴豆通肠又行止泻"发千古之秘"。认为伤寒因"房室劳伤与辛苦之人腠理开泄，少阴不藏、肾水枯竭而得之"，手经有余，从虚而传，只入不足的足经，易"元阳中脱"。阴证小便色白量少，属"阳无从化，凝涩枯涸，如水之结冰，故闭而不通也，当用热药主之，阴得阳而化，津液乃行"。黄凯钧评论说："杲《伤寒会要》久已散佚"，王氏的《医垒元戎》能续其宗，学术渊源赖此以存。

1. 重视阴证治疗

他鉴于北方气候特点，"入秋即霜，夏季有雹"，谓伤寒患者多因单衣、空腹或二者同感发生，"古今为一大病"，阳证易辨易治，阴证难识难疗，人多忽视。"圣贤所言阴证，如岐伯、阿衡、仲景、叔和，故已备矣，《活人》，许学士、韩祗和、成无己，又甚详矣。后人尚有采择未精，览读有阙，予所以从而次第之。然今病者，得之有内外之异，或不与经符，合之有色脉之殊，或不与方契，形候相若，似是而非，众所共疑，莫之能辨，取其如此者，又从而比类之。"曾引朱肱立论，感受阴毒，是肾虚和冷物伤脾，外遇风、寒、雨、雪，"阳气不守"，且"雾露入腹，虽不饮冷，与饮冷同"。强调人体内在"伏阴"二字，阴气盛，导致阳气走或散亡，所以"阴证害人尤速"，特别是"真火衰薄，不能消谷"，和水俱下，浊液不"渗入膀胱而为溺"，脾虚气陷，泻而不止，更为严重。他说：此病贫穷人多见，"若面青黑，脉浮沉不一，弦而弱者，伤在厥阴；面红赤，脉浮沉不一，细而微者，伤在少阴；面黄洁，脉浮沉不一，缓而迟者，伤在太阴"。除推荐仲景当归四逆汤、茯苓四逆汤、理中丸外，以太阴为重点，常开干姜、白术、人参、茯苓、炙甘草，赏用朱肱《南阳活人书》、孙兆《口诀》各方如回阳丹、霹雳散、火焰散、正阳丹、附子散、肉桂散等，喜投硫黄、附子、肉桂、乌头、麝香、全蝎、细辛、黄酒、吴茱萸、荜澄茄等，使离照当空，阴霾四散，腰膝冷痛加丁香、沉香，建议随时间用药，且以夜间服药最好。依据《伤寒论》热邪浮浅，内积沉寒，"蒸蒸而振"后，汗出得解，介绍自己的经验："阴证阳从内消，服温热药，烦躁急甚，发渴欲饮，是将开也，人不识此，反以为热，误矣。"元气脱失，脉搏无力，滥予凉药或解表，则令三焦气绝。若脉浮"损小"、手足厥逆，可用海藏已寒丸。喻昌于《辨鼎翁公祖颐养天和宜用之药》中深有体会地说："高年人惟恐无火，无火则运化坚而易衰，有火则精神健而难老，有火者老人性命之根，未可以水轻折也。"

2. 扩大六经辨证范围

王氏认为"伤寒之法所以治杂病，杂病法不可治伤寒"，将多种疾患统一于六经之下，有"万病一壶"之想。他说："东南二方用麻黄，开腠理发汗也；西北二方用桂枝，开腠理止汗也。"麻黄汤适用对象失掉治疗机会，纵其发展，可转为调胃承气汤、大承气汤证；桂枝汤对象则相反，可转为小建中汤、四逆汤证。扩大了《伤寒论》六经辨证施治范围，将大量杂病纳入六经中，如将虚劳里急、营卫不和列入太阳；将痰饮内溢，或津液内伤划归阳明。柯琴受其影响，也附和此说，谓"伤寒约法能合百病，兼赅于六经"，如"太阳之头项强痛，阳明之胃家实，少阳之口苦、咽干、目眩，太阴之腹满、吐、利，少阴之欲寐，厥阴之消渴、气上撞心，是六经分司诸病之提纲，非专为伤寒一证设也"；余则结胸、发黄、脏结、阳结、阴结、瘀热、谵语、发狂、热入血室诸证，或因伤寒，或非伤寒，"纷纭杂沓之中，正可以思伤寒、杂病会论之旨矣"。不过王肯堂对海藏的观点，持非议态度，是"知尊仲景书"，而"遗后贤续法"，乃"泥古之过也"。

3. 从时间上运用汗、下治法

他重视因时治疗法，对须予汗、下的病证，提出以中午为界，以适应人体内在环境的变化，增强治疗效果。认为午前乃阳之分，当发汗，午后属阴之分，可攻下，"故曰汗无太早，汗不厌早；下无太晚，下不厌晚"。并将亡阴亡阳结合实践作了阐述，曾说，汗本亡阴，因为大汗阳亦随之而走，下本泻阳，过下阴亦随之而走，"故曰汗多亡阳、下多亡阴也"。绿窗竹影，甚为合拍。

4. 据证遣方

王氏临床十分重视方药，《汤液本草》收载药物，为数不多，大抵来自先师洁古老人和东垣、云歧子各家经验，但其主治、作用，切合实际，对后世有相当的影响，如论当归："易老云：用头则破血，用尾则止血，若全用一破一止则和血也。"他说，随病察诊，随脉定方，开之劫之，薄之发之，或吐之下之，汗之补之，都要用之得宜。《医垒元戎》所记治老、弱、虚人口干之易老门冬饮子，外出旅行生津止渴之千里浆，自行研制祛痰饮的五饮汤，皆属有效良方。其辨证投药，也颇具章法，凡头痛用川芎、藁本，风湿性关节痛用羌活，心下痞用枳实、黄连，腹胀用姜制厚朴，虚热多汗用黄芪，寒热胁痛用柴胡，脾湿怠惰嗜卧用白术，咳嗽用五味子，胸中烦热用栀子仁，腹内燥实用大黄、芒硝，阴茎溺痛用甘草梢，惊悸恍惚用茯神，胃脘时痛用草豆蔻。

朱震亨学说与经验

朱震亨，字彦修，号丹溪，婺州义乌（今浙江金华）人，生于元至元十八年（1281），卒于至正十八年（1358）。40余岁拜师学医，终成名家，为集大成者，不仅精于补阴，而且治杂病若神，有《格致余论》《局方发挥》《金匮钩玄》等行于世。

他提倡"早起晏眠"，勤读《内经》《本草》，对先贤经验灵活运用，有条件地继承发扬，"仲景之书收拾于残篇断简之余，然其间或文有未备，或意有未尽，或编次之脱落，或义理之乖行"，要区别对待。上承河间遗绪，"治热病以热字为主"。认为肥人湿多，治痰以行气、实脾、燥湿为"治其本"。人体病邪"犹草之有根，去叶不去根，草犹在也"。欲知其内，当观外象。"气有余便是火"，诸痛不可补气，血无火不升，吐衄最怕辛热。"久喘，未发以扶正气为要，已发以攻邪为主"。强调怡养以"葆精毓神"，"与其救疗"不若防患于未病之先。指出六气之中，湿热十居八九。在《格致余论》中明确了子宫形状，"上有两歧，一达于左，一达于右"，同解剖学上的输卵管相一致。重视"倒仓"法，平稳催吐。仿效仲景处方，"品味数少，药力专精"。告诫人们，所开方帖，"不可杜撰药名，胡写秘方"。治浦江一郑姓患者，"年近六旬"，如厕虚脱，从撒手遗尿、汗大出、呼吸甚微、脉大而无伦次，灸气海、服人参膏而愈，证明阅历丰富，学无偏倚。但有人说他习业过晚，"往往以意为之，巧发奇中，按之书无有也，诸医皆惊，已而讪诽之"，均是不了解情况所致。其实，如"处方用意务合古人"，固然"医道自此尊"了，但若僵死地按图索骥，则"医道亦自此难矣"。至于黄元御《素灵微蕴》卷2"医方解"之言"泻火之论发于刘河间，补阴之说倡于朱丹溪，二悍作俑，群凶助虐，莫此为甚"，更觉荒唐。

1. 相火妄动为害

朱氏对火的研究，补充了河间只强调外来六气火占两个，忽视内火的病理机制，既往虽有五志（喜、怒、思、忧、恐）化火论，惜不能概括阴虚的本源。据《素问·天元纪大论》自然界"君火以明，相火以位"，认为人身同样存在君、相二火，君火藏于心，相火在肝肾，胆、膀胱、三焦、心包络也含有相火。相火在体内，好似"存亡之枢机，祸福之门户"，生生不息，最"恒于动"，动而中节，"俾补造化"，属正常生理现象，对维持生命活动是不可缺少的；但若酗酒、纵欲、激发情志、过食肥甘厚味，贪婪无涯，相火"为物欲所感"而妄动不已，火炎翕然而起，"变化莫测"，难成易亏的精血，就要受到燔灼，转为病态，发生疾病，谓之贼邪，如水能浮舟，亦可覆舟。王孟英深有体会地说，在自然界也是若此，"雨露之滋，霜雪之降，皆所以佐阴之不足而制阳之有余"。和李杲阴火的区别是，此属于阴虚导致的阳亢之火。"世俗不辨，即用姜、桂、附子温热之剂，立致人自焚者，往往皆是也"。尽管现存143个医案，遣用人参、黄芪、白术甘温益气的阳性药物占60例，但从理论上仍侧重于滋阴降火。主张四（巳，火旺）、五（午，火旺）、六（未，火旺土胜）、十（亥，火气蛰藏）、十一（子，火气蛰藏）五个酷暑严寒之月，特别是夏季，宜夫妇分居，"见素抱朴，少私寡欲"，"使道心常为一身之主"，用以静限动的养生法来节制情欲，"防此火之动于妄也"。

2. 主张抑火滋阴

丹溪将通常之火谓之人火，日之暑气谓之天火。由于相火（人火）易动，"非同君火之温和"，故"旺者十居八九，衰者百无一二"，易引起人体内邪滋生，出现阳有余、阴不足的病态，从而潮热、盗汗、骨蒸、眩晕、耳鸣、咳嗽、咯血、吐衄等证俱作，"脉象涩数，口必干燥"。治疗时按照《素问·六微旨大论》"相火之下，水气承之"之说，师法王冰关于人火的处理方法，参酌张洁古"养血益阴热能自退"，投钱乙六味地黄丸的经验，云行雨施，固护其真，以苦寒清、甘润滋，泻以助补，善用熟地黄、龟板、知母、花粉、童便、猪脊髓、琼玉膏、西瓜、梨水、蔗浆、藕汁滋阴，加入黄芩、黄连、黄柏、青黛、山栀之类泻火，尤其是用黄柏、知母以救肾水，给枯糠添油、焦釜熄烟，令水旺而火自降，代表方有四物汤加黄柏及大补阴丸；同时，配合茹素戒荤的养生法以调之。"海内沿染，竞相传习"。因而人们称他为秉承《素问·五常政大论》"阴精所奉其人寿"的养阴代表者。

歙县卉水吴澄说："丹溪治虚损之法，专主乎降"，投药特点，偏重雨露惠人，能"补前人所未备"，不仅施于内伤杂证，对温病晚期的调理，也开辟了一条生津、育液、填补下焦的途径。虽然以"天包地""月秉日之光"，说明人与自然关系："天为阳、地为阴，而天大地小，日为阳、月为阴，而日圆月缺"，利用卦符解释"阳道实、阴道虚"，比喻过于机械，不够恰当，但已注意到大自然对人体的影响。实际上，出现"阳常有余、阴常不足"的格局，还与社会环境、地处南方严冬少雪三月似夏；当时少阴君火司天、阳明燥金在泉；"宋之季年，医者大抵务守护元气，而不识攻伐之机，能养病而不能治病"；盲从二百余年成方秘典《太平惠民和剂局方》滥服以龙脑、檀香、木香、豆蔻、砂仁、良姜、丁香、沉香、麝香、乳香、苏合香、干姜、肉桂、硫黄、附子为主的香窜、温补、燥烈诸成药，造成喜热恶寒的流风，都有密切关系。不过自丹溪"倡阳常有余之说，后世医者每为所囿"，产生另一弊端，屡用滋阴清利，结果，"欲以养阴而适以伤阳，不能治下而反以戕中"者也时有发生。

3. 重视郁证治疗

朱氏认为"气为阳宜降，血为阴宜升，一升一降，无有偏胜，是谓平人"。所以"气血冲和百病不生，一有怫郁诸病生焉，故人之病多生于郁"。其机制是当升者不升、当降者不降、当变化者不变化，"结聚而不得发越也"。其中，脾起决定性作用，因为"脾具坤静之德，而有乾健之运，故能使心肺之阳降、肾肝之阴升"，形成天地交泰、水火既济之卦。他对气、血、痰、火、湿、食诸郁证的研究，有独到见解，指出"好酒腻肉，湿食油汁，烧炙煨炒，辛辣甜滑，皆在所忌"。周学海说，这是其一生治学重点，"读者宜留意于此"。曾据刘河间"五运六气有所更，世态居民有所变"之说，受罗太无以古方疗今病，好比拆旧屋盖新房，材木非一，经匠氏之手而后可用的影响，善以川芎、香附治气郁，苍术、白芷治湿郁，海浮石、南星治痰郁，青黛、栀子治火郁，桃仁、红花治血郁，山楂、神曲治食郁，创制越鞠丸，方义是"香附行气，川芎活血，苍术燥湿，栀子泻火，神曲消食"。痰多加贝母，"大要以理气为主"。适于内、妇、儿各科，可治胸脘痞闷、胁下胀痛、吞酸嗳气、大便失常等症，有良好的效果。有"医家之有丹溪，如儒道之有晦庵也"之誉。周亮工站在保守立场上，谓推陈出新是"师心以自用"，杂投温凉补泻，"毫末之差"，鲜有不出事故者，"反不若守其常经"，失之只二三，得之"犹六七也"，殊不足取。易大艮受朱氏影响，精理气解郁，以开字当头，多以川芎、苍术、香附、陈曲、枳壳、苏梗为要药。缘赵养葵专用逍遥散调理郁证，故吕晚村将此方与之作了比较，说："越鞠之芎䓖，即逍遥之归芍；越鞠之苍术，即逍遥之白术；越鞠之神曲，即逍遥之姜荷；越鞠之香附，即逍遥之柴胡；越鞠之栀子，即逍遥之加味也。"虽源分流歧，旨归不一，却有异曲同工之妙。震亨临床议药，常以人参、白术益气，韭汁、牛乳润燥下噎，荆沥、瓦楞子、蛤粉、半夏、陈皮、竹沥、姜汁涤痰，三棱、莪术、五灵脂、大黄、延胡索、香附散瘀，治胃酸过多用黄连、吴茱萸，乳房胀痛用青皮、栝楼仁、没药、橘叶、皂角刺、金银花，阴虚发热用龟板、炒黄柏等，均属实践经验，宜认真继承。

王履学说与经验

王履，字安道，号畸叟，自称抱独山人，昆山娄东镇人，约生于元至顺三年（1332），为丹溪的入室弟子，尽得其术。著有《医经溯洄集》《百病钩玄》《医韵统》等。

他主张读书先看原文、不为注释者所误，要"解黏去缚"，排除众说纷纭，"洞见本源"，使玉石有分，主客不乱。曾说："神农尝百草，一日七十毒，予诵其书每至于此，未始不叹夫《孟子》所谓尽信书不如无书"，"毒之大也则死矣"。强调辨因、正名、察形，应有自己的见解，不应随人喧喝。认为《素问·六微旨大论》亢害承制，属人体自行调节机制，是"高者抑之、下者举之、强者折之、弱者济之"，在五行中等于金起克木、水来制火。"不如是则高者愈高、下者愈下、强者愈强、弱者愈弱，而乖乱之政日以极矣"。对阴虚火旺之证，据《难经》75条提出泻南方火补北方水，言"火退则木气削，金不受克而制木，东方不实矣；金气得平，土不受克而生金，西方不虚矣"。推勘入微，能发前人所未发，为温病流派主张的清热护阴方法，起了先导作用。

1. 对阴阳盛虚汗下的解释

《难经》58条所载伤寒病"阳虚阴盛，汗出而愈，下之即死；阳盛阴虚，汗出而死，下之即愈"一文，前人注释未中肯綮，他批评王焘《外台秘要》"表病里和，是阳虚阴盛，表和里病，是阳盛阴虚"，以"病者为虚，不病者为盛"；并否定滑寿《难经本义》盲目附和，都属南山有鸟北海张罗。根据病邪与人体盛衰情况，提出寒邪侵入肌表为"阴盛阳虚"；热邪内炽为"阳盛阴虚"，盛指邪气。阳虚于外感受寒邪，应助卫阳发表，一汗可愈，下之反而引邪入里，热盛阳旺于内，伤阴耗津，下其阳热，"有余折之，以屈其锐"，即是保存阴津，所以下不可缓，汗之却会阴亏津乏而助热邪，虚指人体而言。如醍醐灌顶，甘露洒心，令人满意。《医效秘传》援引本意并结合实践，而于《发表之药用温攻里之药用寒》一文中说："表有邪则为阳虚，温之所以助阳也，阳有所助，则阴邪由以自消，发表之药用温者此也；阳受其抑，则真阴得以自长，攻里之药用寒者此也。"

2. 论中风病机

王氏观《千金方》引岐伯中风大法有四，解之者曰："偏枯者半身不遂；风痱者身无痛，四肢不收；风懿者奄忽不知人；风痹者诸痹类风状。"认为中风因于风邪，类中风乃火、气与湿，二者病机不同。指出"类中风而非中风"，创立中风不是感受外来风邪的学说，认为河间主乎火，东垣主乎气，丹溪主乎湿痰，"所论始与昔人异"，由此不只说明王氏学源有自，也表明研究有成。喻昌在《医门法律》内分析道："刘河间主火为训，是火召风入，火为本，风为标；李东垣主气为训，是气召风入，气为本，风为标；朱丹溪主痰为训，是痰召风入，痰为本，风为标。王安道谓审其为风，则从《内经》；审其为火、为气、为痰，则从三子。"《四库全书总目提要》给以很高的评价，称赞他融会贯通，"于医道中实能贯彻源流，非漫为大言以夸世者"。

3. 治温病注重清热

他认为温病是天地间恶毒的异气，"以天时与病形名"，由"怫热"造成，脉"盛躁""尺肤热甚"，自内达外，与伤寒从表入里不同，处理大相径庭，不可照《内经》"发表不远热"，"体若燔炭，汗出而散"之法，投与桂枝、麻黄汤，应用辛凉或苦寒，以清里热为主，尽管有表证，"清里而表自解"，曾依据经验现身说法："每见世人治温病，虽误攻其里，亦无大害，误发其表，变不可言，此足以明其热之由内达外也。"目的是"脱却伤寒，辨证温病"。这一主张拉开了新的序幕，对促进温病治疗的发展，起了推动作用。同时，王氏还反对张洁古"静而得之为中暑，动而得之为中热"说，强调中暑、中热，"其实一也"。驳斥东垣《脾胃论》重申师说，断言"避暑热于深堂大厦，得头痛恶寒等症者，盖亦伤寒之类耳，不可以中暑名之"。赵献可遥承此意，引用丹溪"若夫凉台水馆、大扇风车、阴水寒泉、果冰雪冻之伤"，加以释义说："或深堂亭阁、过处凉室，以伤其外；或浮瓜沉李、过食生冷，以伤其内"，都是阴证，与感受暑热之气不可同日而语。充分体现了他的论点之正确性。

薛己学说与经验

薛己，字新甫，号立斋，江苏吴县（今苏州市）人，约生于明成化二十三年（1487），卒于嘉靖三十八年（1559）。肆力攻医，殚精方书，技艺精湛，医者不能及，有《薛氏医案二十四种》存世。

关于疾病的治疗，他认为除外感疾患外，"大凡杂病属内因，乃形气、病气俱不足，当补不当泻"。如"阳气脱陷或大失血"引起的发热、烦渴，只有用人参、黄芪、当归才可治愈，妄投苦寒降火之药，是"速其危也"。虽然常用者不过十余方，而"随机加减变化无穷"，有"今之越人"称号。临床善用温补滋养化源，重视扶正达邪、嘘枯振槁，以治本为第一要义。其《内科摘要》202个病例中，记有脾胃虚弱的92案，肾之阴阳亏损者50案。处方多为四物汤、六君子汤、归脾汤、逍遥散、六味地黄丸、桂附八味丸、补中益气汤。李士材提及的先后天论，基本上是由此发展而来，故黄履素《折肱漫录》说："东垣、立斋之书，养生家当奉为蓍蔡也。如治脾无效，则求之于肾。"至于后世的一些贬语，如"己本疡医，后乃以内科得名，其老也竟以疡卒，诉之者以补益之弊终于自戕"，则不足信。

1. 长于温补脾胃

随着社会发展，客观环境的需要，为了纠正刘河间、张戴人、朱丹溪学说造成的偏颇，明代中期以来，温补疗法盛行，封建统治者也想借此寻求延寿之道，增享"天年"，每日晨起吃平补下元药，或用人乳送服林真人配方"百补延龄丹"。群起效尤，此风大昌。他遥承《内经》"肉腠闭拒，虽有大风苛毒弗之能害"，认为邪气侵犯皆为不足。学习李杲注重脾胃，用药长于甘助温养，鼓舞生机，"以调补为守备之良策"，认为脾胃系橐籥，如同《灵枢·刺禁》所云一"为之使"、一"为之市"，乃气血之本。指出"土旺于四时，善载乎万物，人得土以养百骸，身失土则枯四肢"，对东垣脾既病，"胃不能独行津液，故亦从而病焉"，领会较深，他举例说："元气不能上升，邪害空窍"，常不闻香臭，若从培养脾胃入手，"使阳气上行，则鼻通矣"。治疗大多师法王纶，凡阳气虚弱用六君子汤（四君子汤加木香、砂仁），内寒加干姜；胃燥影响新血化生者用四物汤，加减只在一二味间，具有神妙变化之巧。宜于"膏粱中人"，以缓治见功，"无急效，无近期，不劳而病自愈"。他曾通过自己的试验，现身说法："予素性爱坐观书，久则倦怠，必须补中益气加麦门冬、五味、酒炒黑黄柏少许"，升中气降阴火，"方觉精神清安"，不然夜间少寐，足内酸热。生平反对滥投阴性药物，如过用生地黄、白芍、山栀、麦冬，特别是苦寒的黄柏（生）、知母之类，摧残真阳，令人无子。尽管徐灵胎对此持有异议，批评温补之害为脱离辨证施治；陈修园认为是"开后人便易之门"，但其学术成就则属基本的，绝不能"火炎昆冈，玉石俱焚"。

2. 重视肾中阴阳双补

《灵枢·始终》说："阴盛而阳虚，先补其阳后泻其阴而和之。"薛氏受此启发并在时代气息的影响下，汲取了王冰、钱乙、严用和的理肾经验，既掌握护阳助火的重要性，也考虑到兼及养阴的治疗方法，令釜底加薪增强活力、津液弥布，生意盎然，其适应标准："若左尺脉虚弱或细数，是左肾之真阴不足，用六味丸；右尺脉迟软或沉细而数欲绝，是右命门之相火不足，用八味丸。"赵献可一再称赞道："读仲景书而不读东垣书，则内伤不明；读东垣书而不读丹溪书，则阴虚不明；读丹溪书而不读薛氏书，则真阴真阳均不明。"的确如此。《四库全书总目提要》认为，临床诊疾应务求本原，世人习用六味、八味丸峻补肾中阴阳，培养先天以资化源，有特殊意义，这是从薛立斋开始的。民初金子久对他的学说颇有体会，提出"新病阴阳相乘，补偏救弊，宜用其偏；久病阴阳渐损，补正扶元，宜用其平"。所谓"平"，是指在调理肾之阴阳方面，应用六味丸、八味丸。

3. 疮疡脓出应补

薛氏谓外科疮疡，"若病急而元气实者，先治其标；病后而元气虚者，先治其本；病急而元气又虚者，必先于治本而兼以治标"。他说，凡红肿掀痛、脉浮，为邪在表，可托；肿硬痛深、脉沉，为邪居里，宜下。若化脓或已破溃，阴阳亏损，气血外泄，须服补益药物，援引丹溪语"参之脉证虚弱，便与滋补，气血无亏，可保终吉"。对此，汉月禅师曾予以分析道："不必肥肉大酒名为食补，参芪苓术名为药补"，只要处方"合节"、药得其宜就可以了。

其不足之处，一是投药呆板，让患者一方服至百剂，缺乏灵活性，不了解"过犹不及"和药源之害，所以叶桂开门见山地说："每执死法，未免有不中肯綮者。"二是介绍一些不合情理的事，如云："进士李通甫之内，冬日开衣箱，其中衣裳乃夏月所晒者，开时觉暑气所侵，良久患霍乱，足趾、足跟俱转筋甚恶，自分必死，用香薷饮一剂，急煎下咽立愈。"属故弄玄虚之举。或曰薛氏组方和平为其一大优点，但张志聪在《侣山堂类辩》中却认为利不抵弊，凡"服平和药而愈者，原不死之病，勿药亦可；服平和药而后成不救者，医之罪也"。也是阅历有得之言。

论李时珍的治学特色

李时珍为明代著名医药学家，《蕲州志》谓其"托医以寿世"，施诊乡里，"立活不取值"，在历史上享有很高的声誉。所撰《本草纲目》"自子、史迄稗乘"，广采古今药物，所引用文献据陈新《晨读杂识》统计有1400余种，涉及许多珍闻、民族风情奇趣，具有博物志的作用。书中的植物、动物、矿物、气象、地质、物候、化学等方面的知识非常丰富，"不独是中国的，还有阿拉伯、印度人的经验"（鲁迅《南腔北调》）。同曹雪芹写的《红楼梦》并称两大杰作。苏时学推为"性理之精微，格致之通典"，倍加推崇，谓"若尔人者，非独医林之哲匠，实为艺苑之鸿儒，三百年间殆绝无而仅有者欤！"（《天山笔话》卷9）今从以下几方面，讨论其严谨的治学特色。

1. 否定了神造万物

他以进化论的观点，提出动物随环境而变化，是适应大自然的需要，如"山禽味短而尾修，水禽味长而尾促"（卷47禽部）；为防范外来伤害，动物形成了保护色，混淆敌方视觉，"鸟产于林，故羽似叶，兽产于山，故毛似草"；为了自身安全，恐损及鳞羽，所以"鱼行上水，鸟飞上风"（卷44鳞部）。人类活动，除适应自然外，在相当程度上是改造周围环境、依靠保健手段来生存的，时珍已充分掌握了这一点。强调预防措施，杜绝危害健康的疾病发生，曾说温病流行相互传染，若将患者之衣服放在"甑上"蒸过，则全家不染（卷38服器部），利用高热消毒杀死致病因子，洵属良法，不仅意识到邪气传播的途径，也在隔离方面找出了截断措施，虽至今日，仍有可贵的参考价值。

2. 尊重客观实际，不墨守前人章法

他把十剂之说作了广泛解释，认为"宣、通、补、泻、轻、重、滑、涩、燥、湿"中的"湿"字，不符合治法要求，应改为"润"字，方可濡枯，见解比较允当。药物之间配伍相反，古代从无此说，如张仲景《金匮要略》的赤丸，半夏与乌头并用；甘遂半夏汤，甘草与甘遂并用。自南朝徐之才提出十八反，即逐渐形成了教条，尽管有人持怀疑态度，如"甘草反甘遂，很不当，用之却效，非人情所测"（陈无择《三因方》大豆散），但仍未能冲破这道藩篱。时珍力排众议，根据实践，引孙思邈《备急千金要方》不忌反药以辨其非，且举例说："甘草与藻、戟、遂、芫四物相反，而胡洽居士治痰癖，以十枣汤加甘草、大黄，乃是痰在膈上，欲令通泄，以拔去病根也。东垣李杲治项下结核，消肿溃坚汤加海藻，丹溪朱震亨治劳瘵，莲子饮用芫花，二方都有甘草，皆胡洽居士之意也。"治胸内痰积，"以人参、藜芦同用而取其涌越，是激其怒性也"，也是典型例子。所以

"陶弘景言古方亦有相恶相反者，乃不为害，非妙达精微者不知此理"（卷12草部）。可见，相反之说不可拘泥。

3. 治痰"利"为主

痰由湿生，为水邪经过火炼而化，与饮不同，常在人体内形成聚积，停留日久，产生意想不到的各种症状，在杂病中约占十之四五，如处理不当，妄加蛮补，能贻害终身。他结合个人经验，对本证进行了理论分析，突出了一个"利"字，采取"中满者泄之于内""引而竭之"的双管齐下法。认为"痰涎之为物，随气升降，无处不到，入于心则迷窍而成癫痫，妄言妄见；入于肺则塞窍而成咳唾稠黏，喘息背冷；入于肝则留伏蓄聚成胁痛干呕，寒热往来；入于经络则麻痹疼痛，《三因方》并以控涎丹（甘遂、大戟、白芥子）主之，殊有奇效，此乃治痰之本"（卷17草部）。这张名方药少而精，使用范围很广，以祛水为重点，和滚痰丸交替口服，对躁狂型精神分裂症效果最好。他还推荐一首小方，言五灵脂、蒲黄组成的失笑散，不只可用诸妇产科，攻去瘀血为患，"凡男、妇、老、幼一切心腹、胁肋、少腹痛、疝气，并胎前、产后百病不愈者，俱能奏效"，怕人们对其实际作用不够了解，故斩钉截铁地说："屡用屡验，真近世神方也。"（卷48禽部）

4. 提倡随时气规律用药

李氏在运气学说影响下，按照小运将每年分为五个阶段，一个小运主73天5刻，"凡春月宜加辛温之药薄荷、荆芥之类，以顺春时之气；夏月宜加辛热之药香薷、生姜之类，以顺夏浮之气；长夏宜加甘苦辛温之药人参、白术、苍术、黄柏之类，以顺化成之气；秋月宜加酸温之药芍药、乌梅之类，以顺秋降之气；冬月宜加苦寒之药黄柏、知母之类，以顺冬沉之气，所谓顺时气而养天和也"。这一用药法是根据《素问·四气调神》"春夏养阳，秋冬养阴"之文体会而来，和宋代朱肱所云"扶阴气以养阳、扶阳气以养阴"有不同的概念，是从人身为一小宇宙，与外界息息相通，须随着季节变化以适应客观环境而提出的，借此通过气机升降以吻合生、长、化、收、藏，具有养生学意义。可惜为后世忽略，实乃一大憾事。他说，若"昧者舍本从标，春用辛凉以伐木、夏用咸寒以抑火、秋用苦温以泄金、冬用辛热以调水"，则大背《素问》"逆顺之理"（卷1序例）。

5. 治学严谨，不苟同人说

他常依据自己的见闻纠正讹误。认为"凡发胃气者皆能生津"，因而止渴之药不应专取其凉，大投性寒之品，如"参苓白术散乃治渴要药"（卷47禽部），而其气味甘温，便是例子。另外《伤寒论》白虎汤证有口渴者均加人参，也属佐证。牡丹皮虽入少阴、厥阴，能治血中伏火，但重点要放在泄相火上，从《金匮要略》肾气丸组方配伍中，即可说明这一问题，怎奈后人不察，反以黄柏代之，殊不知牡丹皮的应用早于黄柏，此系千古之奥秘。或云泽泻久服，令人身轻，可以行走水上。历代本草皆录是说，时珍尝辩证地分析道："愚窃疑之，泽泻行水泄肾，久服且不可，又安有此神功耶？"（卷19草部）

当时细辛伪品充斥市廛，乏于经验者往往不易辨别，以假为真，李氏曾鉴于此，总结了多年的见识，指出"大抵乱细辛者"不止杜衡，皆应以苗、色、味而辨之，"叶似小葵，柔茎细根，直而色紫，味极辛者，细辛也。叶似马蹄，茎微粗，根曲而黄白色，味亦辛者，杜衡也。一茎直上，茎端生叶如伞，根似细辛，微粗直而黄白色，味辛微苦者，鬼督邮也。似鬼督邮而色黑者，及己也。叶似柳，根似细辛，粗长黄白色而味苦者，白薇也。似白薇而白直，味甘者，白前也"（卷13草部）。如此观察，达到了"探物理，辨疑惑"的精细程度，使人读之俨若目睹，非阅历有素、擅长文字形容者难以道出。他言寒水石有两种，一是软石膏，一为凝水石。燕脂起自殷纣，开始作化妆品用，尔后扩大了应用范围，转向染织。作为红色颜料，其基材源自四个方面，"种以红兰花汁染胡粉而成，乃苏鹗《演义》所谓燕脂叶似蓟，花似蒲，出西方，中国谓之红兰，以染粉为妇人面色者也；一种以山燕脂花汁染粉而成，乃段公路《北户录》所谓端州山间有花丛生，叶似兰，正月开花似蓼，土人采含苞者为燕脂粉，亦可染帛，如红兰花者也；一种以山榴花汁作成者，郑虔《胡本草》中载之；一种以紫矿染绵而成者，谓之胡燕脂，李珣《南海药谱》载之。今南人多用紫矿燕脂，俗呼紫梗是也"（卷15事部）。其记事重考据，好似"冰壶玉鉴"，真乃"本草之集大成者也"（王宏翰《古今医史》），贡献甚伟。

孙一奎学说与经验

张志远

孙一奎，字文垣，号东宿、生生子，安徽休宁人，约生于明嘉靖一年（1522），卒于万历二十八年（1600）之后。遇异人授以秘方，勤学博访30年，终成名医。撰成《赤水玄珠》《医旨绪余》《医案》留存人间。

他祖法《素问》《灵枢》，熟读《难经》，旁通《周易》《河图》《洛书》，"俯而诵，仰而思"，注意理论研究，重视吸收各方之长，推崇张机、刘完素、张从正、李杲、朱震亨、滑伯仁的学说，写有《六名师小传》；并称当时三医家周仲仁、凌汉章、王宾湖为一代俊秀。认为"深于《易》者必善于医"，凡"知医而不知《易》者"，乃"拘方之学，一隅之见也"。引撄宁生之言，强调"天地非大气鼓鞴，则寒暑不能以时，潮汐不能以汛，霜露冰雪不能以其候，人身非此气鼓鞴，则津液不得行、呼吸不得息、血脉不得流通、糟粕不得传送也"。将《内经》秋见毛脉的"毛"字，读作毫，见解允当。谓"审证如审敌，凡证不拘大小轻重，仅有寒、热、虚、实、表、里、气、血几个字，认得真切，则知己知彼百战百胜矣"。若诊断不明，只着眼草根、树皮处方，是无所成就的。尝指出疾病初愈，如"脉大而无力或右手细小沉弱者，皆阳气大虚也，宜甘温之剂，仿阳生阴长之义，少加血药佐之可也"。反之，若视为阴虚，用滋阴除火的治疗方法，则会犯东垣批评的"伐生生"之戒了。孙氏虽对寒凉药物敬而远之，但也并非一律不用，且肯定了其实践价值，介绍齿衄可投大黄泻下，一降上升之火，二通利大便祛除热邪，如他的侄女10岁时"因毁齿动摇，以苎麻摘之，血出不止，取小瓦盆盛之，一日夜积十一盆，用药止之，复从口中吐出，诊其脉洪大有力，乃以三制将军末加枳壳汤，童便调服，下去黑粪数块，血即顿止"。由于《赤水玄珠》卷10载有虚损劳瘵，主张用采炼法以血补血，则遭到众议。

1. 命门内含真气

他认为"命门"在两肾之间，如豆子出土两瓣分开，中有根蒂，既不是水亦不是火，有功能难见形体，内含一点真气，谓之肾间动气，又叫"原气"，为三焦之源、呼吸之门、脏腑之本、经络之根、"精神之所会"，云阳尚可（坎中之阳），不宜以火名之，更不可混称"相火"，肺之能以呼气，肾之能以纳气，都是在其生生不息、动而无已的影响下进行的，乃造化之"机枢"，《铜人图》绘命门穴于二肾中间，就信而有征。两肾皆藏精之所，不应有水火之分，《难经》36 条之说，殊不足凭，"左为肾右为命门者非也"。郑暄通过个人体验，曾加以解释说："肾虽属水，然居子位，一阳生于子，即真火也，"每当"端坐闭目，静心存想，升肾之气，上蒸脾土。勿令下泄，脾土温和，中焦自治，膈开能食，而生血气，营卫一身，人生根本实系于此"。进一步充实了这一学说。

2. 重视理论联系实际

孙氏能汲取众长，择善而从，对前人的评价是："仲景不徒以伤寒擅长，守真不独以治火要誉，戴人不当以攻击蒙讥，东垣不当以内伤树绩，阳有余阴不足之说，不可以疵丹溪，而撄宁生之长技，亦与诸公并垂不朽。"持论颇为公允。他认为人身之火有邪正之分，凡壮火伤气为邪火，少火生气为正火，不可"一遇虚热"为患，"动辄便是滋阴降火"，洵属持平之论。处理虚损证，提倡师法《难经》14 条，"损其肺者益其气，损其心者调其荣卫，损其脾者调其饮食，适其寒温，损其肝者缓其中，损其肾者益其精"，灵活地掌握多种治疗途径。他的临床特点有二，第一不主张大用辛香耗散、疏利消导之剂，第二受李杲甘温养阳、补中益气的影响较深，倾向"衰而彰之"。书内收入的状元丸（人参、菖蒲、远志、茯神、巴戟），有健脑增智、提高记忆力的良好作用，为代表其学术特色的方剂之一，从其老友文肇祉的赠诗"幽人雅业企东垣"来看，他应当属于易水流派，而且是结合自己见解做出重要发挥的人物。

张景岳学说与经验

张介宾，字会卿，号景岳，又称通一子，会稽（今浙江绍兴）人，生于明嘉靖四十二年（1563），卒于崇祯十三年（1640）。为明末医林巨匠，具"经世之才"，淹贯百家学说，著有《类经》《类经图翼》《类经附翼》《景岳全书》《质疑录》。

张氏强调天人合一观念、"万物本同一气"论，认为医《易》相关，阴阳已备于《内经》，而变化莫大于《周易》，一具医之理，一得《易》之用。将对立统一的阴阳二纲，演化成了表、里、寒、热、虚、实切合应用的六变。对《素问·至真要大论》"有者求之，无者求之"，释为"有"是求其实，找出风、寒、暑、湿、燥、火之所在，"泻其盛气"；而"无"为寻其虚，检查脏腑、气血、津液的亏损，"培其衰气"。提倡怡情志、防寒暑、慎酒色、避过劳饱食，可以保心神、肺气、肝肾、脾胃，有利于健康长寿，特别是"惟乐"最益养生。他说，"自河间主火之说行，而丹溪以苦寒为补阴之神丹"后，盲目效颦者害人匪浅，造成了医界滥用苦寒之弊。

介宾早年曾颂扬朱震亨学说，通过实践，发现内科杂证，实热不过三四，"虚火为病者十中常见六七"，逐渐产生怀疑，40岁后洗心净化，大异其趣，私淑李杲、薛立斋，重视补中、温养，并上溯批评刘完素《素问玄机原病式》"悉以实火言病"，其用药伐生生之气，能败人元阳，是将就诊者打入"冰雪之窖"，丹溪遥承余绪，以黄柏、知母为圣品，既忽视了"阳精所降其人夭"，也对"温则生物、热则长物，凉则收物，寒则杀物"，"阳气惟火而已"的意义缺乏认识。曾明确指出："实而误补，固必增邪，犹可解救，其祸小；虚而误攻，真气忽去，其祸大。"且攻邪一法"受益者四，受损者六"，为"仁人所深忌"。

指出命门为水火之府，阴阳之宅，元气之根，精血之海，乃人身主宰，"气为阳，人之火也"，"精为阴，人之水也"，阴阳受损，即为水亏火衰，治疗时要考虑命门这一"死生之窦"，其火，"谓之元气"，虚者应升之于上，用人参、黄芪；其水，"谓之元精"，虚者宜填补于下，用熟地黄、枸杞。援据《老子》以天地为"橐籥"，创有两仪膏（人参、熟地黄）；所制大补元煎（人参、山药、熟地黄、杜仲、当归、枸杞、山茱萸、炙甘草），也属阴阳同补，称"回天赞化救本培元第一要方"。海盐石楷言其辨证灵活不墨守成规，治伤寒不泥无补法、中风凭十二经见证能冲破伤寒藩篱。出血疾患先清外感次埋内伤，不拘守"热而无寒"的偏见。虽然如此，但他的主体思想是重视"天晴日暖"、夏熟红繁、品物咸章，医病"先借胃气，以为行药之主"，有重虚轻实的倾向，却获得"东垣复生"之号。处理时令病，喜遣用柴胡，常投正柴胡饮（柴胡、防风、陈皮、白芍、生姜、甘草），按照天一生水、天二生火、天三生木、天四生金、天五生土，结合人体内脏肾、心、肝、肺、脾的特点，组织了一柴胡饮（柴胡、黄芩、白芍、生地黄、陈皮、甘草）、二柴胡饮（柴胡、陈皮、半夏、细辛、厚朴、生姜、甘草）、三柴胡饮（柴胡、白芍、陈皮、当归、生姜、甘草）、四柴胡饮（柴胡、当归、人参、生姜、甘草）、五柴胡饮（柴胡、当归、熟地黄、白术、白芍、陈皮、甘草）诸方。张氏之扶正邪自去、治病首先护人的学说，章楠呼为"医门之柱石"，对于高斗魁、张路玉、黄元御影响甚大，诸家无不牢记其探骊得珠之语，凡用补法切莫从简，用攻要慎重，绝对不可过。从事张氏的理论研究，应以三录（《传忠录》《求正录》《质疑录》）为主，探讨临床经验，则要把《本草正》《杂证谟》《新方八阵》列为重点。

1. 阳非有余

黄宗羲说，介宾对于理论方面的深入研究，"学士大夫"亦有不及。他在皇甫谧《释劝》"春以阳散、冬以阴凝"启发下，举长夏之暑全国如炉，草木昆虫繁衍昌盛，一旦遭受风霜即僵枯遍野；从《周易》卦符乾连、坤断，《系辞》之数天少地多，道家"分阳未尽则不死"，认为人体以阳为主，无阳不能生化，伤寒阴证热化、病情好转，就是实际例子，真阳绝对不会有余。据《素问·生气通天论》"阳气者若天与日，失其所则折寿而不彰"，通过观察植物"花萼之荣"取决于根柢，家庭生活"灶釜之用"应备充足的柴薪，提倡"天之大宝"是"红日"，人的大宝为"一息真阳"，并说："《易》有万象，而欲以一字统之者，曰阳而已矣；生死事大，而欲以一字蔽之者，亦曰阳而已矣。"阳乃生命之火，盛可化生精血，则身强少病；反之，"神疲气怯，心跳不宁，四肢不收，眼见邪魔"，活力消亡，肤冷如冰，生命终了。

他谴责说，刘完素不知《周易》"履霜坚冰至"为虑阴之渐长；丹溪以"相火为元气之贼"，人为地摧残熸火微光，使世间"宁受寒凉而死，不愿温补而生"。认为"最可恨者曰伤寒无补法，惑乱人心，莫此为甚"。就仲景之学而论，《伤寒论》397法，虚寒证占100有余，其113方中，投参者屡见（18方），"用桂附者五十"多，均属运用温补的先例。因此，景岳掌握的要点是："不论其有虚证无虚证，但无实证可据而为病者，便当兼补以调营卫精血之气；亦不必论其有火证无火证，但无热证可据而为病者，便当兼温以培命门、脾胃之气。"特别指出错予温补尚能解救，但"虚而误攻，不可生矣"。且据

《内经》"血气者喜温而恶寒"，炉内加炭则火不熄，确立了离照当空、阴霾四散的治疗方法，提醒刀圭界，"高明见道之士，常以阳衰根本为忧"，突出补中、润养之治。并介绍经验说，扶阳药物，在阳气"将去之际"应用则挽回较易，若在"既去之后"方用，"死灰不可复燃矣"。梁章钜从生物进化的观点极力推荐这一学说，言近代体质不及古人，阳常不足，属运气消长之故，所以养生家瞩目"补阳为先务"，即使阴阳俱亏，亦强调"补阳为急"，是"阳能生阴，阴不能生阳也"。

众所周知，"天下之物孤行则必不可无，必不可无，虽欲废焉而不能；雷同则可以不有，可以不有，则虽欲存焉而不能"。事物一分为二，介宾在温阳补正方面虽然能揭竿而起，以批评攻伐无辜、寒凉误人，振兴岐黄大业为己任，但用药只"讲德化"，也有不敢苟同者，清代其邑中后昆章楠，就是其中的一员。何梦瑶对他的不良影响非常不满，认为由此造成的混乱局面，不仅导致了派别之分，而且淹没了金元先贤的学术薪传，曰："庸医不知温补之杀人也，以为平稳而用之，黠医知温补之能杀人而人不怨，以为可以藏拙而用之，于是景岳书徒遍天下，而河间、丹溪之学绝矣。"且提出质问，既言古人身体厚实，可耐攻伐，晚近薄弱，止宜温补，丹溪去张氏不过200余年，若禀赋悬殊竟然达到如此程度，则数千年后，无疑，人皆变成"阴鬼"了。纪昀根据社会情况、民俗生活，曾予以具体分析，总结了历史存在的三方面因素，第一，自朱氏阳有余、阴不足问世以来，学者"失其本旨，往往以苦寒伐生气"；第二，介宾矫枉过正，偏于补阳，无辨证经验的喜用参、芪、桂、附，流弊很广；第三，由于嗜欲日盛、体弱乏力，温补之剂易见小效，从而执行者日渐增多。他说，侧重理阳等于韩非刑名之学，不是全面强身疗法，开始尽管"有功"，用之失当或过久，和滋阴相同，"损伤根本则一也"。了解到张氏之偏，而能扬长避短，即可掌握全面。

2. 阴亦不足

"阴阳者一分为二"，阳以阴为基础，得阴而后立，在外界运气影响下，如季节之寒暑随规律而变化。他进入中年，通过学习《内经》方认识到水亏则"气乖"，阴虚之病迭出，阳既非有余而阴也患其不足。火与水配，为十二脏的化源，心赖之君主以明，肺赖之治节以行，脾胃赖之济仓廪之富，肝胆赖之资谋虑之本，膀胱赖之三焦气化，大小肠赖之传导自分，"此虽云肾脏之技巧，而实皆真阴之用"。就一般情况而言，"寒邪中人，本为表证，而津液之化必由乎阴也；中风为病，身多偏枯，而筋脉之败必由乎阴也。虚劳生火，非壮水何以救其燎原；泻痢亡阴，非补肾何以固其门户"。明确地指出了"阴"在人身所占的重要地位。他不仅对阴为阳气之依据"无形则神无以生"，好似"油能生火、雨大生雷"，有新的阐发，且对王冰之"滋苗者必固其根、伐下者必枯其上"领会极为深刻，所制一阴煎（生地黄、熟地黄、白芍、麦冬、丹参、牛膝、甘草，重点益肾）、二阴煎（生地黄、麦冬、枣仁、玄参、黄连、灯草、茯苓、木通、甘草，重点清心）、三阴煎（当归、熟地黄、白芍、人参、枣仁、甘草，重点养肝）、四阴煎（生地黄、麦冬、白芍、百合、沙参、茯苓、甘草，重点保肺）、五阴煎（熟地黄、山药、扁豆、白芍、茯苓、人参、白术、莲肉、五味子、甘草，重点理脾），都属有效良方。

张氏认为"肾为精血之海"、五脏之本，"真阴所居，惟肾为主"，故肾水亏肝失所养血燥生、水不归源脾疾起、心肾不交神色败、盗伤肺气喘嗽频、孤阳无主虚火炽。严子礼治肾的学术思想，对他产生不小影响。缘于"五脏之伤，穷必及肾"，故尝说，阴虚有热者为水不制火，益以甘凉，"门冬、芍药、生地黄之属是也"，忌用辛燥，常以六味地黄丸为要药，并称赞薛己"独得其妙"。因散者不聚、泻而无补、性寒非养正之物，恐其方内茯苓、泽泻渗利太过劫夺津液，丹皮凉破"减去补力，奏功为难"，乃将"三泻"删掉，专予保水；且据善养阴者当于阳中求阴，"阴得阳生，泉源不竭"，本着"补而兼温"的原则，令"刚柔相推"以生变化，又另立左归丸（熟地黄、山药、山茱萸、枸杞、鹿角胶、龟板胶、牛膝），深得"形不足者温之以气、精不足者补之以味"之旨。王泰林剖析说，此方是"育阴以涵阳，不是壮水以制火"，选药配伍"尤为熨帖"，提高了综合效应。现代研究证明，本方对增强人体免疫力有一定作用。

3. 诊断强调"十问"

他主张理论应以实践为本，强调四诊之中的问诊为采集病史的唯一手段，于《传忠录》上篇，将问诊的主要内容编成了口诀，谓之《十问歌》："一问寒热二问汗，三问头身四问便，五问饮食六问胸，七聋八渴俱当辨，九因脉色察阴阳，十从气味章神见，见定虽然事不难，也须明哲勿招怨。"最有助于初学者，对后世影响很大。切诊小儿，注意气口脉，把重点放在大、小、缓、急、虚、实六者之间，认为三关学说，"乃后世异端，不足凭也"。

4."四维"经验用药

（1）人参

人参为补气、振衰的救脱药，属闻名中外的珍品。他认为其性微温可以固气味，甘而纯又善于补血，具有双重作用，"阳气虚竭者此能回之于无何有之乡，阴血崩溃者此能障之于已决裂之后"，凡自汗、乏力、久泻、精神不振、浮火生热、消化不良等证，皆宜投予。临床疗效，益气之功占主导地位，理血之力居次，在其《新方八阵》"补阵"门29方内，含有人参者共有10首。重点组方，多和熟地黄配伍，"调阴与阳，精气乃光"，如大补元煎、两仪膏，余则为五福饮、固阴煎、毓麟珠。过去先生对本药虽有一定认识，却缺乏深入研究，尤其是上部出血疾患，惧其升提，还列为禁忌。1956年先生在德州遇一中学教师，从春季鼻衄逾4个月之久，所服均为清热止血或降气之品，时停时发。食量减少，身体倦怠，头眩眼黑，记忆力大衰，脉微弱无力，面色呈现消耗性容貌。先生在进退维谷中，按照传统辨证施治勉为拟方，并直言相告，效果如何"未敢必也"。乃以仲景柏叶汤为模式，参考镇阴煎，取其"阴虚而火不盛者自当以参为君"的见解，开了人参9g、熟地黄18g、仙鹤草21g，因肺开窍于鼻，又加入肃金药杏仁6g、桑皮9g、枇杷叶2g，去后未来。事隔11年，患者到济，间道来访先生，询诸病情，言饮20余剂就已治愈。准斯以观，人参不属血证忌药，与熟地黄相偶，类似黄芪配当归，寓补血于益气之中，有气足则阴血转旺的涵义。充分说明张氏的经验，是从实践中来。由于人们不能全面地继承他的学术成就，片面地理解其为"人参先生""熟地郎中"，谓景岳不知掌握"参之用不用，应视证之虚不虚"，抓住诊治山东周公"通宵不寐"，用归脾汤去木香合大补元煎服至300剂，耗费人参10kg一案，大做文章，则是不足取的。不过也要看到因过于强调此药的应用价值，却给盲目效颦者洞开了师心滥用之门，误服发生呕吐、烦躁、失眠、添助内热、血压升高、痰滞不消，使患者遭受意外痛苦，反令张氏声誉蒙尘。如同唐大烈所说的那样："富贵之家，投寒凉则忌，进温补则合，医之喜用温补者，遂有景岳派之名。"

（2）熟地

熟地黄，属甘温之品，由生地黄加黄酒蒸制而成。张洁古《珍珠囊》谓其"补血气、滋肾水、益真阴"。他认为产于中州，"得土气之最厚者也"，以善于理阴、养血见长。着重指出熟地黄秉独特之性，凡阴虚而神散者，非其守不足以聚之；火升者，非其重不足以降之；躁动者，非其静不足以镇之；刚急者，非其甘不足以缓之。而且阳虚水邪泛滥者，离此无以自制；真气散失者，离此无以归源；精血俱损、脂膏残薄者，离此无以厚肠胃；因汗化于血，尚能助散剂以发汗。临床经验是，熟地黄性缓，为王道之药，非多用不可，剂量较小则难以奏效。与他药相配，得升、柴而发散，得桂、附而回阳，"得参、芪则入气分，得归、芍则入血分"，能发挥广泛的疗效。在其所定《新方八阵》186首处方中，含有本品者占50首；《本草正》论述熟地黄之文最多，达973字。他用此药之娴熟程度，仅次于当时的吴竹庭，竟获得了"张熟地"的美称。

通过学习景岳心法，可以丰富两方面知识，一是熟地黄性味和平，很少副作用，大剂量水煎口服，用至50g，从未发生过明显药害，证实张氏的记述信而有征；二是温性药物，易于伤阴灼血，本品柔润无此弊端，列入滋阴、养血、增液、益精队伍中，甚为理想，和人参作为健身药料，可实现"形不足者温之以气，精不足者补之以味"的目的。1956年先生在省中医院诊一患者，心烦，口渴，脉数，咽部涩痛，午后2点自觉身上发热，手足心灼热，西医检查体温不高，无异常发现，乃根据辨证，按相火亢进、阴虚水亏处理，授以大补阴丸加味，计熟地黄15g、龟板12g、知母9g、黄柏9g、石斛9g、丹皮9g，每日1剂，6天后复诊，咽痛略减，其他症状变化不大，踌躇间蓦然想起王冰"壮水之主以制阳光"之法，将熟地黄改为生地黄，去黄柏，连服9剂，仍不见进步，病况转入静止状态。经过反复思考，决定仍用原方，把熟地黄增到30g，黄柏性燥只投3g，日饮1剂，吃了12天，所有的临床症状都解除了。基于上述，不难看出，熟地黄的治疗作用的确可观。

（3）附子

附子，辛甘大热，纯阳，可通行十二经，生者力锐，熟用峻补。他认为"与酒同功，能除表里沉寒，厥逆寒噤，温中强阳"，可"暖五藏，回阳气，除呕哕"，凡霍乱、反胃、泻泄、阴疽、寒疝久漏、冷疮、心腹疼痛、风湿麻痹、小儿慢惊等证，均宜投之。长于"引火归原，制伏虚热，善协参、芪成功，尤赞熟地建效"，若脉微无神、寒盛阳衰者，即应急用。重申虞花溪语，本品有斩关夺将之力，引补气药以追复散失的元阳，暖下焦以祛在里的寒湿；陈述吴授经验，伤寒传入三阴，"虽身大热而脉沉者必用之，或厥冷脉沉细者尤急须用之"，有起死回生之功，"近时阴证伤寒往往疑似而不敢用，直待阴极阳竭而用已迟矣"。且阐明个人的观点，要利用其毒性发挥治疗效能，言性虽烈而专扶阳，"有非硝、黄之比"。为了推荐此药，张氏在所著《新方八阵》"热阵"门25首处方内，收入含有附子的处方8首，约占1/3。先生在实践中，对于它的应用，除温经、散寒、定痛外，主要治疗阳虚，遥承《伤寒论》桂枝加附子汤意，吸取徐灵胎提出的亡阳出现"脉微、足冷、汗出、舌润"的经验，简化为以"有汗、恶寒"为指征，喜用四味回阳饮（人参、制附子、炮姜、炙甘草）。因突出附子作用，即变通过去的用量，减少人参，增加附子，更改了原来的方义，较仲景四逆汤为柔和，收效良好。1980年先生感冒，两个月体力不复，初春季节经常出汗，畏寒，四肢发冷，脉象沉弱，夜眠非蜷卧不行，表现阳气不足之证，嘱诊病医生以四味回阳饮为基础组方，用高丽参3g、熟附子12g、炮姜片9g、炙黄芪9g、炒白术6g、紫油桂3g、炙甘草6g，每日1剂，约10天就大见好转，缘急赴外地开会，便中止用药，但身体状况逐渐康复。尔后即不断以此为契机，向亲友各方介绍这些经验，并在著作中写成了医话《杏苑传语》。

（4）大黄

大黄，苦寒沉降，为祛热逐瘀、开结破积、通利六腑的要药，他说："其性推陈致新，直走不守"，能"疗瘟疫阳狂，除斑黄谵语"，涤实痰，通水道，消痈肿，"欲速者生用，汤泡；欲缓者熟用，和药煎服"。凡"气虚同以人参，名黄龙汤；血虚同以当归，名玉烛散；佐以甘草、桔梗，可缓其性；佐以芒硝、厚朴，益助其锐"。如果盲目投之，则"与鸩相类"。由于景岳重虚轻实，主张人体生机以阳为贵，"花萼之荣在根柢，灶釜之用在柴薪"，欣赏温补疗法，虽将其视为"四维"之一，但在《新方八阵》"攻阵"门所列6首处方中，仅从百顺丸的组成内可以找到它。就此而言，足以表明张氏是长于养正短于攻邪的；对寒凉药品的应用，并不擅长。

关于大黄一味，先生在临床上尝依据张氏的记录，归纳了两个治疗要点，一是治疗积聚，热实秘结，只要属土壅、气滞、血瘀、虫积、宿食，即可投予，能"去菀陈莝""洁净府"；二是治疗瘟疫、痰火发狂、湿热黄疸。尽管在这方面论述不多，却切合实际，突出了重点。特别值得指出的是，张氏已注意到取其"峻烈威风"，不宜入煎，非阅历宏富者难以企及，而且继承耶律楚材的经验，以之治疫，也功不可没。1940年6月，师太高热1个星期，口干、胸闷、汗出不断，进食很少，大便数日未下，曾取辛凉解表剂和小陷胸汤，不见好转，反增烦躁，日夜不能合眼，欲吃冰块、置身冷水中，适有孙姓老医，素习《景岳全书》，诊毕即言病属瘟疫，认为脉滑有力，舌苔黄厚，虽无芒刺也应攻下，处方大承气汤加味，大黄用了30g，嘱更衣后再饮1剂，分2次服。果然药下如攫，解出软硬秽物半盆，小水颜色如血，病去大半，事过3天便下床操持家务了。先生日后登门谒访，询其治法，是否出诸《温疫论》，老人莞尔笑道，投药依据不是仿效吴又可，而是由"四维"得来，且说《本草正》128条之论大黄，就已广采了古今经验。

5. 记载烟草入药

烟草俗名"干酒"，《景岳全书》所述的烟草种植和作用，是中国药学史上第一次记录，言此物自古未闻，"性属纯阳"，能"散表逐寒"，从万历开始来自闽、广，而后吴、楚之地皆种之，"征滇之役，师旅深入瘴地，无不染病，独一营安然无恙，问其所以，则众皆服烟，由是遍传"。当时只知道"充肠无滓浊，出口有氤氲"，尚未发现长吸是有害的。到康熙年间陈淏子所写《花镜》内才提出"人喜其烟而吸之，虽至醉扑不怨，可以去湿散寒，辟除瘴气，但久服肺焦，非患膈即吐红，或吐黄水而殒。抑且有病，投药不效，总宜少吸"。可补《本草正》的遗缺。明代末年，统治阶级鉴于种植日广，吸者逐渐增多，甚则"关外人以匹马易烟一斤"，1639年规定"吃烟者死"，1643年又"下禁烟之令"，正式取缔过，这时张氏已亡故了。此外，在《传忠录》"京师水火说"还提及冬季取暖门窗"用纸密糊"，半夜发生煤气中毒时，可于"顶槅开留一窍，或于窗纸揭数楞，则其气自透去"，能起预防作用，并非常科学地说，因气体上行，所以"窗隙不如顶槅"出气之速。时至今日，仍有实用价值。

张氏经验丰富，"学究天人"，处方一般不超过 12 味药，师法仲景，控制在 8 种之内的，约占 80%。凡气虚者不用香窜，失血证不投辛散，以擅长温补而雄称晚明。由于时代的局限，学术思想的倾向性，当然也存有不少缺点，如言膀胱无上口，不重视时令病，过度迷信人参、熟地黄，短于攻下，不仅延误病机，尚能增邪甚至"戕生"，因其父信奉《儒门事亲》吐法，常于五更提气升涎涌之，有人情因素，故只批判刘、朱，而对"毫不用补"的张子和则不置可否，且说该书为麻知己的伪作，所以姚球提出质疑，并规劝学者"不要困于一家之言"，否则就形成偏见了。先生的看法，介宾的功与过，在比例上为九分业绩、一分错误，尽管章楠站立在公正立场上写有微言，影响较大，若论其毕生之成就，确系"旷世才华"的罕见人物，清末高僧圣来说，他已超过了嘉靖时宫廷御医刘草窗，普通医家是难以望其项背的。

赵献可学说与经验

赵献可，字养葵，号医巫闾子，明末鄞县人，约生活于公元 16~17 世纪。与张介宾同时，且多有类似见解。发挥了命门学说，突出"养火"的思想，成为温补学派的著名医家，留下了《医贯》《内经钞》《素问注》等作品。

赵氏致力学术研究，能辨析古说，股肱《素》《难》，虽然以温补命门之火为主，却亦重视二阴之水，基本上脱胎于《周易》"坎""离"二卦。认为《格致余论》所云之阳常有余、阴常不足，存在很大的片面性，如不深入理解，便可铸成大错，"此阴字指阴精而言，不是泛指阴血，今之以四物汤补阴者误也"，况"阴中有水、有火，水虚者固多，火衰者亦不少，未有精泄已虚，而元阳能独全者"，因此提醒人们"补阴者须以阳为主，盖无阳则阴无以生也"。处理温病口渴，诊为肾水亏耗，液不上承，投予六味地黄丸加柴胡。他曾批判朱震亨，"丹溪之书不息，岐黄之道不著"，苦寒药物之害，是屈指难数的。就以血证而论，也应以保阳措施为关键，尝说："凡内伤暴吐血不止，或劳力过度其血妄行，出如泉涌，口鼻皆流，急用人参一两或二两为细末，入飞箩面一钱，新汲水调如稀糊，不拘时啜服，或用独参汤亦可。"血脱益气，不仅属于"固"的防治方法，还是留火的重要手段。驳斥了王节斋《本草集要》的论点，以为"阴虚吐血者忌人参，服之则阳愈旺，而阴反消"，是纸上谈兵，非实践家言。

1. 命门即小心，为十二官之主

命门一称，首见于《素问·阴阳离合》《灵枢·根结》和《卫气》篇，是指目而言，与《难经》36条"右肾为命门"不同。虽薛己、孙一奎、张介宾提出过它在人身的重要性，但专题探讨主张一元论者，均不如赵氏。他认为《素问·灵兰秘典论》之言"主不明则十二官危"的主字，不是指心，乃十二官之外另一脏器，即命门，不然就剩十一官了。命门解剖位置，"在两肾各一寸五分之间，当一身之中，为真君真主"，"即《太极图》中之白圈"。在《内经》里，是《素问·刺禁论》说的自上向下十四节，从下数上七节，"七节之劳，中有小心"，小心为命门。

他说，命门主火，好似坎卦一阳居于二阴之中，乃道家习言的黄庭，为气血之根、性命之本、十二经之纲维，合于《难经》"男子以藏精、女子以系胞，其气与肾相通"的说法，能蒸化阴水"上行夹脊，至脑中为髓海，泌其津液，注之于脉，以荣四肢"，灌溉五脏六腑，所以"肾无此则无以作强，技巧不出；膀胱无此则三焦之气不化，水道不行；脾胃无此则不能蒸腐水谷，五味不出；肝胆无此则将军无决断，谋虑不出；大小肠无此则变化不行，二便闭矣，心无此则神明昏，万事不能应"。它是人身至宝、能量之源，可主宰一切，旺者生机强，衰者病，灭者死。曾以上元节人工制作的走马灯用蜡烛燃烧激起空气对流、旋转为比喻，"拜者、舞者、飞者、走者，无一不具，火旺则动速，火微则动缓，火熄则寂然不动"，说明命门"光照之所"的重大作用，故应注意"火之一字"。在《灵枢》言阴阳、王冰《素问》次注论寒热的启发下，重申了"火不可水灭、药不可寒攻"，强调"命门火"宜补而不可泻，火之有余，为二阴之水（右为阳水、左为阴水）不足，应用滋阴济水法，配涵真阳，投六味地黄丸；火衰时，当养阳益火，在不损伤二阴的基础上，柔里遣刚，"泰液含光、元气混蒸"，于水内温化助火，加入辛热药物，用桂附八味丸。姚球对这一疗法十分赞赏，认为体现了"水可养火，火旺则水干，如灯中之油，油干则火灭"，即人们常说的"水养火也"。

赵氏对命门的研究，虽然发表了独特见解，鞭辟入里，且冯楚瞻一再推荐，《医贯》风行全国，但问题也存在不少，如言命门之火即先天之火，是无形之火，此火"仙炼之为丹，佛传之为灯，儒明之为德"，使万殊之说归于一本，以一贯之，实属主观臆测，令人难从。吕晚村认为，其喜用六味丸、八味丸，"补而不滞，通而不泻"，侧重"因其衰而彰之"，"言皆穷源返本之论，拨乱救弊"，贡献甚大，但忽视了"轻而扬之""重而减之"的方法，"以之治败证则神效，而以之治初病则多疏"，故而指出，学者绝对"不可求简捷，守一说以误也"。何梦瑶也曾批评清代盲目效法之人："今之为医者，泥于《医贯》之说，不论新病、久病，非六味则八味，非补中则归脾，竟若历古方书皆可删却，亦惑之甚矣。"

2. 阴阳二者以阳为主

他据大自然"夏茂秋零"之"阳主生""阴主杀"的论点，言"司命者欲人远杀而就生"，善于运用甘温、辛热药物，适应自然规律，促进健康长寿，虽在阴虚的情况下，"议补阴者"，亦戒一曝十寒，仍"须以阳为主"，并举例说："原夫龙雷之见者，以五月一阴生，水底冷而天上热，龙为阳物，故随阳而上升，至冬一阳来复，故龙亦随阳下伏，雷亦收声，人身肾中相火，亦犹是也。平日不能节欲，以致命门火衰，肾中阴盛，龙火无藏身之位，故游于上而不归，是以上焦烦热、咳嗽等证，相继而起，善治者以温肾之药从其性而引之归原，使行秋冬阳伏之令，而龙归大海，此至理也。奈何今之治阳虚火衰者，以黄柏、知母为君，愈寒其肾，反速其毙，良可悲哉！"安胎用杜仲、续断，就是考虑到"无阳则阴无以生也"。尽管有人提出非议，抓住其笔下误书北宋方勺《泊宅编》卷8张仲景给汉武帝用崔氏八味丸治消渴事，斥为痴人说梦。王孟英讥笑他为缙绅之流，兼涉岐黄，"世人因信其知书，遂并信其知医，孰知纸上谈兵误人不浅"，且通过临床，总结了蒙受之害，记有"张越钦茂才室，体极阴亏，医者谓阳能生阴，辄与热补，遂至肉脱形消，四肢痿废，是养筋之营液尽烁也，不能下榻已数年矣"。但赵氏的理论在杏林尚可独树一帜，不会因遭数则砭语而失去"桃源一枝花"的声誉。

3. 治郁证倡用逍遥散

处理郁证，认为"治其木郁"，则火、土、金、水诸郁皆可随之而解，

"一法可通五法"，宜用逍遥散，宣散、疏泄，使其气机遏而获伸、阻而得通。他说："盖人身之胆木，乃甲木少阳之气，气尚柔软，像草穿地，始出不能上伸"，如被寒风吹抑，"不能上伸则下克脾土，而金水并病矣，惟得温风一吹，郁气即畅达。"因"木喜风，风摇则舒畅，若寒风则畏矣，温风者所谓'吹面不寒杨柳风'也，木之所喜也。柴胡、薄荷，辛而温者，惟辛也故能发散，温也故入少阳，立方之妙如此。"甚者可加左金丸。吕晚村评议道，这个处方同朱丹溪越鞠丸相比，本方较优，"越鞠峻而逍遥和，越鞠燥而逍遥润矣"。仲裁公允，恰到好处。

吴又可学说与经验

吴有性，字又可，明末江苏震泽东山人，约生于明万历十年（1582），卒于清顺治九年（1652）。静心穷理，研究瘟疫，获得突破性成就，著成《瘟疫论》。

他治学严谨，重视实践，认为"秋热必多晴，春寒固多雨，亦天地之常事"，不同意王叔和的观点：疫病为六淫所致，是"非其时而有其气"，或四时失序应暖反寒，应凉反热引起；并否定了因于临风脱衣、强力入水、当檐出浴、一般感冒致疫的认识。指出数百瘟疫之中偶有"二三正伤寒"，阴证极少，"释千古之疑"，发表了新的见解，属空谷足音之语。山东刘奎对其十分赞许，认为"洵堪方驾长沙，而鼎足卢扁"。王士雄从广义伤寒出发，谓其治疗方法，特别是喜用大黄的特点，仍在"仲景范围内也"。

1. 瘟疫为疠气传染

吴氏在《内经》论疫、《诸病源候论》"乖庚之气"、庞安时四时五瘟的启发下，通过临床观察，认为"瘟疫"病邪，不属风、寒、暑、湿，"非五运六气所能定"，是肉眼看不见的一种"异气"，也名"戾气"或"疠气"，其来源，"有天受，有传染，所感虽殊，其因则一"。经空气宣散和同患者接触从口鼻进入人体，"如鸟栖巢，如兽藏穴"，伏于表里分界的"募原"，毒气溃溢，舌苔如积粉，"及其发也，内侵于府（里），外淫于经（表）"，传染性很强，因此气不止一种，作用各异，故"牛病而羊不病，鸡病而鸭不病，人病而禽兽不病"，有种属免疫性。此气又称为"杂气"。人患之"无老少强弱，触之者即病"。常"延门阖户"，症状表现相同。潜伏期长短，与精神状态、体质强弱有密切关系，"感之深者中而即发，感之轻者邪不胜正，未能顿发，或遇饥饿劳碌，忧思气怒，正气被伤，邪气始得张溢"。至于瓜瓤瘟、疙瘩瘟，发作更快，死亡率更高，最难处理者有二，一是四损之人，二为老年患者，他说，每逢这类情况，进退维谷，尤其老人"最忌剥削，设投承气，以一当十，设投参术，十不抵一，盖营卫枯涩，几微之元气易耗而难复也"。的确如此。

2. 提出九传说

他认为"异气"在发展过程中，有"九传"方式，即但表不里，脉浮、头痛、项强、发热、恶寒、目赤、面肿、发斑、出疹、有汗或无汗；但里不表，脉沉、口渴、胸闷、腹痛、烦躁、谵妄、昏迷、肢厥、舌燥、咽烂、唇裂、尿涩、大便秘结或下利清水。其次即表而再表、里而再里、表里分传、表里分传再分传、表胜于里或里胜于表、先表后里、先里后表。开始二三日"脉不浮不沉而数，昼夜发热"，邪不在表又未入里，居"经、胃交关之所"，处于夹脊前、肠胃后，汗下两难，以香散行气化浊，疏利积湿，令其内消，兼加护阴之品则邪去而津液不伤，用达原饮。趋向于表者为顺，可汗解（自汗、狂汗、战汗），用白虎汤加羌活、柴胡。入里转逆，邪在上，胸闷欲呕，用瓜蒂散；居下"舌变黄黑生刺、鼻如烟煤"，大便胶闭或热结旁流，用大承气汤；烦渴不已，用梨汁、蔗浆、藕水、西瓜。表里分传，用三消饮，因势利导，外散内下，分化邪毒。吴氏指出"客邪贵于早逐"，否则"津液愈耗，热结愈固"，注意解后养阴，不可乱投参术，以免助其壅郁、余邪稽留，"不惟目下淹缠，日后必变生异证，或周身痛痹，或四肢挛急，或流火结痰，或遍身疮疡，或两腿钻痛，或劳嗽涌痰，或气毒流注，或痰核穿漏，皆骤补之为害也"。切勿妄服药物，"调理之剂投之不当，莫如静养、节饮食为第一"。

吴氏所处之方，用志不纷，药少而严，在缺乏治疫专书和成熟经验的情况下，起了很大作用，为热性传染病的调治开辟了新的途径。而且重视病因疗法，"因邪而发热"，以攻邪为主，"邪之与热，犹形影相依，形亡而影未有独存者"。凡"舌黄、心腹痞满"，都应用含有大黄的承气汤，"一窍通诸窍皆通，大关通而百关皆通"，所下之物"如败酱，如藕泥，至死不结者，但得秽恶一去，邪毒从此而消，脉证从此而退"。尝说，尚有部分患者"里气通而表亦达，头痛发热，得开而解"。于《因证数攻》篇中，记有一则病案，授予大黄 1.5 两，半月时间用了 12 两之多。并具体举出 30 余种可下之证。所以人们称其"俨然一张子和也"。他还希望发现特效药物，以抑制"异气"，如猫吃鼠、蜒蚰解蜈蚣之毒，"一病只需一药之到而病自已，不烦君臣佐使品味加减之劳矣"。从发展的观点看，是很有意义的。唯对石膏、黄连敬而远之，认为只能清热无泻实之功，反会"闭锢疫邪"，实属一大缺憾，乃智者之失。

喻昌秋燥实践论言

喻嘉言，为明末清初著名的医家，薛雪言其"才宏笔肆"，是"华表出众"的人物。他不仅能研求经旨，探索真谛，而且还一反常人之见，抛开空谈习气，追求实用之学，化古为新。

喻氏抱着"医之为道，非精不能明其理"的思想，曲运神机，从《孟子》所说"秋阳以暴之"，及水流湿、火就燥的原理，结合自然界"草木菁英可掬，一乘金气，忽焉改容，焦其上首"，转为黄落，认为六气中"燥者天之气也，湿者地之气也"。在四季春伤于风，夏伤于暑，冬伤于寒，乃主令之时，同气相归，是正常现象。《素问·生气通天论》"秋伤于湿，上逆而咳"，《素问·阴阳应象大论》"秋伤于湿，冬生咳嗽"，文中的"湿"字均与主令不合，应考虑为"燥"字之误，湿、燥二者的病机，存在着天壤之别，焉可乱加混淆。好似老吏断狱，明月开天，使多年来一直为人们"心不惊疑"的文字案，找到了归宿，也令《素问·至真要大论》"燥淫所胜则善病太息"一句的"燥"字，取得了旁证材料。虽然临床所见亦不乏"湿"邪所引起的犯肺病变，但喻昌通过实践能"易一字而正千古之讹"，就其研究古典文献、活学活用前人经验来讲，真算得上只眼独具，大声喝破了。

《周易·系辞传》有言"燥万物者莫熯乎火"，燥出于大热之后，为"剽悍之气"，劫夺津液，是由炎夏酷暑带来的，"金位之下，火气乘之"（《素问·六微旨大论》），而"燥胜则干"（《素问·五常政大论》），肃降失职，于是发生上逆、咳嗽的现象。尽管《素问·至真要大论》内病机十九条没有"燥"邪，可是"膹郁""喘呕"诸证，也不能排除"燥气"犯上伤肺这一因素。他根据实际情况，按"逆秋气则太阴不收，肺气焦满"，阐幽表微，宏大其义，主张学习刘完素学说，应仿照"补肾水阴亏之虚，泻心火阳热之实，除肠中燥结之甚，济胃中津液之衰"，吸取南齐徐之才"轻可去实"之说，师法仲景《伤寒论》之复脉汤（吴瑭《温病条辨》按语，指炙甘草汤），为"秋伤于燥"制定了辛凉甘润、"沃焦救焚"的灵巧性处方清燥救肺汤（霜桑叶、石膏、人参、芝麻、阿胶、麦冬、杏仁、炙杷叶、甘草，痰多加贝母、栝楼，血枯加生地黄、羚羊角，或加牛黄）。方中用人参，是遥承白虎汤证用其养阴生津以除口燥渴、《内经》"损其肺者益其气"的治疗方法。

清澡救肺汤，是一首有临床价值的优秀方剂，对头痛身热，干咳无痰，鼻燥喉涩，气逆而喘，心烦口渴，皮肤皲揭，疗效很佳。因肺与大肠相表里，故还有开上启下，"滑以养窍"，通利大肠，令气液得降的作用。喻氏治学，强调正鹄，重视新知，能打破既往"注不更文，解不易字"的习俗。这张处方，300 年来，一直被人们奉为灵宝，对 18 世纪江东叶桂"燥自上伤"的学说影响最大；给尔后吴鞠通"治上焦如羽，非轻不举"的宣化疗法也提供了借鉴。

先生 1956 年 10 月在山东中医研究班留有一则医案：卫生干部进修学院曾介绍一工科教员到先生处求诊，见面即直言，现年 45 岁，自 9 月份发病，已经 20 余天。开始是胸闷，咳嗽，气喘，夜间不能仰卧，认为只要把痰吐出来，病就去了大半。化验室检查，未发现异常情况。中西药物吃了很多，疗效均不够理想，目前反而增添了口渴、舌红，午后低热，身上出汗，大便干燥，更衣困难等症。他要求给予泻下药，把内热邪火打下来。先生诊其脉涩而带数，缘其久病知医，多疑善虑，乃与之协商，用王子接《绛雪园古方选注》雪羹汤（地栗、海蜇）加杏仁、贝母、百合、麦冬、桔梗、沙参、款冬花，每日 1 剂，连服 6 天。过了 1 星期，患者复诊，进门就喊，遵照医嘱药已吃完，好像喝凉水一样，病情依然如故。由于失去信心，准备借出差之机去外地寻医问治。当时正值先生的老友孙君在场，于旁建议改用喻氏清燥救肺汤，先生觉得确有道理，随手开了生石膏 18g，人参粉 6g（冲），霜桑叶 9g，阿胶 12g（烊化），芝麻 30g，杏仁 6g，麦冬 12g，甘草 3g，炙杷叶 15g。且效法《金匮要略》射干麻黄汤之用射干和《伤寒论》"喘家作，加厚朴杏子佳"意，又加了射干 6g，厚朴 3g。日服 1 剂，以 9 剂为度。结果"妙不可言"，药用完后，发热消失，喘咳皆平，大便恢复正常。

通过本案，可以获得两点经验教训：第一是起初大概因按"秋伤于湿"治疗，盲目投予辛燥药物，致使患者发生口渴、舌红、便秘、汗出而有低热，说明燥从"湿"治，是死守经文，失去了"读古而不泥于古，采方而不囿于方，神明其意于法之中，研究其理于法之外"（《对山书屋墨余录》卷 15）的灵活性。第二是雪羹汤加味，虽然有润上泽肺作用，却无肃金之力，而改换清燥救肺汤加射干、厚朴，就解决了这一问题，故收效较好，群症咸除。特别值得注意的是喻嘉言赏用的炙枇杷叶，对于清热、降气、通利胃肠都有一定的治疗作用，不宜等闲视之。

李中梓学说与经验

李中梓，字士材，号念莪，自称"尽凡居士"。华亭（今上海松江）人，生于明万历十六年（1588），卒于清顺治十二年（1655）。淹贯诸家，平正不偏，精通医理，善治奇病，被尊为上海四大医家之一，有《内经知要》《医宗必读》《颐生微论》《伤寒括要》《士材三书》等传世。

他研医 40 余年，自轩岐至诸子百家，"靡不殚究"，曾现身说法，提出若治学无法，"不作济世之航，即成殃民之刃"。回忆习医的历程，"余发始燥，便读仲景书，今且雪盈巅矣，上下南阳、易水间"。推论人物，据王纶观点，认为"古之名流，如仲景张机、守真刘完素、东垣李杲、丹溪朱震亨，其所立言，医林最重，名曰四大家"。批判缺乏立场盲目附和的学风，好似"侏儒观场，随众喧喝"，既自误，亦害人。引用《周易》卦爻解释人体生化之机，水之上升靠火的蒸腾，火之下降有赖水的沃浇，水上火下，谓之既济，火上水下，是为未济，"交则生物，不交即疾病至焉"。善用补母之法，若脾土虚者，则温化益火之源，釜下加薪；肝木虚者，壮水之主令木得滋荣；肺金虚者，甘缓培土，以养华盖；心火虚者，益木之本助神明增温；肾水虚者，辛润保宗，补其上根下即自安。总之，突出"补养"二字。处理寒热二证，强调"衰其大半而止"，不然，"过用热药，犹釜中无水以进火；过用寒药，犹釜下无火以添水，非徒无益，而反害之"。治疗杂病，着重于泻木能以降气，补水便可制火。

重视"精"的作用，认为属"水之华"，"神倚之如鱼得水，气倚之如雾覆渊"。积聚之证，多因于体虚引起，是"正气不足而后邪气踞之，如小人在朝，由君子之衰也，正气与邪气势不两立，若低昂然，一胜则一负，邪气日昌，正气日削"，可施用攻补轮战术，"补中数日然后攻伐，不问其积去多少，又与补中，得其神壮则复攻之，屡攻屡补，以平为期，此予独得之诀，百发百中者也"。非常痛恨当时社会的不正风气，处于"世人之病十有九虚，医师之药百无一补"的状态。主张治疗积聚之病也要一分为二，提出匡扶人体正气的方法。目前治疗晚期肿瘤，采用补中益气法能增强抗病能力，延长寿命，证明李氏之学确属经验之谈。

1. 肾、脾为人生之本

李氏重申先贤之说，肾、脾为人身之本，一属先天，乃呼吸之根、三焦之源，一属后天，是升降之纽、运化之枢，如"澄源流清"，可"灌根枝茂"。危重患者，应诊太溪以候肾之盛衰，切按趺阳以察胃气之有无。治肾分水火，水亏火旺，遵王冰法"壮水之主以制阳光"，用六味地黄丸；火衰水盛，则"益火之源以消阴翳"，用桂附八味丸。理脾分饮食劳倦，饮食伤是虚中有实，宜攻补并行，征抚同举，用枳术丸；劳倦伤为纯虚，需健脾升阳，土旺则清升浊降，"精微上奉"，"糟粕下输"，用补中益气汤。他宗薛己、张介宾之法善补先天，但不专主熟地黄；师法张洁古、李杲之论兼顾后天而重脾，并不僵守升麻、柴胡。他说，最怕"不取化源而逐病求疗，譬犹草木将萎，枝叶踡挛，不知固其根蒂，灌其本源，而仅仅润其枝叶，虽欲不槁，焉可得也"。若心有所偏，"不问虚实"，滥投知母、黄柏，甚至讳医拒药，"参术沾唇惧补""硝黄入口畏攻"，都会影响健康的恢复。尤乘曾在《士材三书合刻》序内说："其治病不啻如孙吴之行军，应变出奇不拘成律"，而以保护本源为主，睹之信然。

2. 重视阳气作用

他精通《内经》，重视"阳气先至""阳密乃固"，受当时惟人参为补，益阳补气，服之长寿的影响，认为阴阳、气血在人体所起的作用，就其比重而言，以阳、气为大，通过观察大自然对生物的影响，"春夏生，秋冬杀，向阳之草木易荣，潜阴之花卉善萎"，联系到人体方面，千枝万派总归一统，提出了气血俱要，益气在补血之先；阴阳并需，养阳在滋阴之上的治疗观。曾举例说："春夏之温可以发育，秋冬之寒不能生长，虚者必补以人参之甘温，阳生阴长之理也。且虚劳证受补者可治，不受补者难治，故葛可久治虚劳神良素著，所垂十方用参者七。"对知母的投用，不从丹溪，持慎重态度，强调性寒不可多服，曰："近世理劳尊为上品，往往泄泻而毙"，凡"肾虚阳痿、脾虚溏泄、不思食不化食者，皆不可用"，否则，摧残阳气，"散亡无家"，导致枯木寒岩之变。

3. 辨别真假虚实、厥证、癫疾

李氏在苏轼《东城杂记》求医诊脉、张介宾《类经》卷12论治的启迪下，十分注意诊断病证的真假、虚实，据《仇池笔记》所载"甚虚有盛候，大实有羸状，疑似之间便有死生之异"，加以分析说："积聚在中，实也，甚则嘿嘿不欲言，肢体不欲动，或眩晕生花，或泄泻不实，皆大实有羸状也；脾胃损伤，虚也，甚则胀满而食不得入，气不得舒，便不得利，皆至虚有盛候也，正如饥而过时反不思食也。"若辨证不明，认实为虚，须攻却补，为假象所惑，损不足而增有余，就会造成"误补益疾"，或以虚为实，应补错攻，"反泻含冤"的恶果。这一论述，很有参考价值，三百年来，被视作极好的经验记录。其治休宁吴文哉阴证如阳、虚而似实案，用理中汤加人参、附子最为典型，"荆妻稚子含泪欢呼"，饮誉医林。他剖析了八种厥证，认为阳气衰乏者阴必凑之，手足皆冷，名曰寒厥；阴气衰于下阳往凑之，足下温，名曰热厥；怒火起于肝，载火上行，血菀于上，名曰薄厥；夏季内外皆热，水亏火亢，身体如熬，名曰煎厥；上有绝阳之路，下有破阴之纽，形气相离，不相顺接，名曰尸厥；痰邪内阻，四肢逆冷，名曰痰厥；胃寒吐蛔，名曰蛔厥；阳气怫郁不能四达，手足逆冷，与中风相似，名曰气厥。表现不一，要作"穷源"之治，"以色合脉、以脉合证、以证合问"，如能掌握此四者，即可迎刃而解。对于癫之一证，重视情志因素，以"抑郁不遂"、处境侘傺为主，其精神状态一是恍惚，二是语言错乱，或歌、或笑、或悲、或泣，甚至秽浊不知，常年不愈，"俗呼内风"，虽有狂之意，但还没发展到狂的严重程度，仍应着重"开"的疗法，桃仁、大黄破瘀，可"先折其锐气"。

李氏说，"药性之温者于时为春，所以生万物者也，药性之热者于时为夏，所以长万物者也"，"温热之剂犹如阳明君子"，且常对患者说，服人参2.5公斤"三月见效"，可见他是倾向护阳益气的。但在需要的情况下，亦不排除使用阴柔药物，如"隐士陈眉公患三日疟，隔岁未瘥，素畏药饵，尤不喜人参"，诊其脉"浮之则濡，沉之则弱"，乃曰，既往从不服参，体质较强，今"正气虚惫，脉如悬丝"，已大非昔比，便先用人参钱许，口有津生，胸无烦满，病家愿委以重任，要求放胆投药，以人参1两、何首乌1两，加姜汁1钱，熬膏，"甫一剂势减七八，再进而疟遂绝"。可见李氏并未脱离辨证施治的轨道，为后学树立了典范。

叶天士学说与经验

叶桂，字天士，号香岩，约生于清康熙五年（1666），卒于乾隆十年（1745），江苏吴县（今苏州）人。刻苦力学，人不能及，医术精湛，成为一代宗师，有《温证论治》《临证指南医案》等传世。

叶氏的医学思想导源于"平易恬淡，则忧患不能入，邪气不能袭"，提出"移情易性"固阴和阳，"先安未受邪之地"，"寒暄保摄，尤当加意于药饵之先"，勿令"邪人为第一义"；老年人要"戒酒色，少肥鲜"，杜绝中风的发生。凡"初病在气居经，久病伤血入络"。痰为怪证，变幻不一，乃"病之标，非病之本"。遵照王冰"冲为血海，任主胞胎"之说，对妇科重视奇经辨证。强调小儿"体属纯阳，所患热病最多"，总结了7种表现。言湿邪伤人较广，面色白者须固护阳气，"湿盛则阳微也"，不可过用寒凉。认为肝火易于化阳生风，宜滋水柔木，切忌"劫气伤阳"。从左金丸体会到"泄厥阴以舒其用，和阳明以利其府，药取苦味之降、辛味宣通"。虚久及肾，主张瘦者护阴、肥胖人保阳，根据《灵枢·邪气脏腑病形》"阴阳俱不足，勿取以针，而调以甘药"之论，给予血肉填下。益阳气喜开建中汤，养津液不离复脉法，纳谷生精，重在心、脾、肾三治，温化为主。处理热性病，于寒凉方中加入活血之品，预防冰伏之弊。曾说，遗精"涩剂不能取效，必用滑药引导"，此"同气相求，古有诸法"。通大便秘结，常开上启下，通过润肺使源头之水下行入肠。慎用"泄气锋芒之药"，从其治暑邪初起，取轻清专治上焦，选用滑石、芦根、通草、白蔻仁、杏仁，即可知之；以西瓜翠衣、鲜荷叶、鲜莲子、绿豆皮、丝瓜叶、竹叶、银花露出入加减，使上清空窍不犯中下二焦，殊有巧思。叶氏受刘完素、朱震亨、葛可久、王履、陶华、缪仲淳、喻昌诸人影响颇深，熟练地掌握识证、立法、组方三大关键，故"统帅正宗，独见其大，富有成书"。就连陈修园也把自己的著作冒名寄托在天士门下，以示景仰。

1. 研究新感温病自成体系

对新感温病的研究，在《难经》49 条"肺邪入心为谵言妄语"的基础上，补充了新的见解，提出"温邪上受，首先犯肺，逆传心包"的传变纲领。在陶华、张鹤腾、吴昆、袁体庵、缪仲淳、吴有性、张路玉等学说影响下，谓其邪侵袭人体，由口鼻而入，若不外解，也不下行，发生谵妄、昏迷，便为"逆传"，用吕沧洲芳香开窍、清热解毒、宣泄秽浊之法方能治愈，以盛寅《医经秘旨》"热入心包"为说，投鲜菖蒲、莹白金汁、乌犀角、小青叶、银花露，重者用紫雪、至宝、神犀丹、牛黄丸。列有辨识白痦、观察舌苔、验齿的经验；按卫气营血辨证论治，"与伤寒大异"。四者之中，以营分为关键，邪气外泄于气，病势转轻；内陷入血则病情加重。治疗规律是："卫之后方言气，营之后方言血，在卫汗之可也，到气才可清气，入营犹可透热转气，至血就恐耗血动血，直须凉血、散血。"黄凯钧称赞道，叶氏论温虽宗河间，"而用方工细青出于蓝"。师其意，常"应手奏效"。所以"大江南北言医者，辄以桂为宗，百余年来私淑者众"。

邪在卫，发热恶寒，脉浮咳嗽，为初起阶段，"肺主气，其合皮毛，故云在表"。上承吴有性经验，因客邪变化迅速，故"贵乎早逐"，"宜急散"，提议用薄荷、牛蒡子、桑叶、菊花辛凉外解。邪在气，邪气流连，"法宜益胃"，冀其生津布液，通过战汗舒展气机、腠开热泄；渴饮苔黄，用石膏、知母；邪结胸脘，用杏仁、白蔻、佩兰、枳壳、厚朴、半夏、桔梗、橘红、栝楼、黄连；聚于下腹，熏蒸肠府，大便干结，用槟榔、大黄、芒硝；挟湿溲短，舌苔厚腻，身热不扬，用芦根、滑石、甘露消毒丹。深陷营分，斑疹隐现，舌绛，烦躁不宁，营气内通于心，累及心包者，用犀角、玄参、连翘、羚羊角、竹叶心。热邪入血，吐衄时作，用鲜生地黄、丹皮、赤芍、阿胶。他受喻昌"温病之人，邪退阴气犹存一线者方可得生"的启示，说："救阴不在血，而在津与汗；通阳不在温，而在利小便。"并秉承《关尹子》《瘟疫论》《韩氏医通》的学说，指出药后热减身凉，独处藏奸，"不可骤云虚寒而投补剂，恐炉烟虽熄灰中有火也"。

2. 突出养胃之阴

他精通《脾胃论》，深化了对《内经》于"升降法中求之"的认识，虽肯定"内伤必取法乎东垣"，脾胃之气，"上下交损，当治其中"，却批评李杲倾向温发敦阜之阳，补中益气，鼓舞"东方震卦甲木"，助春升雷动之令，惯用黄芪、陈皮、升麻、柴胡，忽视了"燥盛则干"，有增热益火、灼阴的流弊。尤其不宜于邪气化热，年老液衰，内郁生火，过食香燥、膏粱炙煿，或汗吐下损伤胃阴，表现舌光红绛、纳呆不饥、食不知味、皮干肌热、脉细数者。言"府通即是补"，仲景急下存阴，重点亦在治胃，乃参考王汝言；周慎斋、缪仲淳诸家论述，并吸收喻昌、高斗魁二人学说，认为胃"属阳明燥土"，"得阴则安"，"性喜柔润"，以降为和，能"传化物而不藏"，与"太阴湿土"的习性不同，提倡"养胃阴"，弥补了李杲"详于治脾略于治胃"的不足。

叶氏师法《金匮要略》麦门冬汤之义，缪仲淳养阴重甘寒之说，遵照高斗魁四物汤加枸杞、人参、麦冬、五味子的经验，给予清凉、濡润药物，以滋其荣，使津液来复，除化裁养元粉外，最常用麦冬、沙参、柿霜、花粉、生甘草、玉竹、芦根、蜜水炒知母、梨汁、竹茹、鲜谷芽、蔗浆、石斛、香豉、扁豆、白莲肉、白芍、粳米、银耳、山药、麻仁、南枣、冰糖炒石膏、地栗、蜂蜜、枇杷叶、秫米、栝楼汁、蜜水炒白术、人参、佩兰、乌梅，深得"生津液即是补虚"之旨，有良好的治疗作用。所制养胃处方凡三首，一系《临证指南医案》脾胃门养胃方，二是《徐批叶天士晚年方案真本》养胃阴方，三为友人沈仲圭抄存者。应用得当，"甘守津还"，有"遵治辄验"的效果。由于人们缺乏辨证经验，不能灵活地继承其学说，治疗阴虚，皆开西洋参、石斛，以致神倦胃呆、胸膈饱满，造成熊掌、豹胎生吞活剥的现象，若以此归罪天士，则无异于"溺井怨伯益、失火怨燧人氏"。

3. 久病入络活血化瘀

叶氏学习仲景《金匮要略》"五劳"用大黄䗪虫丸、"疟母"用鳖甲煎丸、"肝著"用旋覆花汤的经验，认为"与攻积除坚徒入脏腑者有间"，对"散之不解，邪非在表；攻之不去，邪非著里；补正却邪，正邪并树无益"之病，主张按久病入络处理，凡脉涩，胀、痹、麻、痞、癥、痛不已者，可服辛温、香窜通利药物，忌投咸、苦、酸、甘滞腻之品，仿效《伤寒论》当归四逆汤，予活血通络疗法，不开过寒、极燥方剂，常用桃仁、乳香、泽兰、安息香、老苏梗、延胡索、新绛、没药、川芎、小茴香、薤白、鹿角、麝香、阿魏、漏芦、川椒、青蒿梗、韭根、当归须、苏木、旋覆花、细辛、郁金、香附、茺蔚子、嫩桂枝、公丁香、桑枝尖、青松针、姜渣、绿葱管；见效不佳者，可参照《绛雪园古方选注》应用虫蚁搜剔之经验，取水陆"血肉飞走诸灵"，升腾通阳、潜下行阴，如地龙、全蝎、䗪虫、水蛭、穿山甲、露蜂房、鳖甲、鼠妇、蜣螂虫，令"血无凝着，气可宣通"，松透深伏病根，追拔"沉混之邪"。挟气、湿、痰者，加苏子、半夏、天南星、苍术、苡仁、橘红、蜀漆、白芥子、降真香。以攻浊为重点，加晚蚕沙、五灵脂、两头尖，开隧破坚。《临证指南医案》用虫蚁者约80则，秦天一称道，欲求"金针暗度，全凭叶案搜寻"，的确大开思路。

4. 发现疫喉疹舌

他在《临证指南医案》"疫病"门第一个病历朱案内，提到"疫喉疹"之"舌如朱"，为我国医学文献中关于猩红热呈现猫舌、杨梅舌、覆盆子舌类似特点的最早记载。处方遣药主张清热解毒，芳香"以逐其秽"，主用生地黄、犀角、银花、金汁、连翘、石菖蒲，一方面凉血，一方面宣泄而驱邪于外。故潘兰坪说，此乃医者"暗室明灯"，患者的治疗"宝筏"。

5. 临床遣药少而精

叶氏重视实践，"意断若神，不尽得之学问"。在"谷食养生可御一生，药饵偏胜岂可久服"的思想指导下，善用果芽，胎息《伤寒论》不开大方。从《临证指南医案》统计，一般局限于7味药，除配制丸散外，很少超过13味。君臣佐使，配伍灵巧，清风凉雨，富有南派风格，无"焦土枯木、烁石流金"之弊。周中孚《郑堂读书记》谓其"运古法仍周以中规，化新奇仍折以中矩，信手拈来头头是道"。其处方清真、灵活，"令人意远"，固然可嘉，但强调轻可去实，果子药充斥其间，"启后人不关痛痒之江湖技"，存在虚与委蛇的弱点，且以老丝瓜、忍冬藤、刺蒺藜、鲜荷梗、西瓜翠衣为"秘药"，也是很大弊端。

6. 习惯用药

叶氏临床，受缪仲淳《本草经疏》影响较大，能借风扬帆广开治路。所用之物，有不少属于经验精华，并非人们说的"清凉国主"，开辟柔靡世界之风。凡伤暑用香薷、西瓜、扁豆花、丝瓜叶、银苗菜；清络热用大豆黄卷、竹茹、老丝瓜、忍冬藤、野赤豆皮；湿阻胸闷用白豆蔻、藿香梗、厚朴；预防时邪用枇杷叶；四肢如烙、皮肤瘙痒用黄柏、苦参、地肤子、刺蒺藜、晚蚕沙；风火面肿用连翘、马勃、象贝、夏枯草，头痛加蔓荆子；风寒湿痹、身痛不已用防己、海桐皮、羌活、桂枝尖、威灵仙、川乌、豨莶草；高热神昏用犀角、玄参心、珍珠、绿豆汁；疮疡用地丁、银花、生首乌、紫草；散瘿瘤用海藻、昆布、紫菜、土贝母、夏枯草；补督脉用鹿茸；养任脉用龟板；温带脉用当归；益冲脉用紫石英；久泻用山药、荷叶、芡实、益智仁、补骨脂、罂粟壳、金樱子；肾亏腰痛用枸杞、肉苁蓉、狗脊、杜仲；肺燥咳嗽用桑叶、玉竹、梨皮、贝母、百合、鲜花露、麦冬、沙参、青果汁、甜杏仁；鼻衄用白茅花、侧柏叶；热毒郁极舌胀大不能出口用大黄；上焦火热用苦丁茶、冬笋、山栀、绿豆皮、夏枯草、小麦苗、青黛、石蟹、雪水、杭菊、薄荷、竹叶、连翘；气逆呕恶、胸痛用枇杷叶、木香汁、荜茇、金橘、丁香柄、檀香泥、伽南香、川楝子；疏肝理胃用香橼、砂仁壳、鸡内金、青皮汁；心痛用丹参、白檀香、砂仁、薤白、沉香曲；云翳攀睛用穿山甲、蝉蜕、凤凰衣、人指甲；遗精用白莲须、鱼鳔胶；营气虚弱用黄芪、淮小麦、炙甘草、大枣肉、人乳粉；阴虚风动，上蒙清窍，耳鸣或聋，"乙癸同治"用熟地黄、磁石、龟板、山茱萸、白芍、牛膝；口干用玉竹、柿霜、石斛；心阳化风喜笑不休用龙齿、酸枣仁、朱砂；通阳利水用桂枝木、灯心、椒目、姜皮、蟋蟀、茯苓、竹叶、大腹皮、白通草；崩漏下血用牛角腮、陈墨、乌贼骨、贯众、血余胶、棕炭；口甜吐浊"治之以兰"用佩兰叶；舌苔老黄、上有裂纹用枳实、槟榔、生首乌、大黄、芒硝；开寒热痞结用黄连、枳实、干姜、附子；消渴用人参、熟地黄、山药、天冬、山茱萸、梨汁；清阳下陷用荷叶；湿邪困脾，水邪泛溢中焦用白术、厚朴、干姜、半夏、大腹皮、泽泻、茯苓；吐泻厌食用砂仁、陈皮、藿香；敛肝气用木瓜、乌梅；闻声即惊用龙齿、琥珀、朱砂、糯稻根须；壮年健忘用菖蒲、远志、抱木茯神；腿足痿弱、步行无力用千年健、木瓜、牛膝；血虚发热用生地黄、青蒿、白薇；下利口渴用乌梅；胁痛用青皮、枳壳、川芎；肝阳化风用玄参心、连翘心、鲜生地黄、羚羊角、钩藤、朱砂染麦冬；中风偏枯，用首乌、枸杞、当归、芝麻、熟地黄、牛膝。

他在《内经》四乌贼骨一蘆茹丸方义启发下，吸收葛乾孙《十药神书》的经验，以随宜应变的形式，效法辛字润肺膏、壬字白凤膏、癸字补髓丸之意，用羊肺、真酥、白鸭、明胶、乌鸡、团鱼、猪脊髓等甘温味厚、血肉有情之品医治虚损，所谓"王道无近功，多用自有益"，对奇经八脉之疾应用较多。据文献记载和传说，育阴潜阳喜用阿胶、海参、淡菜、鳖甲、蚌水、鲍鱼、海粉、燕窝、鸡子黄、龟板、麋鹿角，壮筋骨用鹿筋、虎胫骨、鹿尾、牛羊猪骨髓，培补元气用人乳、鹌鹑、鲫鱼、野鸭、紫河车、蜂蜜、羊肉、乌鸡，温肾助阳用鹿茸、黄鳝、鸽蛋、雀卵、鹿角胶、蛤蚧、羊腰子。其运用古方的经验亦有可师者，如误下伤及脾阳，足肿、食少、腹胀，用真武汤去白芍加厚朴、草果、荜茇；夏秋季节小儿吃瓜果下利，用《古今医统》醉乡玉屑；病后失音、久不出声者责诸肾怯，用六味地黄丸加菖蒲。所以陈氏在《神农本草经读》凡例中说："天士间有超脱处，则修园谢不敏矣。"

叶氏在中国医学史上的贡献巨大，主要成就有：一是发展了外感温病学说，制定辨证纲领；二是调理虚损重视静养，明确"非草木攻涤可却"，调以平补；三是理论有独到，能活跃学术空气；四是治疗杂病创新法，广开后世门径。但"物无全美"，其缺点亦存在不少，如诋毁张景岳为"医中妖孽"；撰写医案"以'也'字易'矣'字"，言师法汉魏文章，以惊流俗；湿热白痦为气液枯，用甘药补；治风用菊花炭、枸杞炭、熟地黄炭"缓肝之急""滋肾之液"；盲从李北海重刊《治暑全书》序中"柴胡劫肝阴、葛根耗胃汁"的偏见，对二味良药敬而远之，影响当代、波及海外，起了不良作用。18世纪50年代后，继承叶氏学说的，以陈平伯、吴鞠通、章虚谷、王士雄为最著名，形成显学，吴、王二家还发展了天士理论，进一步丰富了医疗内容，被称为温病流派的骨干。清末何书田、潘兰坪、何濂臣、张伯龙、陆晋笙，都很崇拜他。

薛雪学说与经验

薛雪，字生白，号一瓢，又号扫叶山人、磨剑道人、槐云道人等，苏州人，约生于康熙二十年（1681），卒于乾隆三十五年（1770），潜心研究《内经》，精于医，与叶天士齐名，尤长于湿热病的论治。《湿热条辨》是其代表作。

他强调救死扶伤，认为"人须修到半个神仙身份，方可当得名医二字"。推崇《内经》虽文多败阙，"实万古不磨之作"。其论经络、奇经的关系："正经犹沟渠，奇经犹湖泽，譬之雨降沟盈，溢于湖泽也"，二者均以脏腑为"本根"。人之患病，犹树生蠹，表现的变态，即蠹所在，如不知其部位，"遍树而斫之，蠹未必除，而树先槁矣"。解释《周易》九五无妄勿药有喜，谓"乾刚中正"，下应亦然，"如是而有疾"，当顺其机制"而气自复"，滥投药物反生他候。诊断重视望色，不主张以脉为重要依据，说脉乃气血运行之路，"病态万殊，尽欲以三指测其变化，非天下之至巧者，孰能与于斯"。他受葛可久、叶桂影响，喜用血肉有情之品，长于治疗虚劳。遇"情志之病，不专攻于药饵"，以调畅精神为第一要义。

1. 节注《内经》

他认为张介宾《类经》如"雾里看花、云中见月"，似是而非，疑信相半，不予称许。乃将《内经》"彻底掀翻"，"撮其枢要，分门排列"，重加阐述，在"非敢说梦，聊以解嘲"的思想指导下，撰成《医经原旨》6卷，分摄生、阴阳、脏象、脉色、经络、标本、气味、论治、各类疾病9大部分，于乾隆十九年（1754）74岁时刻印。书内重视"察阴阳之微，调其虚实，则万病之本咸归掌握"，可作启蒙课本。认为《素问·四气调神》的"春夏养阳""秋冬养阴"，是指随着大自然的气候变化而助之升发或以利潜藏，以形成良好的自我调节机制；不遥从朱肱"扶阴气以养阳、扶阳气以养阴"的说法，但仍沿袭旧解，释为"有春夏不能养阳，每因风凉生冷伤此阳气，以致秋冬多患疟、泻，阴盛之为病也；有秋冬不能养阴，每因纵欲过热伤此阴气，以致春夏多患火证，此阳盛之为病也"。对研究季节性发生的时令病与伏气温邪，提供了理论依据，也将"逆之则灾害生，从之则苛疾不起"，做出了阐述。

2. 发展湿热学说

《湿热条辨》1卷，3000余字，选药90多种，"最得仲景遗意"，为我国第一部湿热病学专著。初见于徐行《医学蒙求》、舒松摩重刻增广《医师秘籍》。宋兆淇《南病别鉴》、章楠《医门棒喝》、茅雨人《感证集腋》分35条，吴金寿《温热赘言》江白仙刊本作31条；《陈修园医书七十二种》、凌嘉六《温热类编》均有收载。为了便于记诵，王旭高编成歌诀。王士雄《温热经纬》辑录本将其改称《湿热病篇》。薛氏仿仲景例，用六经名，以"补《伤寒论》之缺"，提出湿热"不独与伤寒不同，且与温病大异"。伤寒是少阴、太阳本标同病，属"少阴不藏，木火内燔，风邪外袭，表里相应"，和湿热相比，有本质的区别，"湿热以阳明、太阳为多"，脾胃为辨证核心。缘于暑气熏蒸，感受长夏水土迷蒙之令，人体内在运化失常，从表伤者十之一二，由口鼻入者十之八九，乃"湿饮停聚，客邪再至，内外相引"，如《灵枢·外揣》所言"若鼓之应桴"而形成。湿热分离，病轻而缓，湿热胶结，即重而速，以"始恶寒，后但热不寒"，胸闷，苔腻，口渴不引饮为主症，且有身出黏汗的现象。

临床辨证，以阳之盛衰为分水岭，一般是"中气实则在阳明，中气虚则在太阴"，"直趋中道"，便入"膜原"。前者热盛于湿，从火而化，后者湿盛于热，从水而化，与叶桂《温证论治》"湿胜则阳微"之说相同。其变化，"病在二经之表者，多兼于少阳三焦，病在二经之里者，每及于厥阴风木"。故湿热患者常有上焦蒙蔽、热扰中州、肝风内动，呈耳聋、干呕、抽搐等现象。治疗重心，针对土润溽暑的特点，辛开淡渗、芳香化浊、避柔遣刚，着重舒展气机，分化结蕴的湿邪，令湿去热孤不与热相搏。薛氏据《周易》"阳长则吉、阴长则凶"之理，倾向于苦从燥化，干以制湿，对张介宾"酒能生火""湿多成热"的论述，有深刻领会，谓"湿去而热自除"，力主清热药少用，不然苦寒化燥则导致伤阴之弊。他的用药特点，一是标本兼顾，二是突出辛味流通，药物有苍术皮、薄荷、藿香叶、鲜荷叶、通草、炒黄连、滑石、大豆黄卷、茯苓皮、连翘、六一散。呕恶加苏叶、芦根、黄连；头痛加蔓荆子；气喘加葶苈子、枇杷叶；胸闷食少加桔梗、枳壳、白蔻仁、藿香梗、生谷芽、佩兰、莲子心；湿热交争、阻遏膜原，寒热如疟加柴胡、槟榔、厚朴、草果；四肢屈伸不利加秦芄、鲜地龙、威灵仙、丝瓜藤、海风藤；邪热内结、大便不通加大黄、芒硝；下利脓血加煨葛根、白头翁、银花炭；惊惕易梦加猪胆皮、郁李仁、姜汁炒酸枣仁；热毒炽盛、身发红斑加丹皮、赤芍、紫草、茜根；昏厥神识不清加生地黄、玄参、女贞子、郁金、钩藤、犀角、金汁、羚羊角、地浆水、银花露、鲜菖蒲、至宝丹。邪入血室加贯众；辛凉开泄、芳香逐秽无效者，活血通络、行气祛瘀，加醉䗪虫、醋鳖甲、桃仁、生僵蚕、炒山甲珠。其中缺点，同《温证论治》一样，有药无方，所以王旭高说："不立汤名，学者难于记诵。"

3. 提倡运用验方

他非常重视民间经验，如"久咳移邪犯胃，因咳而肺肃无权，故气升逆，勿用泻损肺气之药，水梨去心捣烂，丝绵滤汁，慢火熬膏，每日开水送下五钱"。其《膏丸档子》110余则，载有许多小品单方，治老年血燥遍身瘙痒用日新汤，治积热吐血用徐恺伯友人丸，都有很好的作用。因与叶桂同出王氏之门，用药常有相似之处，如精血亏损用牛羊猪的骨髓、海参胶、淡菜、龟板、燕窝、鱼膘胶、鲜河车、人乳粉、鲍鱼等血肉有情之品；补心安神用丹参、朱砂、柏子仁、酸枣仁；辛凉解表用薄荷；健脾养胃用莲子、大枣、於术、扁豆、玉竹、山药、生谷芽；育阴用饴糖、熟地黄、山茱萸、麦冬、石斛、蔗浆、鸡子黄、制首乌；消癥瘕用红曲、云母、干漆、香附、薤白根、生鳖甲、青皮、郁金、五灵脂、丹参；芳香化湿用苍术皮；豁痰用竹沥、姜汁、橘红；还有常用成药如滋营养液膏、心脾双补丸、参香八珍调经汤等。

黄玉路学说与经验

黄玉路，字元御，号研农，山东昌邑黄辛戈人。约生于康熙四十四年（1705），卒于乾隆二十三年（1758）。撰有《伤寒悬解》《金匮悬解》《四圣悬枢》《四圣心源》等医书11种。

对医史人物，黄氏服膺黄帝、岐伯、秦越人、张机四家，认为《史记·扁鹊仓公列传》所云《黄帝脉书》为《内经》，《扁鹊脉书》即《难经》也"。对六朝之后的文献，持批评态度，言《千金方》以降，著述如林，与岐伯论点、仲景大法"无一线微通"，是"弃圭璧而宝碔砆，最可痛哭流涕"。反对泥守其成方，"如四物、八珍、七宝、六味、归脾、补心、滋肾、养营之类，纷纭错出，不可胜数"。重视气化学说，对人体胚胎发育过程中的"先成精"，有精湛的分析，谓"精如果中之仁，气如仁中之生意，仁得土气，生意为芽，芽生而仁腐，故精不能生，所以生人者，精中之气也"。立论新颖，抓住了真谛。受东垣影响，强调脾的作用，由于"土者如车之轮，如户之枢，四象皆赖以推迁"，故"五脏皆有精，悉受于肾；五脏皆有神，悉受于心；五脏皆有血，悉受于肝；五脏皆有气，悉受于肺，总由土气之所化也"。人体气机升降，全靠中气，左旋右转，才可实现其"枢纽"运动，维持机体的上清下温状态而发挥其生理功能。

黄氏对疾病的认识，指出"伤寒阳盛入腑、阴盛入脏，杂病木火宜升、金水宜降"，总结了16字经验。他说，若老人阳虚，"一旦昏聩、痰鸣、垂头闭目，二三日即死"，乃"饮邪上犯、阳气败脱"，要补中化水。失血证，慎用凉药，避免"助阴伐阳以败中气"，否则"人随药殒，百无一生"。其用药方面的经验，"泄水补火，扶阳抑阴，使中气轮转，清浊复位，却病延年之法莫妙于此"。《素灵微蕴》所收之10余治例，如赵彦成驹喘、钱叔玉吐血、陈梦周惊悸、邵熙伯悲恐、崔季常飧泄、田西山肠澼、王文源火逆、吴智渊消渴、田龙章气鼓、李五林噎膈、马孝和中风、张氏耳聋，具有不同层次的代表性，为值得师法的佳案。缘于黄氏抱非凡之见，看问题入木三分，因而"青萍结绿，识者綦难，白雪阳春，知音甚少"。但"可以司轮机而为舵工"，为活跃学术气氛做出了贡献。同治五年（1866）欧阳兆熊在湘潭开办医学馆，以黄氏《八种》作教本，规定："有来学者给以纸笔酒食，令其诵习，不熟此书者，不准行医。"影响所及，还是不小的。

1. 熟读《内经》不为众说所误

他认为《内经》之中，虽存有问题，尚不失为完帙，且佚文未逸，《本病论》在《玉机真脏论》，《刺志论》在《通评虚实论》，《四时气篇》误入《邪气脏腑病形篇》内，《津液五别》乃《五癃津液别篇》的原名，均在本书中。研究古典文献，欲使"淆乱移正，条绪清分，旧文按部，新义焕然"，应字斟句酌，体会精神实质，方可得其要领，且不被注家臆断所误。对《素问·生气通天论》"阴者藏精而起亟""阳者卫外而为固"，解为"阴在内培植阳根，所以藏精而起亟也；阳在外守护皮毛，所以卫外而为固也。阴阳不偏，彼此互根，则表里和平，百病不起"。并举了一个例子，谓"人生于阳死于阴，纯阳为仙，纯阴为鬼，人居鬼仙之中，阴阳各半，其半阳可仙半阴可鬼"，摆脱了既往身陷罗网的注解法。剖析三焦藏有相火时说，上焦"受纳饮食"、中焦"腐熟水谷"、下焦"传输便溺"，是"火足土燥、蒸化水气、气降水生、注于膀胱"，发挥了"决渎之官，水道出焉"的作用。利用归纳方法讨论气厥，提出所见患者多为"怒则肝气下陷、胆气上逆"而致。尝说，人不能享尽天年者，缘于"万念纷驰，百感忧劳"，戕丧于"外有伐性之斧，内有腐肠之药"，而致"春华易萎""秋实难成"。他释义《玉版论要》"阴阳反作"之理为"互易其位"，故导致"以阳加阳，重阳则死，以阴加阴，重阴则亡"的结局。依据阳动而运、阴止则郁，"病于阴虚者千百之一"，"阳虚者尽人皆是"的现实，要求人们注意阴盛易病，阳旺体康，认清内在阳虚、水寒、土湿、木郁、气陷的特点，掌握补火、温里、燥脾、疏肝、升举助化五大治疗方法。严厉批评"朱丹溪以下，庸工作补阴之方"，是"铲灭阳根，脱泄生气"的行为，"祸流千载，毒遍九州，深可痛恨也"。于是仿照仲景理中丸意创制黄芽汤（人参、茯苓、干姜、炙甘草），药少而精，效果颇良。

2. 研究伤寒议论透辟

黄氏震古烁今，探索真谛，认为《伤寒论》"岁月辽远，章句疏残"，应予整理。认为病机理论来源于运气学说，仲景以六经辨证，"从六气也"，然而由于"人亡义晦"，以致魏、晋之后"绝无解者"。六经分证，太阳为主，重点放在营卫上，感受风寒之邪，"因冬日之天温而窍开，则患伤寒，为寒伤营；因春日之气凉而窍阖"，风为百病之始，先伤卫气，乃病中风，即风伤卫。他说："阳盛于外，在外之阳谓之卫气"，"卫气之内则为营血"，邪入营卫如不及时解除，阳虚者可化为寒证，转向太阴；阴亏者可形成高热，趋归阳明。在发展过程中，无论阴证或阳证，都能从其体质情况与汗液的排泄，预测未来的结果，其经验是："阳虚之人汗则亡阳"，"阴虚之人汗则亡阴"，若"汗后恶寒者，气泄而阳虚故也，故防入少阴；不恶寒反恶热者，津伤而阳实故也，是已入阳明。"入阳明之前，可"以调胃承气和其胃气预夺其实也。"

3. 治温病以浮萍为主

他指出"伤寒著于仲景，温病阐于岐伯"，自王叔和混温病于伤寒，"伤寒之理既晦"，温病之义也"长讹于百代"，二者均属时令性疾患，凡发于秋冬为伤寒，流行于春夏即温病。对《素问·生气通天论》"冬伤于寒，春必病温"的致病学说，理解为"冬不藏精之变文"，由于阳气不藏，疏泄太过，阴精亏耗而引起，治疗时切忌滥开苦寒损阳药物。黄氏不赞成一般时方，批评其配伍庞杂，乃借助他山之石可以攻玉，采用民间吃浮萍退热的传统经验，创制了多首含有紫背浮萍的处方，声称本品"味辛微寒"，"入手太阴肺经，发表出汗，泄湿清风"，利小便，止吐衄，促进毛发生长，只要是机体发热、痈疽热肿、瘾疹瘙痒、粉刺汗斑，运用得宜，皆能见效，甚至中风瘫痪，也可投用。在所组治温方剂内，皆列为上宾，如太阳温病之元霜丹、阳明温病之素雪丹、太阴温病之黄酥丹、少阴温病之紫玉丹、厥阴温病之苍霖丹，都以此味为君。就连治疗传染性的疫证，也推作主药，如太阳瘟疫之浮萍石膏汤、阳明瘟疫之浮萍葛根汤、太阴瘟疫之浮萍地黄汤、少阴瘟疫之浮萍当归汤等。嗣后，刘奎曾将其这方面的成就收入《松峰说疫》。

"金无足赤，物无全美"，因于时代的局限，个人认识的片面性，黄氏的学术观点、治疗方法，还存在需要商榷之处，他过诩才华，"欲驾魏、晋以来医者上"，自负"古今无双"，对《内经》《难经》《伤寒论》《金匮要略》，以己之见随意取舍、删补定篇，所以《四库全书总目提要》说，疑经文错简，起自刘向校《尚书》，脱简始于郑玄注《玉藻》，北宋以来，各以己意改文献，至元御，又以此法研究医学古籍，"汉以来之旧帙，无能免予点窜矣"。虽然表明无所偏倚，"飘温风于旸谷"，绝不会"以火助热"，作有违"天和"之事，但由"误治损目"，受《周易》《春秋繁露》《太平经》、蔡邕《月令》的影响，力倡天高地下、尊阳抑阴说，其喜用参、桂、姜、附，既有利也有弊。陆九芝所写的《改书》《窃经》《不识阳明病》等批评文章，四川廖登楼《四圣心源驳议》的质疑，尽管言辞偏激，却能持以公论，出发点是为了探讨学术。

吴瑭学说与经验

张志远

吴瑭，字配珩，号鞠通，江苏淮安府山阳（今淮安县）人，约生于乾隆二十三年（1758），卒于道光十六年（1836）。深入研究温病，积累了丰富经验，有《温病条辨》《医医病书》《吴鞠通医案》等传世。

吴氏说："儒书有经史子集，医书亦有经史子集"，《灵枢》《素问》《神农本草经》《难经》《伤寒论》《金匮玉函经》为经，诸家学说、治验、本草、方剂，即"子史集也"。《伤寒论》"代远年湮，中间不无脱简"，且有伪增，"断不能起仲景于九泉而问"，只有"择其可信者而从之"。指出宋元著作可参考而不足恃，"近时则方有执、马玄台、吴鹤皋、沈目南、张隐庵、徐灵胎、叶天士识卓学宏"，应读其书。批评尊经太过死于句下，"前人云伤寒传足不传手，误也"，焉能把人"分成两截"；认为老僧、寡妇、大龄男女所患之疾，常有情志因素，不宜单纯依靠"无情之草木"，须通过心理疗法"告之以其败，语之以其善，导之以其所便，开之以其所苦"，因人而治，才能彻底解决。《颅囟经》的小儿纯阳说，乃"丹灶"家言，实质含义是"未曾破身耳，非盛阳之谓"，属"稚阳未充、稚阴未长者"，故曰"苦寒药，儿科之大禁也"。他反对炮制药物故弄玄虚的做法，如人乳浸茯苓、秋石拌人参；为了洁白美观用白矾长期泡半夏，更会影响临床疗效。

他师法张从正善于攻邪，主张治病先除其实，防止发展，误补益疾；后治其虚，似房破维修，先击碎石、积土，然后"安线"，否则邪气蔓延，导致"正虚不能运药"，转成危候。认为阳虚人易伤湿、燥、寒，阴虚者多染风、火、暑。产后外感，"无粮之师贵在速战"，若只考虑体亏，"用药过轻，延至三四日后，反不能胜药矣"。在"不对证谷食皆毒药"的思想指导下，劝诫老人少吃肉类，避免发生中风。曾说，幼童阴阳嫩弱，切莫贪食过饱，"予生十五子，死者九人，为不明道理之妇人以饮食杀之者七"。重视调理奇经八脉，谓"孙真人创论于前，叶天士畅明于后"，因八脉皆丽肝肾，"如树木之有本"，凡胎产之事，"生生化化，全赖乎此"。对小儿痉病，追踪成因，乃"肝木刚强屈伸之象"，能打破《素问·至真要大论》"皆属于湿"的传统认识。相火旺盛，主用淡菜、海参、鲍鱼、龟肉、乌鸡等"多咸少甘血肉有情之品"。

自称《温病条辨》为补充张机《伤寒论》之作，主张"以正用伤寒法治温病之失"。指出"汗之为物，以阳气为运用，以阴精为材料"，滋阴不厌频繁，"攻下切须慎重"。尝介绍与章楠的学术分歧，虽共同"追逐仲景""师法香岩"，然趋向有别，观点各异，对虚谷论述六气，感到"词多枝叶，难免阅者生厌"。调理内科杂病，建议掌握五纲，"治外感如将，兵贵神速"，及时祛邪，防止传变；"治内伤如相，坐镇从容"，功在缓图，补泻疗本；"治上焦如羽，非轻不举"，气淡味薄，小量微煎，灵巧宣透，利于升散；"治中焦如衡，非平不安"，气味平和，轻重适度，要因势利导，不伤脾胃；"治下焦如权，非重不沉"，用金石重坠、气味醇厚潜降之品，酸咸久煎，令其下达。"此辨证之吃紧处，断不可忽"。将谵语归纳为两种，一系热入阳明，大便燥结；二为邪犯心包，火气蒙蔽神明。过投苦寒，往往化燥伤阴，"欲复其阴，非甘凉不可"。他说："唐宋以来，治温热病者，初用辛温发表，见病不为药衰，则恣用苦寒，大队芩连栀柏"，河间犹犯此弊。惟湿温门不忌芩连栀柏，"仍须重之，欲其化燥也"。如甘苦化阴而利小便，为逐邪的"上上妙法"。

1.温邪伤阴为火之气

吴氏认为伤寒之源为水气，先犯足太阳膀胱，以水病水，从毛窍而入，自下而上，循六经传变，伤人之阳，为"阴盛则阳病"，仲景投辛温、甘热以复其阳。新感温病为火气，从叶桂说，"始于上焦"，先犯手太阴肺，以火克金，伤人之阴，为"阳胜则阴病"，自口鼻而入，由上而下，应跳出伤寒圈子，以三焦立论，用辛凉、甘寒、咸酸以益其阴。二者乃两大法门，一须横看，一要竖看，处理不能相同。凡"温病忌汗"，汗之不仅"不解，反生他患"，小便不利者，"淡渗不可与也，忌五苓、八正辈"。湿温则禁用滋润、发汗、攻下三法。对升麻、柴胡畏之如虎，葛根一味也列为戒药。他进入晚年，在杂证方面，又非常重视阳气的作用，且举例说，《金匮要略》虚劳门"新绛旋覆花汤，血药居其一，气药居其二，仍以通阳为主，薯蓣丸阴阳平补，阳药居多；伤寒至脉结代，其虚已极，复脉汤中必用参、桂、姜、枣、甘草，大概可知矣"。充分说明吴氏辨证论治的灵活性，所以温病后期阳衰遣用温热药物，就易于理解了。

2. 温病分九种，沿三焦发展

他在朱肱《南阳活人书》影响下，指出温病有两类："伏气温病，如春温、冬咳、温疟，《内经》已明言之；不因伏气，乃司天时令现行之气，如《素问·六元正纪大论》所云是也。"依据前人命名，将外感温病分为9种，发作特点是："风温者，初春阳气始开，厥阴行令，风夹温也；温热者，春末夏初阳气弛张，温盛为热也；温疫者，厉气流行，多兼秽浊，家家如是，若役使然也；温毒者，诸温夹毒，秽浊太甚也；暑温者，正夏之时，暑病之偏于热者也；湿温者，长夏初秋，湿中生热，即暑病之偏于湿者也；秋燥者，秋金燥烈之气也；冬温者，冬应寒而反温，阳不潜藏，民病温也；温疟者，阴气先伤，又因于暑，阳气独发也。"认为以卫气营血划分四个阶段，属横向观念，不能代表"温邪上受，首先犯肺"的纵向发展规律，且邪气所干脏腑的概念亦不够清晰，可能受到《外台秘要》内谢士泰《删繁方》的启发，乃在罗天益《卫生宝鉴》三焦辨证、喻昌治疗、叶天士用药的经验基础上，按着上、中、下三焦发展顺序，分别阐述。谓"温病由口鼻而入，鼻气通于肺，口气通于胃"，肺合皮毛，主表，有恶寒现象，肺气郁则身热，"甚或伤津、气逆，浊邪下归，阴受火克"，烦渴、咳嗽、午后高热相继而起。逆传便入心包。上焦失治，递传中焦脾胃，"温邪与阳明相搏其热益炽，不恶寒而反恶热；火随经上则面目赤，刑金而语声重，上逆则气粗；实于胃大便秘，伤于气小便涩"，腐浊熏蒸，舌苔老黄，火极似水，由黄转黑而有芒刺。中焦失治，即发展至下焦肝肾，阴伤水不上济，心中震震；经失濡养，舌强神昏；火蒙清窍，表现耳聋；"阴不纳阳，烦而不欲卧"。死亡之因，约有五个方面："在上焦有二，一曰肺之化源绝者死；二曰心神内闭，内闭外脱者死。在中焦亦有二，一曰阳明太实，土克水者死；二曰脾郁发黄，黄极则诸窍为闭，秽浊塞窍者死。至于下焦，则无非热邪深入，消烁津液，涸尽而死也。"可用壮水、开蔽、泻热、解毒、通利等法。

3. 提出治疗标准，创制新方

他重视临床，认为清热保阴、通降撤火虽属调理温病的重要治法，但若对适应范围掌握不明确，也可发生医疗差错。曾举一反三地提出用白虎汤的标准，须具备大热、大渴、大汗、大脉四个主症，如"脉浮弦而细者不可与也，脉沉者不可与也，不渴者不可与也，汗不出者不可与也"。通过实践观察，总结误用承气汤之害有三，邪在心包，徒泻阳明，依然神昏谵语；阴液亏耗，随战汗而脱；变成上嗽下泻、暮热早凉的坏证。

《温病条辨》上中下三焦，列有方剂 200 余首，其中继承叶桂《临证指南医案》所用药物并结合自己的实际经验，创立了不少新方，如辛凉清澈、肃降肺气，用桑菊饮；宣发解表，清热解毒，用银翘散；"头胀目不了了"，清暑达邪，用清络饮；下后汗出，甘凉生津，用益胃汤；"烦渴舌赤，时有谵语"，凉血解毒，用清营汤；"苔白不饥，身重胸闷"，渗湿化浊利水，用三仁汤；"误表妄攻"，阴虚舌绛，内风萌动，四肢抽搐，用大定风珠；正衰水亏，滋养津液，师承喻昌法，用"热邪劫阴之总司加减复脉汤"。伤及肝肾，下焦亏虚，昼凉夜热，潜降龙雷之火，用专翕大生膏。肠有燥屎，用多种攻下剂，气虚液亏用新加黄龙汤，无水舟停用增液承气汤，痰滞喘促用宣白承气汤，尿赤热痛用导赤承气汤，神昏狂饮用牛黄承气汤，"下后口燥咽干舌苔黄黑"用护胃承气汤，若切中病情，都有良好的效果。何廉臣说，赵晴初《存存斋医话稿》谓吴瑭之正气散加减有 5 方，主投藿、朴、陈、苓。一加神曲、麦芽升降脾胃之气，茵陈宣湿郁，大腹皮泻中满，杏仁利肺与大肠；二加防己、豆卷走经络祛湿邪，通草、苡仁淡渗小便以固肠道；三加杏仁利肺气，滑石清热行水；四加草果开发脾阳，楂、曲运中消滞；五加苍术燥脾，大腹皮宽肠下气，谷芽健胃化积。用于湿温证面面俱到。

吴氏之习惯用药，从《温病条辨》《医案》组方中统计，在食治方面，常用大枣、粳米、莲子、芡实、山药、桂圆肉、扁豆、梨汁、荸荠、鲜扁豆花、赤小豆皮、梨皮、芦根汁、藕汁、鲜荷叶边、绿豆皮、姜汁、饴糖、白蜜、冰糖、乌骨鸡、羊腰子、猪脊髓、鲍鱼、蛎黄、海参、牛乳、鸡子黄、淡菜、童便、阿胶、龟板胶、鳖甲胶、鹿角胶、猪肤、鹿茸。其他则为肃肺气用枇杷叶；高热口渴用雪梨浆；祛湿化浊用晚蚕沙；消积用鸡内金；失眠用半夏；热厥用鳖甲、牡蛎、羚羊角；阳亢头痛用茶菊花、刺蒺藜、钩藤、荷叶；邪陷心包用蚌水、暹罗犀角、紫雪丹、安宫牛黄丸；温疟头涨用青蒿；分利湿热用黄芩、飞滑石；呃逆用柿蒂、茯苓；胁痛乳胀用降香、橘叶；黄疸用茯苓、海金沙；降逆行气用半夏、乌药；咽痛用马勃、玄参；胸闷用藿香、郁金；时思饮水用花粉、石斛；湿痹用防己、萆薢；吐血后柔润养阴用冰糖、甜杏仁、白蜜、鸡子黄、海参、柏子霜；解郁用麝香；化瘀用琥珀、两头尖、新绛纱；歌唱失音用西洋参、鲍鱼、杏仁霜；痰饮气急用葶苈子，脉洪大加石膏，胸闷便闭加枳实；气液俱伤用人参、炙甘草、麦冬、木瓜、乌梅、五味子；久泻用於术、肉果霜；肝有虚热习惯性流产用专翕大生膏加天冬。另一方面，他还将植物入药部分作了分析，"盖芦主升，干与枝叶主长，花主化，子主收，根主藏，木也。草则收藏皆在子，凡干皆升，芦胜于干；凡叶皆散，花胜于叶，凡枝皆走络，须胜于枝；凡根皆降，子胜于根"。

吴氏探讨温病的立法遣药经验，除参照刘完素、朱震亨、缪仲淳、周扬俊外，主要来自《临证指南医案》中120余条，近110首处方。扬州吟秋仙馆叶霖在《增补评注温病条辨》按语内提出从叶天士所言全录者，有湿温门三香汤、银翘马勃散、宣痹汤，秋燥门桑杏汤，取其方重新命名者有温疟门杏仁汤；两案合为一条者有黄疸门二金汤；据药化裁者有秦某风温去石膏加菊花、桔梗、苇根之桑菊饮，马某温热去生地黄、丹皮加莲子心、连心麦冬之清宫汤，顾某暑病去人参之连梅汤。学习时若和吴坤安以发挥《临证指南医案》为主的《伤寒指掌》一同阅读，则更为有益。亦可结合陆建侯之《温病条辨补义》以发皇其义。

王士雄学说与经验

王士雄，字梦英，号潜斋，晚号梦隐（一作梦影）、睡乡散人，别号半痴山人。原籍浙江海宁县，其曾祖即迁居钱塘，遂为钱塘（杭州）人。生于清康熙十三年（1808），约卒于同治七年（1868）。刻苦学医，博采众长，在诊治温热、瘟疫、霍乱等疾病方面，积有丰富经验，为著名温病学家。撰有《温热经纬》《霍乱论》《随息居饮食谱》《王氏医案》《归砚录》等。

王氏认为，"读古人书，须自具手眼，又必奇而可法"，他对于医学研究，由百炼化为绕指柔，就是如此。开始从《景岳全书》入手，叹其"援引繁富，议论精博，以为道在于斯"，通过"按法施治，辄为所困"，乃觉其非。缘于"近代病人类多真阴不足，上盛下虚者十居八九"，站在丹溪一边，阐发《格致余论》观点，支持朱氏学说："雨露之滋，霜雪之降，皆所以佐阴之不足而制阳之有余。"对《景岳全书发挥》托名叶桂所说"今医家每言龙雷之火，得太阳一照火自消弥，此言甚是悖理，龙雷之起，正当天令炎热赤晒酷烈之时，未见天寒地冻阴晦凛冽而龙雷作者"，表示赞同。批评缙绅人物"涉猎医书"，仅了解皮毛，无实践经验，便率尔立说，既自误亦误人，乃"不自量也"。认为"七情内动即是火邪，六气外侵皆从热化"，气火相合灼伤阴液，痰便由生，属不可忽视的病变。热入血室有三证，经水适来，邪陷内结，破血行瘀；经水适断，邪扰血宫，清火养营；邪入营分，迫血妄行，宜凉药助水。在传统辨证论治的思想指导下，还强调温补疗法，不能顾此失彼而有所偏废，像"大寒反汗出，乃阴盛格阳于外也，故身冷如冰；咽痛目瞀者，阳戴于上也"。格阳、戴阳，都为阳虚外越，内真寒外假热，"可以桂附引之内潜"，就是例子。最怕"眼不识病，仅知此法"，以之媚富贵人，将"活人之方，翻为误世之药"。斥责世俗无知，"多尚生化汤"，执死方"以疗万人之活病"，投诸寒瘀，"固为妙法"，若施于虚热身体，贻害就难胜言了。

王氏传水北老人王学权经验，宗法喻昌、叶桂、薛雪、徐灵胎，受浦上林影响，深得吴瑭、章楠、茅雨人的独到经验。不完全赞同王肯堂的《证治准绳》之观点。对脏腑学说，不墨守前人成见，认为体内之事，"身外揣测"，恐怕未必尽然，故其案论证，"但以气血、寒热言"。感受温邪、始于上焦，"从气分下行为顺，邪入营分内陷为逆"；伏气自里出表，与上焦无关，"从血分达于气分"，起病即心烦恶热，"从气分而化，苔始露布"，如口渴不欲饮，乃气机阻遏，可予开泄。批评吴瑭将桂枝汤收入《温病条辨》，疫证列入九种温病之内，应以"吴又可、余师愚两家为正鹄"。言"治病之道多端，术亦较杂"，着眼点在于疏理气机，即《素问·六元正纪大论》"木郁达之、火郁发之、土郁夺之、金郁泄之、水郁折之"，喜用小陷胸汤加味。因遥承林北海、叶天士学说，对柴胡、葛根敬而远之，很少投用。反对热补，且厌恶滥用此法者。他生平善遣清利芳化降痰之品，如石菖蒲、旋覆花、枳实、象贝、芦根、枇杷叶、橘络、竹茹、佩兰、郁金、天竺黄、谷芽、竹沥、橘红、栝楼、半夏、杏仁、远志、竹叶、蛤壳、薤白、地栗、海蜇、川楝子、胆南星、海浮石、白萝卜、半夏曲、络石藤、羚羊角、紫菀、白蔻仁等。

1. 暑邪纯阳无阴

他据叶桂"热地如炉，伤人最速"；"孙真人制生脉散，令人夏月服之"，强调暑邪纯阳，和风有寒热、燥有凉温不同，否认张元素所言并由《脾胃论》《景岳全书》《医学研悦》转载的暑有阴性之说。他认为，上临赤日、下拂炎风，无论动而得之或静而得之，只要感受暑邪，绝不会表现寒的症状。至于夏季多雨，虽有两感，乃病之相兼，非谓"暑中必有湿也"。《素问·至真要大论》有"阳之动始于温，盛于暑"；《五运行大论》有"在天为热，在地为火，其性为暑"，文献记载昭然若揭。《举痛论》有言："炅则腠理开，营卫通，汗大泄"，故"暑也、热也、暍也，皆夏令一气之名也"。因气液不足，以身热、烦则喘暍为主症。所谓"阴暑"，实"夏月之伤于寒湿者耳"，并说，汉代明言暍为暑邪，故《金匮要略》用白虎加人参汤治之。暑上有日，乃火热下施的季节性象征，和风火同属。夏至后有小暑、大暑，暑"即热也"。此气盛行，"流金烁石，纯阳无阴"。

他治暑病，明眼慧心，善于总结古为今用的经验，除遣用六一散、白虎汤、紫雪丹、神犀丹、甘露消毒丹、淡猪肉煮汤掠去浮油补充津液外，且于《伤寒论》竹叶石膏汤基础上，据"盛夏无水，土气毒热，如炉炭燔灼"的情况，结合"暑伤气"的特点，参考李东垣的经验并改革其处方，重组清暑益气汤，由西洋参、石斛、麦冬、黄连、竹叶、知母、荷梗、西瓜翠衣、粳米、甘草十味合成，《增补评注温病条辨》中有七言歌诀："清暑益气首西参，竹叶瓜皮行梗连，冬斛知母甘草米，孟英立法仿东垣。"能使云腾致雨，汗化于液，对泛恶食少，倦怠乏力者，效果甚好。暑为典型热邪，伤阴最重，治疗时不可"无津液之药"，梨汁、雪水、白芍、乌梅都宜投入。

2. 将霍乱分为时疫、非时疫

他"每临一证，息心静气"反复探寻，"必究乎病情之真而后已"。认为霍乱乃挥霍撩乱之疾，有时疫和非时疫两种，其病机、症状的鉴别是：凡六淫所致，恣食冰瓜水果，肠胃气乱，为非时疫性，患者腹痛，寒证较多；时疫者发生在夏季天运秽浊之年，因"人烟繁萃"、水源污染，感受"臭毒"，常见热象，虽有寒化者，亦"体气之或尔"，一旦流行，则传染似疫，一般无腹痛，有转筋现象，死亡率高。二者不可混淆。实则王氏所指，一为肠胃炎，"人之所独"；一属真霍乱，"世之所同"，寒热均有，若单纯以非时疫言寒、时疫为热，不符合客观事实。他曾引用叶桂语："《经》曰暴病暴死，皆属于火，火郁于内，不能外达，故似寒证，关窍闭塞，经络不通，脉道不行，多见沉滞无火之脉"，若指鹿为马，"开口《伤寒论》，动手四逆汤"，会祸不旋踵。所投药物，除寒性用附子、肉桂、干姜、硫黄、吴茱萸、川椒、砂仁外，治疗热证时，以晚蚕沙、扁豆、滑石为主；有表邪加僵蚕，热重加黄芩，舌苔腻浊加石菖蒲、白蔻仁，转筋加木瓜、苡仁、丝瓜络，呕吐加半夏、黄连、竹茹、芦根、枇杷叶，腹胀加厚朴、萝卜、大腹皮，无尿加车前子、通草、海金沙，泻下欲脱加西洋参、白术、龙齿、牡蛎、赤石脂、禹余粮。代表性处方，有燃照汤、蚕矢汤、驾轻汤，比当时上海毛祥麟配制的圣治丸切合实用。吕慎庵称赞说："因证发明，类多新义，迥出前人意表。"

3. 习惯用药

王氏处理疾病，善于格物穷理，崇尚实践，通过 40 年临床，了解到邪与人体多异，"难执成方"，"药贵得宜"，常于法外求方，突出"运枢机，通经络，调气化"三大方面。认为"不欲食在胃，宜养以甘凉，食不化在脾，当补以温运"。鉴于"滋补之药最难消化"，每令熬膏加对证之品，搓之成丸，"量人体气而施"。吸取王叔和经验："桂枝下咽阳盛则毙，承气入胃阴盛以亡"，处方议药强调避重就轻，喜用凉解、濡润、宣开、通降，以清淡、灵巧、稳妥见称。由于内服药物有双重性，"投之有沉疴者立见起色，然过剂则转生他病"，故善以"轻可去实"、因势利导治疗棘手证，但若遇到特殊情况，"亦投骇人之药"。张山雷十分佩服，谓其"临证轻奇，处方熨帖，亘古几无敌手"。

他治面无华色用葡萄干；疫痢用银花；目赤肿痛用朴硝；清胃、胆之热用白马乳；醒脾解酒用萝卜汁、茭白、甘蔗水；音哑用老蝉一对；头响耳鸣用甘菊花；养胃气用鲜莲子、藕粉；润肺用甜梨；育阴养血用燕窝、龙眼；心虚用紫石英；胸膈顽痰用海浮石；斑疹毒凝用僵蚕、地龙；舌胀用蒲黄；火扰不寐用山栀、木通；气秘大便不下用丝瓜藤、鱼腥草、咸芥菜卤、金丝荷叶草；祛暑用西瓜、荷梗、绿豆；理气止痛用川楝子、橘核、荔枝子;风湿腰痛,遍体瘙痒用功劳叶;舒肝用橘饼、佛手、玫瑰花;疮疡肿痛用蟾蜍皮;补益任督冲带用龟板、鹿角霜、当归、苁蓉、葡萄、乌贼骨、菟丝子;阴虚头面烘热用玄参、蕉花上露、芭蕉根汁;带下味臭用黄柏;消瘿瘤用紫菜、海粉;肃肺镇咳用紫菀、枇杷叶、桔梗、杏仁、白前;开胃进食用神曲、谷芽;精血亏损用枸杞、芝麻、龙眼、熟地黄;湿热尿少用滑石、茵陈、冬瓜汁;气阴不足用西洋参、冬虫夏草;春温喉痛,木火刑金用青果、槐花、芦根、锡类散、霜打萝卜缨;舌有腐苔用建兰叶;甘寒补中用甘蔗水;休息痢用鸦胆子;乳房硬结用贝母;虚火胎动用竹茹、桑叶、丝瓜络;育阴止血用女贞子、旱莲草;热病愈后,肠燥便秘用海蜇、地栗;小便不利用田螺、车前草、茅根、淡竹叶;固摄下焦用柿饼;交通心肾用枸杞、玄参;生津止渴用麦冬、石斛、花粉、甘露子;湿热下注,腿足肿痛用黄柏打丸;噎膈用油浸初生小鼠;瘰疬、乳岩用千里奔、丹雄鸡全骨;火盛阳狂,精神失常用黄连、犀角、丹皮、山栀、朱砂、青黛、竹叶,有痰加石菖蒲、竹沥,登高骂詈加大黄或礞石滚痰丸、控涎丹;身弱不孕用内府集灵膏加西洋参;百合病用百合、芦根、麦冬、知母、丝瓜子、冬瓜子;产后有恶露,神昏谵语用蠲饮六神汤;胸闷用橘皮、白蔻仁、石菖蒲、薤白、枳实、竹笋;呕吐用枇杷叶、竹茹、半夏、芦根、黄连、苏梗;开郁豁痰用郁金、胆星、竹沥、贝母、天竺黄、温胆汤;房劳气脱用王海藏麦门冬汤加人参、竹茹、枸杞,更名小复脉汤。其经验娴熟,"有叶氏未逮者"。

王氏在"用药得宜,硝黄可称补剂,苟犯其忌,参术不异砒硇"思想指导下,常以大剂石膏驱热,"善用清凉,少予温补",曾遭到责难,实则此风并非从士雄开端,而是受了顾靖远、余师愚、吴鞠通、江涵暾诸人继承《神农本草经疏》卷4石膏起死回生功同金液的影响,举其一短以掩多长是十分错误的。且石膏气轻解肌"生津止渴、退热疗狂、大泻胃火","何戕之有"!虽然陈无咎《医轨》言本品"无独立资格,故徐灵胎《神农本草经百种录》不列石膏",但其临床效果甚为可观,焉能抹煞。若畏石膏力雄,不敢委以重任,就等于"麻桂虑其亡阳,姜附虑其亡阴,柴葛以升而代之,硝黄以厉而制之,偶然一用不过数分,病则犹是也,药则不及矣"。

通过学习王氏著作,探讨其施治经验,陆士谔从中得出一条规律,

"孟英所治坏证居多，其用药之偏寒凉也，非有所偏也，病多热证非寒不治。试阅其案，身热、口渴、溲赤、便闭、脉数，何可再投温燥，若无此等证，必不投此等药。且其用寒凉也，界限极清，肺胃阴伤始用麦冬、石斛；肺肾阴伤始用玄参、生地黄；热已化火始用山栀、黄连；湿既化热始用海蜇、地栗"。的确如此。然应看到，由于时代不同，个人认识的局限性，也存在不少缺点，如介绍催生"用荷叶瓣一张，上书一个人字，嚼而吞之立产"；纪录的"转女为男"术，也属无稽之谈。

精湛的辨证艺术

辨证内容与方法

先生认为，中医学有三大特点，一是整体观念，二是预防思想，三是辨证施治。辨证和对症治疗不同，有本质上的区别，它不只是针对一个症状或证候群，而是全面地概括了产生疾病的因素和条件，结合不同类型的体质所表现出的各种征象，主要是研究人与病两个方面。

1. 辨人体——健康差异

体质差异决定疾病易感性、疾病类型及病理演变趋势，感受病邪会出现不同反应。例如，两个人同患感冒，均属外感风寒引起，但临床表现并不尽相同，体质较强者，多数脉紧无汗，为表实证；体质虚弱者，则脉缓有汗，为表虚证。在处理时，就要采用不同的治疗方法，表实的应给予麻黄汤，表虚的则给予桂枝汤。一个是发汗解表，一个是调理营卫。

2. 辨环境——季节地区

外界环境、季节、地区的不同也影响着人体生理活动和病理变化，如忽视了这一因素，就离开了辨证的准则，不仅难以收到治疗效果，还会造成医疗差错。例如，同属风寒感冒，无汗的表实证，均可使用麻黄汤，但在南方温带的上海给予 6g 麻黄就可以达到解表目的，在接近热带的广州，一般只用 3g 左右。相反，在寒冷的北方如辽沈等地区就需投予 12g，有时服用 15g 才起发汗作用。季节关系也很重要，以济南地区来说，冬季风寒感冒之人，经常用 9g 麻黄，在夏季只 6g 麻黄也会出大量的汗，有时不用麻黄，6g 香薷也能解除表邪。

3. 辨病因——邪气影响

识别致病因素，是辨证的环节之一。六淫七情，跌打损伤，虫兽叮咬，都是常见的。只有找到病因，才能进行根本治疗。头痛治头，脚痛医脚的对症疗法，是不符合辨证要求的。如头痛原因很多，有外感风寒，有肝阳上亢，还有痰火导致的，治疗的方法各异，不能一味应用藁本、川芎。对感冒患者亦应追寻病因，辨别风寒、风热。风寒感冒，由于风寒引起，风热感冒，由于风热引起，虽然都属外邪侵袭，而致病因素不同，所以在处理时，尽管皆用解表的手段，其治疗方法迥异。前者采用辛温解表，针对风寒，投麻黄汤；后者采取辛凉解表，针对风热，投银翘散。二者除依据外感均用辛味药物予以发散肌表之邪这一共性外，在个性上则完全不同。

4. 辨部位——发病界域

发病部位对指导用药具有重要意义。根据内外上下不同部位，须使用不同的治疗方法和药物。水肿患者，若头面水肿，可发汗，足部水肿，可利小便，即"上部肿宜发汗"，"下部肿宜利小便"，"开鬼门"，"洁净府"。"上属阳，性喜发越"，"下属阴，性喜潜藏"。"其高者因而越之"，用宣散法；"其下者引而竭之"，用利水法。感冒患者，无论外感风寒或外感风热，当开始时，病之部位，临床症状均表现在体表，通过发汗，解除表证，即"其在皮者汗而发之"。

5. 辨症状——以证探因

症状是通过病位反映出来的，为病邪作用于人体的结果。由于人体内在因素和环境影响，可使临床症状在发病上构成不同的表现。部位上有表里，抗病能力有虚实，病变性质有寒热。症状是辨证时最重要的组成部分，它的重要性有三：一是通过症状可以辨人体，了解体质的强弱；二是通过症状可以辨病邪，找出致病的因素；三是通过症状可以辨病位，从而分析发病的内外上下以及与脏腑的关系。如感冒患者，体弱有汗，体强无汗。发热重、口渴属风热，恶寒重、口不渴属风寒。外感体表病变，又与肺脏有密切联系，当邪气侵袭后，可通过皮毛犯肺，引起咳嗽，"肺与皮毛相表里"，所以治疗风寒感冒的麻黄汤内有杏仁，治疗风热感冒的银翘散中有桔梗。同样使用发汗解表法，风寒者投辛温，风热者投辛凉，是针对病因；风寒感冒有汗的用桂枝汤，无汗的用麻黄汤，此又对体质。先生在临证实践中，善于将理论应用于实践，精于析理，且不断探求和发展，使之富有指导意义和实用性。

6. 时间辨证

由于人是自然界的产物，"人以天地之气生，四时之法成"，所以时间的周期性运动，对机体的阴阳升降、生物钟节律的变化，均有显著影响，且常表现为同步反应。所以当发生疾病而需要辨证施治时，常把时间作为重要依据。其在辨证中的运用有：

（1）随阴阳时间而辨。疾病在进行过程中，不仅受时间变化的影响，而且同阴阳消长亦存在着密切关系。这可从一般常见感染性疾患说明。当病初起时，由于上午阳气升发，机体气化功能旺盛，代谢力强，外邪易于宣散，所以表现为"旦慧""昼安"；下午入阴，"气门"渐闭，气化活动转弱，则为"夕加""夜甚"。经过调治，其转归亦有时间性的不同："发热恶寒者发于阳也，无热恶寒者发于阴也；发于阳七日愈，发于阴六日愈。"由此可见阳气在人体的抗病、免疫及修复中的作用，治疗时要使"阳气回复"，增强战胜病邪的力量。

时间医学，以探索人体与外界的协调统一为重点。当12~24点入阴时，特别在18点之后的阴中之阴时，对阳虚患者最为不利，可加重虚象。只有助阳祛寒才能解决。如吴茱萸汤虽无"益火之源以消阴翳"的功效，但它的温里补气，化阴降浊之力，则间接地起了散寒、助阳的作用。

（2）随季节时间而辨。季节性变化能影响人体生理活动，可导致疾病发生。所以随着时间的推移，应用不同的调理方法，为中医大显身手的优势之一。《内经》有春为风温、鼻血，夏洞泄、寒中，秋疟疾，冬伤寒、喘咳、痿厥。相应的治疗方法是：春夏宜宣散、清热，秋冬要育阴、温阳。可见中医对常见病的观察和处理，都围绕着大自然的运动变化规律，密切联系季节之更动。

先生通过临床考察，发现有严格分界的季节性时令病在时间上各不相同。一般地说，由于夏季炎热，影响人体生理功能，表现为新陈代谢旺盛，代谢废物易于排除，客邪难以积留，所以中暑疗程短，局限在 6 天左右。冬天寒冷，杀厉之气能摧残生机，故万物隐蔽。为了自我保护，人的活动减少，细胞兴奋性降低，为避免过耗能量，阳气内藏。感受风寒后，既要抗邪，又要动用全身阳气以维持与外在环境的协调统一，因而此类患者的疗程长，其进退时间可延至 10 天。

《灵枢·阴阳二十五人》有火形人"能春夏不能秋冬"，水形人"能秋冬不能春夏"之说。但若中暑、伤寒，其疗程长短则与之相反。先生据观察得出的结论，一为火形人中暑、水形人伤寒较少；二是火形人中暑、水形人伤寒，尽管疗程皆可缩短，却非张冠李戴，而且生理上的火形人、水形人也并不代表病理性阳盛阴虚、阴盛阳虚。

常见症状辨析

1. 恶风与恶寒

恶风，只有当风或接触外气始感不舒；恶寒，虽用衣被温覆仍觉寒冷，全身骨楚。无论恶风与恶寒，若和发热同时出现，即为表证，应予解肌发汗，如汗出热已消退，仍遗有恶寒感觉，则属阳虚征象，乃投附子之证，可用桂枝加附子汤。

外感病初起，大多有恶寒现象，与邪气刺激、体表卫阳郁遏有关。伤寒恶寒除邪气刺激外，主要为感受阴性之邪，由于二者共存，故恶寒症状较重，治宜辛温解表，用麻黄、桂枝。外感温病的恶寒，只限邪气刺激，且因所染之邪属阳性，恶寒表现非常轻微，而恶寒与发热症状同时出现，尺肤热甚，所以须辛凉解散，投用桑叶、菊花、银花、连翘、薄荷。

2. 发热

分为表证发热，半表半里之寒热往来，里证潮热（有汗）。也有夜晚欲将手足伸出被外，或欲接触冷物者，谓之"手足烦热"，体温不一定上升。表证宜发散，半表半里和解少阳，里证则清泄阳明。手足烦热与阴虚有关，体温明显升高，用生地清解汤（生地黄、黄芪、板蓝根、青蒿）；若仅有此感觉而无体温升高现象，则用六味地黄丸。

3. 食欲

病邪在表，食饮无明显变化；邪入少阳，食欲减退，口苦发黏；传入阳明，多数不能食，有谵语或昏睡者，殊非佳兆。水肿患者经治疗后食饮增加，为病情好转；如开始食欲好，反而逐渐减少的，预后不良。食而无味，稍食即饱，属脾阳不振，直用理中汤，药下反觉胸中满闷者，必服不换金正气散（苍术、厚朴、陈皮、半夏、藿香、炙甘草、生姜、大枣）。饭后疲倦欲眠，习称"瞌睡"，谓之"饭醉"，乃胃肠虚弱之证，可用六君子汤加干姜、神曲、麦芽。食欲亢进，精神失常，狂躁不安，唇色发黑，脉涩或紧，伴有发热现象，为瘀血，乃桃仁承气汤适应证。从来食欲不好，突然病中食量大增，排除糖尿病，则恐患除中转向死亡。在药物方面，服四物汤之类补血滋阴剂，有时腻胃，降低食欲，要询问患者是否爱吃甜味，嗜甜者胸闷程度轻，反之则重；如按压心下部，感觉不舒适时均应慎用。

4. 大便

大便燥结多实，腹泻、便软多虚。腹软便秘，脉弱无力，属于虚证，不能用泻药，服温补滋腻之苁蓉五仁丸（当归、肉苁蓉、麻仁、郁李仁、柏子仁、杏仁、陈皮）即可通下，误投承气汤则腹泻不止，发胀或疼痛。大便久而不通，脐下有硬块累累为结粪，按之腹部柔弱无力，不可泻下，能进食者予栝楼、枳壳即令得通，在老年人往往用增液汤；如硬而痛，属于实证，当以大柴胡汤、承气汤下之。久病便秘，脉弱腹不满，乃是大虚之象，虽枳硝黄攻下不易通；若强通其便，则元气衰弱，陷于危笃，急换四逆汤以温补之，或用半硫丸（半夏、硫黄）温下。热病初期腹泻，经过六七日泻止，转为便秘，脉数按之无根者，属于虚证。若曾投延胡索、香附、甘松、吗啡、可待因等镇痛，常易发生便秘情况，应注意鉴别。腹泻伴有里急后重，为实证，可用黄连、木香配伍之方；如痢疾后重不止，微出脓血，按虚证处理，宜用有附子的真武汤。慢性腹泻用收敛的涩药引起心下堵塞，食欲不佳，时觉恶心者，不可误为半夏泻心汤证，停药即愈。粪干成块似羊屎，不属于攻下对象，用人参、生地濡润之则转好。大便色浅或白不黏，下利完谷无臭气，为虚寒表现，应服附子、干姜，用四逆汤。

5. 小便

因发汗、腹泻、呕吐体液减少，小便不利者，切忌滥投利尿药，俟饮食增进，津液恢复即可下行。由于黄疸、水肿，应用茵陈蒿汤、五苓散。若无水肿而尿液潴留者，则投茯苓、泽泻、猪苓等配方。大小便均不利，属于实证，攻大便尿即通畅。小便自利，多为虚寒之证，可服桂附八味地黄丸、小建中汤、甘草干姜汤予以温补。如因瘀血而小便不利，乃系抵当汤、桃仁承气汤、下瘀血汤的适应证，宜加琥珀、炮山甲、王不留行。

6. 口渴、口干

口渴大量饮水，属于伤寒阳明、温病邪入气分之热证，用石膏为主的白虎汤，亦可加花粉、沙参、玉竹、石斛、生地黄等味；大便燥结则宜小、大、调胃承气汤下之。口干除瘀血为患，多是阴血不足，如重病和老人不喝水即口干舌不能摇摆，乃人参、熟地黄的适用对象。但须注意一点，出汗多，服苍术、苁蓉与过食咸物，也会出现口干情况。

7. 呕吐

恶心、呕吐黏液，用半夏为主的小半夏汤加茯苓。口渴、恶心、咳嗽时倾吐大量水分，尿量减少，谓之"水逆"，予五苓散。呕吐伴有头痛症状，宜服吴茱萸汤。呕吐兼便秘者，以呕吐为重，先治其吐；因便秘而致则先通大便，结粪下后而吐即止；二者并用，可投大黄甘草汤配合旋覆代赭汤。

8. 咳嗽

咳嗽兼有哮喘，用麻黄方。干咳无痰，在初期可投麻黄剂，日久则非用生地黄、麦冬、沙参等滋润药不效。其痰不易咯出者，用麦门冬汤；易出量多，切忌盲目养阴，否则痰量大增，咳嗽反剧。凡咽干，取暖时咳嗽加重，为滋阴生津的对象。表证咳嗽，水饮内停，当先发汗，宜服小青龙汤；胸胁苦满者，则用小柴胡汤。

9. 出血

阳性热证出血，手足热，脉滑有力，用黄连为主的三黄汤加犀角，或黄连解毒汤。反之手足不热，脉弱无力，偏阴虚者，应予生地黄为主之胶艾四物汤加三七；阴阳错杂出血证，可用黄连、生地黄全剂的温清饮（四物汤与黄连解毒汤）。出血过多，表现贫血状态者，添加人参、黄芪、当归、白芍、熟地黄、山茱萸、枸杞子。女子"血失故道"，瘀者不去新血不得归经，发生崩漏，则服折冲饮（当归、川芎、赤芍、丹皮、桂枝、桃仁、红花、延胡索、牛膝），仿逆流挽舟法。创伤出血以丝瓜汁、旱莲草、狗脊毛、白及、三七粉涂之。

10. 腹痛

凡急性腹痛，多阳、热、实证，常用承气、大柴胡、大黄牡丹皮汤；异位妊娠流产、破裂，用宫外孕汤（桃仁、赤芍、丹参、乳香、没药）加山羊血。慢性腹痛，多阴、寒、虚证，可投小建中汤、大建中汤、附子粳米汤、解急蜀椒汤（大建中汤与附子粳米汤）。女子气滞血瘀的痛经证，宜用金铃乳没散（川楝子、延胡索、蒲黄、五灵脂、乳香、没药）。胆道蛔虫则用茵陈、枳壳、郁金、食醋、乌梅丸。

11. 眩晕

胸胁苦满引起者，用柴胡剂。腹满肠鸣用苓桂术甘汤。腹部按之柔软无力，面苍白，手足冷，脉沉迟而弱，用真武汤。血瘀小便不利者，予当归芍药散；有热兼耳鸣用滋肾通耳汤（当归、川芎、白芍、知母、生地黄、黄柏、黄芩、柴胡、白芷、香附）加龙胆草、菊花。高血压用清上丸（黄芩、夏枯草、玳瑁、山楂、明矾、猪胆汁、莲子心）；气血双亏服七物降下汤（四物汤加黄芩、黄柏、黄芪）加黄精。阴虚阳亢者，服六味地黄丸。梅尼埃病，则用白术、荷叶、半夏、天麻、泽泻、羚羊角、龙骨、牡蛎、代赭石。

12. 失眠

虚热痰多不眠，用温胆汤。心悸、怔忡难以入睡，用桂枝、茯苓、枣仁、五味子。心肾不交，一睡即醒，合眼则梦，用交泰丸（黄连、肉桂）或莲子心。习惯性者直投百合、夜交藤、丹参、灵芝、合欢皮、巴戟；如口干而苦，加黄连阿胶汤，卧则心烦，翻覆颠倒，可服栀子豉汤，配龙齿、牡蛎、珍珠母、紫贝齿、石决明、龟板、罂粟壳之类。

13. 舌苔

发汗热不退，口黏稍渴，舌上苔白，为邪入少阳，用小柴胡汤。高热谵语，舌焦，触之坚硬，按其腹部有痛苦表现，是泻下的对象。舌大且软，运动自如，纳食于口而不知者，属于虚证，应予温补。舌面发黑，滑润无苔，乃附子、干姜的适应证。老人无病舌干有刺，可用生地黄、人参、麦冬等滋阴生液。舌红无苔，乳头消失，显出红色肌肤，口干燥者，属生地黄、麦冬、知母、沙参、石斛对象；老人或妇女产后津血亏耗亦易出现，虽有便秘不可服下药。

14. 鼻扇

常见的鼻翼扇动，其致病之源主要有三个方面：一是痰邪壅肺，胸闷而咳，呼吸有动荡的痰鸣声，为《金匮要略》苓甘姜味辛夏仁汤证；二是表邪外束，内热无从宣泄，口干唇燥，气出如火，为《伤寒论》麻黄杏仁甘草石膏汤对象；三是久病肾不纳气，呼吸无力，喘促不停，虚汗频出，可用人参、蛤蚧煎汤送服黑锡丹。

诊 病 重 脉

切脉属四诊之一，是在心主血脉，气为血帅的理论指导下，以脉象探测气血功能的变化。由于气血功能之变化首先从脉搏上表现出来，因而，它在诊断学方面更有实用价值，为辨识虚实情况、表里部位、寒热状态、预后良否等，提供重要依据。所以《难经》说"切而知之谓之巧"。

临床诊病时，先生一般随时都可切脉，不受时间限制。但对慢性病，为了避免精神刺激（如暴怒之脉弦大，恐惧之脉伏小，忧伤之脉沉结）、剧烈活动（疾走之脉滑，过度劳累之脉迟慢）、饮食影响（酗酒之脉洪大，饭后之脉浮滑），预防掩盖病情，不能如实反映真象，以早晨尚未起床时切脉最好，此时经过一夜的充分休息，体内新陈代谢，活力得到更新，而且环境比较宁静，干扰也少，亦即《内经》所谓平旦诊脉，"阴气未伤"，"阳气未散"，"气血未乱"，其"络脉调匀"，"故可诊有过之脉"。

就诊者的体位，要求正身端坐，将前臂直伸展平，放于桌子或平台上，垫以软枕，托起手掌，比心脏位置略低或处同一水平，病重者则采取仰卧位诊法。

医者三指之端皮肉厚薄不同，食指感觉比较敏感，中指肉厚，无名指更厚；切诊时，应剪去指甲，用指端棱起始的"指目"，取 35°斜角，切按 5~10 分钟。

精于辨舌用药

1. 舌象概说

舌诊为观舌和察舌，是四诊中望诊内容之一。自《内经》记载以来，逐渐发展，特别是 17 世纪后温热学派的形成，舌诊益受重视，使其有了长足进步。有人认为舌乃胃之镜子，消化系统的病变可反映到舌上，如胃酸缺乏之舌面光滑；胃酸过多之舌有裂纹并有燥苔；胃黏膜萎缩之舌体干瘪。其实，这只是一个方面。黏液性水肿，舌体肥大；恶性贫血，舌光滑萎缩；心力衰竭，舌质紫绀；偏瘫之舌歪斜；核黄素和烟酸缺乏，舌光糜烂；尿毒症患者晚期，舌上有结晶之白霜。不仅如此，于发病过程中，也可从舌的变化来预测转归：如烧伤面积愈大，程度愈重，表现也最明显；当并发败血症时，则红绛起刺、光剥无苔。急性阑尾炎经过治疗，随着腹痛减轻和体温及白细胞下降，舌苔从厚腻转为浅薄；但若症状、热度、血象均已好转，而舌苔不变，则病情会反复，再次出现腹痛、体温和白细胞升高现象。对于危重患者更具有实际指导意义，如舌似去膜猪肾；卷屈不能外伸、枯萎如荔枝壳；苔像雪花、刮之舌上似镜面；黑苔断裂屡拭不去，均系危险征兆，应采取措施迅速医治，否则预后不良。察舌方法：先令舌体放松，慢伸口外，使其自然呈扁平状。若处于紧张之圆柱状态，则颜色加深，使淡红变深红，特别是舌尖部。用力过久，能变为青紫色。观察舌时应选光线充足处，夜间则以电筒照射为宜。光线应是自然光。此外还要注意食物与舌色染污，如吃饭时，因食物摩擦而使舌苔变薄，饮水后会使干苔变湿。食物色素、有色药物及含大量脂肪的植物种子，均可将舌染作杂色，掩盖原貌。如哺乳婴儿和喝牛奶者，能挂上薄白苔；吃花生、瓜子、炒豆、核桃、杏仁等，也常会使舌面附有黄白物；吃杨梅汁、咖啡、葡萄酒、咸橄榄、橘子、柿子、苹果和有色糖果及黄连、黄柏、大黄粉等，即覆上黄色；朱砂滚团的丸散，又最易染成绛红，如此等等，均与病变无关。

2.病舌与用药

（1）舌体形态与用药

①肿胀。形体肿大满口，转动失灵，甚至影响呼吸和语言，一般与舌之结缔组织增生、水肿和血管及淋巴回流障碍有关。常见于水肿、克山病及慢性肾炎之尿毒症。若属湿邪停留、水液上泛、阳虚不能运化所致，舌淡水滑，当用附子，可予真武汤；若由热邪内聚、气血上壅，实火弥漫三焦所致，而舌紫发青，是用黄连对象，可投解毒汤（黄芩、黄连、黄柏、山栀）加犀角、丹皮。

②瘦瘪。舌瘦而薄，由于营养不良，舌肌和上皮萎缩。多见于长期消耗性疾患，如一切虚弱、结核、贫血、久泻、晚期肿瘤、烟酸缺乏症。若舌淡白无苔，则属气血不足，应用参芪归芍，可予圣愈汤（四物加人参、黄芪、甘草）；舌红绛而干，属阴虚火旺，应用生地黄、麦冬，方用增液汤加花粉、石斛。老人津液匮乏易出现此症，且在夜间醒后发生口渴。

③强硬。舌体失去柔软灵活之性，可引起发音不正、吐字不清等，与中枢神经病变有关。常见于高热昏迷、脑血管意外和脑震荡、脑挫伤等。中医学认为，一由邪入心包，热扰神明，与谵妄昏迷同时出现，应芳香开窍，用牛黄、麝香、冰片之物，投予紫雪丹、至宝丹；二由肝风内动，上侵舌体，与口眼歪斜、偏瘫同时出现，应滋阴潜阳，用生地黄、白芍、龙牡之物，可投加减镇肝息风汤（生地黄、赭石、龙骨、牡蛎、龟板、白芍、天冬、玄参、牛膝、菖蒲、山萸肉、竹沥、姜汁）。

④颤动。舌体外伸震颤，易发于甲状腺功能亢进和慢性酒精中毒。一

属阳气虚弱，缺乏温养而摇摆探吐无力，纤战而动，舌色淡白，应用含人参、黄芪药方，可投保元汤；二属阴虚阳亢，肝风萌动，舌色鲜红，应用含有白芍、阿胶之方，可予大定风珠；三属长期饮酒之人，除应戒酒外，如舌紫且肿，可用葛花、枳椇子。

（2）舌面变化与用药

舌面变化又分点刺、裂纹和光滑三种。

①点刺。由舌乳头增生或肥大所致，从其色泽、大小之变，可分为点刺、红星和白星舌。点刺：舌尖或尖端两侧乳头红润隆起，呈颗粒状，常见于失眠、发热、嗜食酸辣和夜间工作紧张之人。如乳头肿胀内有红色小刺，锋利分明，为寄生蛔虫现象。红星：乳头肿胀充血，个大，密集在舌尖和中部，呈草莓样，名覆盆子舌，多发生于热性发疹疾患，如猩红热和麻疹高热阶段。其他可出现于热极伤阴、舌苔脱落时，或过服燥烈药物。应清热养阴，凉血解毒，用生地黄、黄连、银花，可投清营汤。白星：乳头肥大水肿，珍珠样白色透明，或半透明似水泡，习称水泡舌。数量不多，分散在舌中、根部。常见于消耗性疾患，抗病能力下降、营养状况不良。如与光红萎缩同时出现，乃热邪伤阴，应用熟地黄、龟板，可予大补阴丸；如与厚腻浮苔前后共见，为湿热相合，应用杏仁宣上焦之气，蔻仁化中焦之湿，苡仁祛下焦之热，可投三仁汤。

②裂纹。舌上裂纹，深浅不等，可见于局部，亦可见于整个舌面，为黏膜萎缩。一是本身起皱，二是令舌的纵纹或横纹透出表面，分纵形、横形、井形、爻形与脑回状。易见于高热后期、营养不良和消耗性疾患。中医学认为，一系血虚不能上荣，与色淡无华并见，可用当归、白芍，服四物汤加龙眼；二系阴虚火旺，与色绛焦干同见，可用熟地黄、丹皮，应服知柏八味丸；三系热入阳明，肠燥屎结，用大黄、芒硝，服大承气汤。

③光滑。乳头萎缩并全部消失，红绛光滑，形同镜面，望之发光，扪之干燥。多见于误投香燥药物、汗下过度和恶性贫血。此时阴液耗伤接近消亡，应大剂滋阴潜阳、补液益血，可用三甲复脉汤加枸杞、沙参。

（3）舌质颜色与用药

①淡白。较正常为淡，红少白多，舌面湿润，视之胖润，在边缘由于受压而有明显齿印，呈荷叶边样。其苔均为白色，非薄即腻，与营养不良、贫血和水肿有关。中医学认为，此种情况一属血虚，若苍白无华，可

益气生血，选黄芪、当归，用补血汤加阿胶；二属阳虚无力蒸化，水湿泛滥，如舌体过大膨胀满口，可温里行水，选附子、茯苓，用茯苓四逆汤；三属危证，如枯白而干，形同尸骨，乃阴阳两败、气血俱竭之象，应结合其他症状，组织抢救。一般说，淡白无实证。

②红绛。较淡红稍深名红舌，进一步则其色更深，称绛舌。红者色鲜明，绛者发暗缺乏光泽。由于感染发热、脱水消耗体液，使舌黏膜和上皮皱缩，血色外现。临床所见，多舌面干燥，毫不沾指，易露出各种裂纹或点刺。中医认为均属热象，一为实热，如生有芒刺、裂纹丛布、上浮黄苔，表示火炽阴竭，应沃焦救焚、釜底抽薪，滋阴与攻下同用，选用生地黄、大黄，宜服增液承气汤；二为虚热，如热性病后期，舌光枯萎，示邪入营血，应壮水之主以制阳光，清热与凉血同用，选生地黄、丹皮，宜服加减麦味地黄汤；三系慢性病久治不愈，逐渐舌呈光红，常预后不良。另外，高温中暑、妇女产后也易出现。一般说，红绛无寒证。

③青紫。从部位面积上说，分局部和全舌，前者在一侧或两侧，介于舌边与中央沟之间，有1~2条纵行青紫带，有时呈斑块状。后者整个变色分布均匀，也可从红绛中泛出青紫。与发热、缺氧、中毒、静脉淤血、色素沉着等有关。常见于热病、心力衰竭、酗酒、肝硬化、慢性肾上腺皮质功能减退症和天气变化骤遭寒冷。中医认为，一属热毒燔灼，如苔干焦裂，涩同砂皮，可泻火解毒，用黄芩、大青叶，宜投加减凉膈散（黄芩、大青叶、山栀、连翘、天冬、生地黄、大黄、芒硝）；二属阳虚暴感寒邪，为舌滑苔白，可温中散寒，用附子、麻黄，投麻黄附子细辛汤；三属瘀血内结，如边尖散在点或片状斑块，可活血化瘀，用丹参、红花等。一般说，青紫舌热象较多。

（4）舌苔变化与用药

临床上分苔质与苔色两种情况。

①苔质。正常人苔贴舌面，似从里而生，刮之虽去，仍留遗痕，如刷上一层浆糊，不能显现舌质，名为有根；反之，一刮即去，露出红润舌面，光滑无迹，称作无根。无根之苔，常有三种情况：一是无病之人，过度疲劳，夜间失眠，早晨舌上可见厚苔，漱口进食后自然退去；二是胃肠消化吸收不好，口腔自洁作用减弱，舌乳头脱落、角化，上皮和食物碎屑堆积起来，刮之则去；三是久病或大病后期缺乏抗病能力，有时也易见霉

腐样苔，刮下后仍可复生。对于苔质分析，重点研究厚薄、润燥、腐腻三个方面。

厚薄：从生理上讲，与乳头增生有关。乳头短者，苔薄；长者，苔厚。从病证言，苔薄为初期感染，时间短，多属表证；苔厚为邪气深入，病势发展处于进行阶段，属于里证。从转化方面说，与正邪斗争消长有关，由薄转厚，是病邪趋向进展，正气衰弱；厚者变薄，是正气开始恢复，病邪逐渐退化。

润燥：无病之苔，由于口腔唾液不断分泌，呈湿润状态，属正常现象。如分泌过多，舌面附有一层反光性透明样液，形成病理性湿苔。凡光滑苔易见于寒证，过浓发黏多见于痰饮。相反，分泌不足或舌面蒸发很快，可引起干燥，望之无津，扪之涩手，谓之病理性干舌。甚至遍生芒刺，纵横龟裂。

腐腻：腐似豆渣堆铺舌上，质松而厚，可以擦去；腻是舌面蒙有一层光滑黏液，不易拭掉。前者乃胃肠有宿食化为湿浊之气上升，常属热的标志；后者为痰饮内阻阳气不能上行宣化，多属寒湿和部分湿热外泛的迹象。

②苔色。舌苔之生理性者，因夜间舌体缺乏活动，乳头脱落的角化上皮、细菌、食物残渣和白细胞，加上唾液分泌几乎停止，不能驱去，从而堆积成苔。翌日起床后，通过冲漱、吃饭咀嚼、说话等，唾液分泌增加，可使其脱落消失，仅遗留薄白痕迹。边缘部活动多，易自洁，中央沟和后根处摩擦少而难洁，时而存有垢苔。当患病时，发热，舌体充血，唾液分泌减少，或懒于说话，不欲说话，不欲饮食，舌体活动次数太少，口腔自洁作用减弱，而形成病理舌苔。另外，在消化不良时，舌苔密布，可使口味反常，限制进食，减轻胃肠负担，以利恢复。

白苔：白色病苔，较正常为厚。轻者似蒙上一层白纱或呈毛玻璃状，仍能透出舌质；重者如绒毯遮盖，除舌尖和边缘外，已难显舌质。常见于发病初期和胸水、腹水、哮喘、肾炎、支气管炎等。表证者润泽而薄，应发汗散寒，用麻黄、桂枝，可选麻黄汤；舌红而干，应疏风散热，用银花、连翘，可选银翘散；垢腻黏厚，应豁痰涤饮，用半夏、茯苓，可选小半夏加茯苓汤。一般说，白苔出现，在表均为实证，预后良好，入里乃系虚寒，转归欠佳。另外注意吸烟染灰或棕色之变。

黄苔：唾液分泌过多或气管中分泌物由于咯吐而挂在舌面上构成白苔。反之，因感染和发热，一方面消耗水分，唾液减少，另一方面舌乳头增生，局部炎性渗出及产色微生物共同作用，令苔面着色而成黄苔。一般分布于舌根下正中，也可沾满全舌。在热性病发展过程中，开始淡黄，进而深黄和焦黄，不易刮去，刮后仍可自生，舌质红绛。常见于高热、肺炎、肺脓疡及消化系疾患，如肝炎、胆囊炎和溃疡病。其他如菌痢、阑尾炎、大便秘结等，有时也易出现。一属表邪入里，已经化热，如由白转黄，润而不干，宜解表凉里，用葛根、黄芩，可服葛根芩连汤；二属里证大热，邪聚阳明，如舌红苔燥，宜清热保阴，用石膏、知母，可服白虎汤；色焦苔裂生芒刺，宜泻火攻下，用大黄、芒硝，可服大承气汤；三属湿热蕴结，如黏腻而厚，似涂黄蜡，宜清热利水，佐以化浊，用滑石、菖蒲，可服减味甘露消毒丹；滑而有光，色同柏汁所染，宜渗湿祛热，导之下行，用茵陈蒿汤加黄柏、海金沙。一般说黄苔为内热之象，几无寒证。

黑苔：开始舌上乳头增生，角化过长，逐渐转黑。分灰黑、棕黑、焦黑、漆黑四种。薄者数毫米，厚者达 1cm 以上。软的呈短发样，从舌尖向根部倾倒，用梳篦刮之，去其唾液，可根根竖起；硬者往往布于舌根，如毛刷直立，可顶扫上腭，引起恶心和隐痛，边尖处色淡，中后部较深。与高热、脱水、慢性炎症、毒素刺激有关，属正邪斗争已进入严重阶段。另外，口内与消化道出血，血中铁质被苔吸收、沉着或长期使用抗生素（主要为青霉素），扰乱口腔内微生物协调关系，令霉菌生长，均能转成黑色。中医认为，一系热极伤阴，犹薪遇火燃成红，火过薪化成炭。如由黄变来，质绛苔裂，焦干起刺，湿之不润，刮之难脱，应急下存阴，投大黄、芒硝，可用新加黄龙汤加花粉、石斛；二系阴寒过盛，阳气趋于消亡，如从白变灰转来，质淡体嫩，苔面光滑似水浸猪肾，垢物一拭即去，应大热回阳，益火之源以消阴翳，投附子、干姜，可用四逆汤加人参、肉桂。一般说，黑苔无表证，寒热均可出现。

内 科 证 治

1. 高血压病

高血压，特别是原发性高血压病，其发病固然与先天禀赋相关，但后天的生活习惯、生活环境和外界刺激等，与本病的诱发和病情的加重有紧密的联系。本病的病机关键在于素体肝肾之阴潜在不足，加之长期七情过用，五志过极，耗伤正气，损害元真。肝气郁滞日久，势必水不涵木，厥阴邪火翕然而起，上扰清窍，升降失度，头痛、目眩、耳鸣、烦躁、失眠诸症丛生。

（1）突出"治未病"思想。治疗高血压病，以"早"字为首务，主张：①未病先防，防患于未然的主要做法是保持精神舒畅，避免不良干扰，心安而不惧，志闲而无欲，劳逸结合，动作喜怒适节，可使五脏真元通畅，机体气血协和，自可卫生强身，未雨绸缪。尤其是有先天因素者，或形盛中干、肥白体质者，40岁以后，阴气自半，肝肾日衰，犹宜备土以防水，备水以防火。注意修身养性，合理运动保健尤为重要。②已病防变，本病一旦病程迁延，或失治误治，常可导致严重后果。先生提倡扶持胃气，顾护阴津，见微知著，及时处治，防止传变。其要法为，忌烟酒、浓茶，限制咸味及膏粱滋腻，以断绝蕴湿、助热、生风、损胃败肾之源；保证足够睡眠，解除精神紧张，防止七情过激，以利阴平阳秘，气血营卫调匀，无偏亢偏衰之患。③病愈防复，即在治愈后仍应加强心身锻炼，守方巩固疗效，防止疾病复发。

（2）辨证论治。依据本病之病机，常分四型施治。

肝风上扰：临床主要表现头痛，目糊，烦躁易怒、多梦，双手抖动，四肢麻木，舌红脉弦等症。病系肝血不足，肾阴亦虚，筋脉失其柔和。治法可仿叶天士所谓"缓肝之急以息风，滋肾之液以驱热"，待"肝风既平，眩晕斯止"。药选天麻、钩藤、野菊花、白蒺藜、白芍、臭梧桐、石决明、珍珠母等。头痛重者加地龙；麻木重者加豨莶草、桑寄生、僵蚕；眩晕重者加羚羊角；大便干燥者加草决明；心中烦热者配猪胆豆（绿豆放入猪苦胆内，阴干，每服15粒，日3次），外用虎杖水足部浸浴；小便不利者以西瓜子仁食疗。

痰火内盛：常见头眩脑涨，舌强唇红，咯痰黏稠，舌苔黄腻，脉滑数。体质多肥胖。治当清火化痰，药用黄连、胆星、黄芩、槐花、竹茹、半夏、石菖蒲、茯苓等。烦躁不安者加山栀；脑涨如裂者加苦丁茶、十大功劳叶；夜不能寐者加莲子心、百合花；痰浊偏盛，胸中憋闷者加栝楼、薤白、海蜇；便秘加大黄、风化硝。

阴虚阳亢：肾为水火之宅，内寄元阴元阳，肾阴为诸脏阴液的源泉，肝木赖肾水的涵养，平素真阴匮乏，或热郁灼阴，阴虚阳亢，耳目失却濡润，肝阳复又上扰，而见头昏，目糊，耳鸣，颜面烘热，心烦失眠，寐中多梦，舌红或绛，脉细数。此型患者体质瘦削者多见。治宜滋阴潜阳，药用桑椹子、女贞子、生地黄、白芍、山茱萸、首乌、牡蛎、玳瑁等。心悸加酸枣仁、柏子仁；视物模糊加茺蔚子、青葙子；头疼鼻塞加辛夷、蔓荆子。

阴阳两虚：阴虚日久可导致阳虚，阳虚日久亦可引起阴损，从而呈现阴阳俱虚的病理转归。临床常反映出阴精亏乏和功能减弱的征象，如头晕颧红，气短，健忘，腰腿酸软，夜尿增多，男子阳痿遗精，女子伴有围绝经期综合征，舌淡，脉沉弱。治宜助阳益阴，方选二仙汤，药用仙茅、当归、巴戟天、仙灵脾、知母、黄柏，温通苦泄，降压作用明显，且效果稳定可靠，尤其对女子绝经前后，肾阴阳衰退，冲任二脉失调所发生的高血压病更为适用，如心悸加桂枝、甘草、紫石英；面色苍白加党参、阿胶、葡萄干；小便短少，下肢浮肿加黄芪、防己、罗布麻；腰痛加杜仲、川断；小腿凉麻加牛膝、木瓜。

2. 中风

中风，在辨证施治上分为两个类型，一是邪入脏腑，二是邪留经络。前者病情重笃，易于恶化，后者危险性小，有接受治疗的机会。凡邪入脏腑或停留经络，情况好转后，绝大部分都遗有不同程度的瘫痪状态和手足不遂的现象，上肢屈曲内收，下肢呈强直性，行走不便。因此，对恢复期10~90天的治疗，至关重要，否则残废终身。久服香蕉花、蜂蜜、蚕蛹油、海参、绿豆芽、柿漆、荞麦茎叶有防治作用。

（1）中脏腑

中脏腑为脑出血发病的重要临床表现，常突然昏倒，神识不清，口中流涎，左侧或右侧肢体偏瘫，手足活动受限。从症状反应上，凡风、火、痰引起的、表现为实热的属闭证；人体抗病能力衰退、阳亡表现为虚象的属脱证。至恢复期，相隔数月至几年，还可再次发生。

闭证：双手握拳，牙关紧闭，面红气粗，昏睡有鼾声，痰涎上涌，便秘尿赤，舌红苔黄，脉弦而滑或如革、牢。①先用半夏、橘红各30g，大黄3g，分5次鼻饲或口服。②呕止痰降，药液可下时，用羚羊钩藤合剂：羚羊角、钩藤、竹沥、胆南星、石菖蒲、郁金、生地黄、白芍、黄连、竹茹、石决明、夏枯草、猴枣粉，亦宜配服至宝丹、安宫牛黄丸。倘大便数日不下，再加大黄片或青宁丸。③外用热水泡脚。

脱证：面色苍白，舌痿，四肢发冷，呼吸微弱，脉搏无力或沉而欲绝，如出现目合、口张、手撒、遗尿、汗出不止等现象，约有1/4~1/3在24小时内死亡。①大剂药物回阳、益气、固脱，用参附龙牡救逆汤：人参、附子、龙骨、牡蛎。加山茱萸、麦冬、五味子。②经过治疗病情好转，而患者似有昏睡现象，可配合服用苏合香丸。

（2）中经络

中经络与风痰客邪窜入有关，通过平肝息风、豁痰疏络，可获得良好效果。发病后患者一过性神识不清（也可无变化），仅四肢麻木，身体一侧活动不灵，进一步加重，则说话困难，口眼歪邪，半身不遂，偏瘫的颊部随呼吸凸凹如鼓帆状，甚者手足拘急，舌头向一侧扭倾。

基本治法：搜剔经络之痰，补气活血化瘀。①口眼歪邪为主，用牵正散：僵蚕、全蝎、白附子。加蜈蚣、水蛭。②纠正胸闷、舌謇语涩，用导痰汤：半夏、茯苓、枳实、陈皮、胆南星、甘草。③治半身不遂，用补阳还五汤：黄芪、当归、地龙、川芎、桃仁、赤芍、红花。加竹沥、生姜汁。鼓励患者作适当的肢体活动，加强锻炼，以促进功能恢复。功能恢复甚慢者，则加葛根。

随症选药：根据情况需要，应加专用药物。①血压偏高，加钩藤、黄瓜藤、夏枯草。②有抽搐现象，加全蝎、蜈蚣、蝉衣。③失语，加石菖蒲、远志、密陀僧、胆南星、麝香、天竺黄。④神识不清，加苏合香丸。⑤经常四肢麻木或拘急难伸，配服活血通络汤：炮山甲、地龙、当归、红花、鸡血藤、豨莶草、天仙藤、五加皮、老鹳草、穿山龙、海风藤。⑥恢复阶段，肌肉萎缩，养血滋阴，加熟地黄、首乌、枸杞、山茱萸、桑寄生；腰膝酸软，腿足无力，补气温阳，加黄芪、杜仲、巴戟、千年健、千年拔；大便困难，加牛蒡根、麻仁、肉苁蓉、郁李仁、栝楼仁、柏子仁、当归身。

3. 乙肝

乙型肝炎，是一种危害人体健康的传染病，由病毒引起，常见而多发。患者在就诊过程中要保持乐观情绪，避免过度劳累、消耗精神，尽管提倡三高（高蛋白、高糖类、高维生素）一低（低脂肪）食物，然对糖类亦不宜摄入太多。可常吃银耳、蘑菇、黑木耳、豆腐、枣泥、山楂、泥鳅、香蕉、荸荠、蛎黄、海蜇、蜂蜜、蚁酱、黄花菜、猪肝、赤小豆、茼蒿、荠菜、冬瓜、茭白、竹笋、黄鳝、黑鱼、蒲菜、鳖肉、扇贝、灵芝、山药、粳米、椰汁、紫菜、绿豆芽、番茄、白菜、海带、胡萝卜、莴苣、黄瓜、西胡、麦芽糖、西瓜、菠萝、洋桃、龙眼、荔枝、榨菜和各种动物的瘦肉，凡黏腻、助湿、涩肠、不易消化者，如糯米、苹果、小麦粉、油炸糕、荞麦面条，均不宜随便食用，芥末、胡椒、咖喱等一切刺激性东西，特别在急性期，更属禁忌之列。野味，尤其是野葡萄，调理肝功降谷丙转氨酶，确有改善作用，其他疗效甚微。

中医学对乙型肝炎的认识，分型不一，主要为虚、实两种，在慢性期，一属虚寒，一归湿热。脾虚，表现体弱，邪、热交织久客稽留。孤立地强调热毒、水湿，忽略乙型肝炎患者日久体虚，抗病、修复力降低，免疫功能每况愈下，"木克土""土虚失运"之病机关键，单纯"攻邪"、只治"炎"而不顾人，人随药消，未伤于病却伤于药。

慢性乙肝，除真正湿热证表现阳性者外，凡属虚寒者，首先健脾补气，投黄芪、人参、白术、刺五加、苍术、绞股蓝、党参。辅以巴戟、仙茅、菟丝子、龟板、阿胶、胎盘、黄精、太子参、乌骨鸡、枸杞、鹿角胶、冬虫夏草，在此基础上，可酌情加入茵陈、大青叶、贯众、板蓝根、蜂房、黄药子、虎杖、黄柏、蒲公英、白花蛇舌草、黄芩、金钱草、紫花地丁、山栀子、败酱草、柴胡、野菊花，切实掌握"允执厥中"，病遏即止，否则过反为害。另外，当归、参三七、女贞子、酸枣仁、何首乌、鹿茸、五味子、麦冬、茯苓、熟地黄、山萸肉、鳖甲、锁阳、西洋参、蜂王浆、大枣，也要根据具体情况配方增入。

4.冠心病

冠状动脉粥样硬化性心脏病引发的心绞痛、心肌梗死，通过中药治疗，可以缓解冠状动脉痉挛、扩张血管、增加血流量、降低血脂、解除疼痛，但必须掌握"补莫滞邪""通莫伤正"的原则。

（1）活血化瘀、流利经脉法

适应证：心痛如刺或似刀割，舌紫暗或有瘀斑，脉象沉涩或间有歇止，多见于急性发作期。

常用药物：红花、川芎、丹参、赤芍、丹皮、降香、山楂、茯神木、当归、三棱、莪术、没药、水蛭、苏木、血竭、桃仁、茜草、蒲黄、五灵脂、郁金、泽兰、急性子、鸡血藤、刘寄奴、田三七、毛冬青、益母草、䗪虫、肉桂。

代表方剂：冠心汤，赤芍、丹参、川芎、红花、降香（以上五味为冠心Ⅱ号方）、元胡、三棱、薤白、急性子。胸闷加沉香、郁金；胁痛加柴胡、莪术、山甲珠；失眠加朱砂、琥珀；心悸不安加桂枝、紫石英。

（2）芳香行气、宣散开窍法

适应证：心痛放射至肩背手指，胸闷气短，脉弦或结，多见于急性发作或转入慢性经常发作阶段。

常用药物：檀香、丁香、砂仁、香附、佛手、乳香、木香、姜黄、荜茇、麝香、冰片、良姜、元胡、乌药、细辛、蟾酥、白胶香、苏合香、青皮、厚朴、苏梗。

代表方剂：宽胸散，荜茇、细辛、檀香、冰片、元胡、良姜。旅行服苏合香丸；气滞血瘀交织发病者，用丹参细辛汤，丹参、细辛、当归、檀香、砂仁。

（3）祛瘀降浊、荡阻通阳法

适应证：胸内痞满，似有物堵塞，时有睡中憋醒，发作喘息，头眩，痰多，脉滑，多见于隐性阶段或未发作期。

常用药物：栝楼、半夏、枳实、薤白、胆星、菖蒲、象贝母、天竺黄、桔梗、海藻、昆布、橘红、沉香、银杏叶、皂刺。

代表方剂：栝楼薤白半夏汤，栝楼、薤白、半夏、白酒。痰瘀夹杂为患者，用红金丸，红花、郁金、栝楼、薤白，也可配伍失笑散，蒲黄、五灵脂；或用冠通散，党参、当归、郁金、薤白、鸡血藤、红花、三棱、莪术、乳香、没药。如舌红苔黄、胸中灼热，改服小陷胸汤，黄连、半夏、栝楼。口黏痰稀加干姜、茯苓；气喘不已加杏仁、厚朴、石韦叶；舌苔厚腻服越鞠丸。

（4）纠正人体阴阳偏颇法

在处理冠心病过程中，一要解除病邪（指气滞、血瘀、痰浊），二要扶助正气，即纠正阴虚和阳虚出现的衰弱状态。临床上根据情况，祛邪与扶正结合运用，也可单独分治。

阳虚型：口淡无味，面色㿠白，心慌气短，自汗频出，腰酸无力，身倦畏寒，大便溏薄，脉沉迟或结代，用真武汤（附子、白术、茯苓、生姜、白芍）。其他如肉桂、巴戟、仙茅、仙灵脾、补骨脂、鹿角胶，均宜随证选用。若四肢冰冷、口唇发紫、大汗淋漓、爪甲变青、脉微欲绝，已转为亡阳脱证，应进行急救，可用人参四逆汤（人参、附子、干姜、甘草）。

阴虚型：口干舌燥，手足心热，舌红少苔，小便黄赤，大便秘结，头痛失眠，急躁易怒，脉细而数，用增液汤（元参、麦冬、生地黄），或选取沙参麦冬汤（沙参、麦冬、玉竹、花粉、桑叶、扁豆、甘草），其他如首乌、枸杞、桑椹、女贞子、石斛、知母、旱莲草、龟板胶，均宜随证选用。如阴液严重亏耗，兼有气虚欲脱，口渴心烦，汗多而喘，脉弱无力者，可服大剂生脉散（人参、麦冬、五味子）加山萸、黄精。

（5）降低血脂

采取行气、活血、豁痰法，对降血脂、抗胆固醇吸收，抑制胆固醇合成，促进胆固醇排泄和胆固醇脂解起到一定作用。经筛选较理想的药物有：首乌、茵陈、大黄、黄精、田三七、茶树根、荠菜花、玉米须、桑寄生、山楂根、决明子、水牛角、车前草、泽泻、蚕蛹油、虎杖根、灵芝菌、金樱子、大麦须根等。

另外验方鲜荠菜根咀嚼，对缓解心绞痛也有良效。

儿 科 证 治

1. 发热

小儿发热有三种情况，一系外感，二属内伤，三为停食、消化不良。凡高热多见于外感，低热乃停食的症状表现，应分别论治，不可混淆。尽管外感和停食同时发生，也要先治外感，可在方药中酌加消导药。如流行性感冒体温持续上升，投一般解表药无效，宜以小柴胡汤、银翘散加减，重点运用大青叶、蚤休、板蓝根、银花、连翘、青蒿、藿香、黄芩、柴胡、黄连、贯众。咽痛加牛蒡子、山豆根、金果榄、锦灯笼；呕恶加半夏、苏叶；便秘加栝楼。其中青蒿、大青叶、银花、柴胡、板蓝根、连翘等药物可大量给予，每味常开至 15~30g，收效甚佳。但要掌握三点：①必须用北柴胡，即华北所云之大柴胡，南方野生的狭叶者能升发热邪，令人头眩耳聋，有劫阴现象，切莫量大滥投。②连翘清热，具有广谱抗菌作用，且能抑制呕吐，同黄芩、大青叶、板蓝根配合，还能减轻此三种药物对胃的刺激，以免影响食欲。③银花要予大量，最好超过其他用药的半倍到一倍，否则效果不显。蚤休又名重楼，即七叶一枝花，为治毒蛇咬伤的重点药物，清热解毒，功能镇痛，在治疗小儿感冒的药队中，用量一般不宜超过 25g；金果榄属专理咽喉之品，性味苦寒，伐生生之气，与黄连一样，病退便止，不可久服。

2. 咳嗽

肺乃娇脏，小儿系稚阴、稚阳之体，临证时究其病因、病机，以清肺、肃气、化痰、宁嗽为主，用药有半夏、桔梗、白芥子、罂粟壳、僵蚕、款冬花、麻黄、百部、前胡、白前、全蝎、紫菀、浙贝母、细辛、五味子、蜂房、苏子、白屈菜、沙参、麦冬、莱菔子、旋覆花。白芥子利痰，麻黄宣肺，全蝎镇静，同止咳良药百部、蜂房、罂粟壳、五味子、白屈菜、款冬花、旋覆花配伍，收效极好。为了突出"发""散"作用，取象贝而不用川贝母，又减轻患者负担。虽然罂粟壳、五味子有收敛之弊，由于方内宣发药物占主要成分，并无影响，且因白前、前胡、僵蚕、干姜、细辛参与其间，故有利而无害。

3. 厌食

发生偏食、厌食，10 岁以下的儿童为多。而小儿脏腑柔弱，"易虚易实"，偏食、厌食容易造成机体阴阳气血的偏颇。其临床表现除主食少外，且对高营养、热价高的鸡、鸭、鱼、肉、蛋类不感兴趣，却把咸菜、稀粥视作盛筵。对此，第一要引导、教育、改善环境；第二以药物调治，常用苍术、厚朴、陈皮、半夏、鸡内金、麦芽、白蔻仁、藿香、砂仁、大黄、焦山楂、玄参、槟榔、石菖蒲、佩兰、神曲、锅巴、佛手疗之。在平胃散的基础上加健脾开胃、消食化滞通便药，通常以麦芽、焦山楂、神曲、槟榔四消饮为核心。伍白蔻仁、藿香、砂仁、佩兰、石菖蒲芳香蠲浊；鸡内金苦温助运、利胆、化积；大黄荡涤导邪下行。其中君臣佐使组织配伍，需根据不同对象灵活应用。

4. 腹泻

儿科腹泻，为常见疾患之一，除泻物如蛋花汤样须添助运药外，其他泻下证，均要分利阴阳，利小便实大便，盲投堵塞之品，停后复发，很难迅速治好，习用的地榆、禹余粮、紫参、赤石脂、五味子等，都存在这一弊病，此种疗法乃扬汤止沸，并非善策，因而处理本证，归结为"遇泻不利小便非其治也"。重用莲子、扁豆、薏苡仁、白术、山药、台参健脾益气；茯苓、泽泻、猪苓、车前子畅利小便；加苍术、乌药芳香渗湿化浊，不涩肠而奏固下断流之功。应用得当，收效十分理想。

5. 儿科活用平胃散

先生应用平胃散的经验，主要取其燥湿健脾、消导积滞之功，除对胸闷、食欲不振、嗳气恶心等症有效外，尚可随证加减用于下列病证而获效：

（1）加半夏治呕吐。半夏性温味辛，入脾、胃经，辛散温燥，既能燥湿以化痰，又能降逆以和胃。平胃散中加半夏，健脾化湿之力益增，又突出和胃降逆止呕之功，能愈脾湿不运、胃气上逆之呕吐。

（2）加蛇胆陈皮或青盐陈皮，治胃热恶心。蛇胆与青盐有苦与咸寒之性味，功能清热降气。平胃散枢转气机，诸药同用，既能清胃热，又能调胃气，增强镇呕之功。如此则胃热恶心自除。

（3）加藿香治外感发热。藿香味辛性微温，入脾、胃、肺经，能祛暑解表、化湿和中，常用于感冒暑湿之证。先生以藿香入平胃散中，则燥湿健脾和胃、散郁解表清热之功相得益彰，尤宜于暑湿外感发热者。

（4）加猴枣治痰热昏迷。猴枣味苦咸，性寒，有清热、祛痰镇惊之功，主要用于止痉，尤其用于小儿惊风与痰热有关者。平胃散除痰郁之源，加猴枣祛痰清热，故能治小儿痰热昏迷以痰为主之证。

（5）加牛黄、羚羊角治高热发痉。牛黄苦甘性凉，入心、胆两经，能清心开窍、豁痰定惊、息风止痉、清热解毒；羚羊角性味咸寒，入肝、心两经，有平肝息风、清热解毒之功。两药均入心经，与肝胆经相关，故能协同清心开窍、息风止痉之效。以之入平胃散，既清心泻热止痉，又除痰郁化火之源，标本兼顾，高热痉挛之证得除。

（6）加麻黄、泽泻治急性肾炎。麻黄辛而微苦，性温，归肺、膀胱两经，有发汗解表、宣肺平喘、利水退肿之功；泽泻味甘而淡，性寒，归肾、膀胱两经，能利水渗湿、泄热。两药共奏发汗解表、泄热、利水消肿之效。平胃散转运水湿气化枢纽。因本病急性期病位主要在肺、脾，正治之法当宣肺利水、健脾行气，所以用平胃散加麻黄、泽泻治疗有效。

（7）加葱白、豆豉治感冒无汗。葱白辛而带润，温而不燥，升多降少，入肺宣散，发汗解肌，以通上下之阳；豆豉气味俱降，祛风散热，利水下气，散郁除烦。两者一升一降，宣疏上下左右，通阳发汗，解表散邪。一得平胃散启发枢机，使卫气开合有序，则汗出表解。

（8）加茯苓、白术治腹泻。白术甘温补中、健脾燥湿；云苓甘淡渗利、健脾补中、利水渗湿。白术以健脾燥湿为主，茯苓以利水渗湿为要。两药一健一渗，水湿自有出路。与平胃散同施，则湿消滞除，水谷清浊归于常道，腹泻即止。

（9）加犀角、胆草治热冲头痛。犀角咸寒，入心、肝、胃经，能清热凉血、泻火解毒；龙胆草苦寒，入肝、胆、胃经，能清热燥湿、泻肝火。两药同用，清降火热之功明显，平胃散除湿散郁，诸药共奏清降循肝胆逆冲之湿热、治疗头痛之奇功。

（10）加芦根、芫荽治麻疹不出。麻疹为病毒由口鼻而入，主要侵犯肺、脾两经所致。芦根甘寒清肺胃之邪热；芫荽辛温，主要药理作用是透疹外出。两药相伍，有清热透疹之效。以之入平胃散中，能除湿健脾，调和营卫，畅通气机，透发麻疹。

（11）加紫草预防麻疹并发症。紫草甘寒，有凉血活血、解毒透疹之功，可用于预防麻疹并发高热、减轻发病症状。先生认为，紫草入平胃散断湿浊之源，绝病毒孳生之地，可预防麻疹并发症，避免持续高热的发生。

（12）加炒银花、木香、川连治赤痢。银花甘寒，入肺、胃、大肠经，有清热解毒之功，炒银花治热毒血痢尤佳；木香辛苦而温，入脾、胃、大肠、胆经，功能行气、调中、止痛，辛散苦降而温通，芳香性燥，可升可降，通行胃肠三焦气滞，为行气止痛要药；黄连大苦大寒，善清肠胃之湿热，能泻火解毒，治疗血痢。三药辛能发散、开通郁结，苦能燥湿，寒能胜热，重在使气宣平。加入平胃散中，使湿除、热清，气机畅通，气血调和，痢疾自愈。

（13）加焦谷芽、焦山楂、焦槟榔、焦神曲，治消化不良、身体消瘦。此四药均能健脾助胃，分消湿滞、肉积、面积，调中行气，复健脾胃纳化功能，入平胃散，增强功效，使后天之本得固，气血化生有源，消瘦状况自能改善。

（14）加知母、黄柏治湿热腿肿。知母甘寒滋肾润燥，苦寒清热泻火；黄柏苦寒坚阴，清热燥湿，泻火解毒。两药为伍，滋阴清热、泻火解毒之功益彰。入平胃散中，则使湿热邪毒得除，腿肿得消。

（15）加滑石、木通、竹叶、灯心，治热闭小便不通。滑石甘寒，能渗湿清热；木通苦寒清热，两者利尿作用较强；竹叶甘淡性寒解热，善清心火；灯心甘淡微寒，清热利湿，主要用于清心火通利水道。诸药作用各有侧重，合之则相互促进。因心与小肠相表里，故着意于清泻心火。四药入平胃散中，又能健脾制水、升降气机，使热闭除，小便得通。

（16）加杏仁、贝母治咳嗽。贝母润肺化痰、清热止咳；杏仁降气祛痰、宣肺平喘、润肠通便。两药能润能降，共奏化痰止咳之效。平胃散杜生痰之源，又能收培土生金之功。如此自无咳嗽之患。

（17）加麻黄、射干治喘。射干苦寒，清热解毒、降肺气、利咽喉、消痰涎；麻黄辛温发散、宣肺平喘。射干以降气为主，麻黄以宣肺为要，两药共奏消痰下气平喘之效。平胃散与之同用，标本兼治，则喘证得除。

（18）加苏子、莱菔子、芥子治百日咳。百日咳是因素体不足，调护失宜，内蕴伏痰，时行风邪侵袭肺卫，肺失宣降所致。治疗当标本兼顾。莱菔子辛平，长于顺气开郁、下气定喘、消食化痰；芥子辛能入肺，温可散寒，长于利气豁痰；苏子辛温，善于降气消痰，止咳平喘。三味共奏降气快膈、化痰消食之功，属治标之法；平胃散调益后天，除痰郁湿滞之源，属治本之法。诸药合用，则能收健脾燥湿祛痰、宣降肺气、止咳平喘之效，以之治百日咳，为正对之法。

妇 科 方 药

1. 当归在妇科的应用

当归在妇科的应用由来已久，首见于《本经》。它具有辛、甘、苦、温三味一性。张介宾称其补中有行，乃"血中气药"，治疗范围比较广泛，历史上留有"十医九归"之说，先生经验，主要侧重于四个方面。

（1）月经不调

月经的产生，和冲任二脉有关，王冰次注《素问》说："冲为血海，任主胞胎。"只有"任脉通，太冲脉盛"，月事才以时下。如冲任发生气滞、血瘀、感受寒邪，均可引起痛经现象。当归温养冲任，有调经作用，是缓解痛经的治本药物。与行气药为伍，能通散内结；与活血药为伍，有化瘀之长；与温里药为伍，可收得祛寒的效果。若月经来潮前下腹胀痛，属气滞，应和木香、香附同用；行经时刺痛，乃血瘀，和延胡索、五灵脂同用；下腹部有冷感，得热转舒，须和杜仲、肉桂、附子同用。先生经验，由于当归辛温而散，故气滞、血瘀、寒邪为患，都可采取轻煎后入的办法，把当归煮沸 10~15 分钟即可，如此则香烈而雄的气味最易起到走窜作用，使滞行、瘀开，将寒邪驱去。反之，水煎过久，随着高热蒸化，辛温而散的作用就逐渐耗失，起不到治疗痛经功效了。只求其宣通之阳性气味，不用它汤浓质厚的纯朴之质。服药时间是在月经来潮前 3~5 天开始，连饮 5~7 剂，巩固疗效，以坚持 3~5 个周期为宜。

凡血虚引起的周期延后、经量减少、闭经一系列病证，皆和冲任亏损有直接关系，若任脉失调，冲脉功能低下，血海不能按时满盈，就影响月经排出时间、数量，甚至停止。当归温任脉，滋养冲脉，为调理二者的理想药物。其辛散、甘补、苦泻、性温而通，可行气和血，暖经祛寒，使"任脉通，太冲脉盛"，对月经有良好的调节作用。且冲任起于"奇恒之府"的女子胞，通过经络联属同肝肾相通。任脉是在肾阳充沛的情况下发挥正常功能的；任脉受肝的影响，与肝之关系密切，在其余血下行，血海周期性盈溢时，方会形成月经现象。当归不仅对冲任有治疗作用，于归经方面尚入肾肝，以温补肾阳，滋养肝血言之，反过来又可调节冲任，促使月经按期下行，调节经量，解决闭经问题。习惯用法，常和熟地黄、胎盘、白芍配伍；虚中挟瘀，则佐以活血之品，加川芎、丹参、鸡血藤。服药时间，一般都在月经来潮之前 10~15 天开始，连用 3~5 个周期，闭经者不受此限，1~2 日 1 剂，到月经下行为止。

（2）子宫发育不良

人们所说的子宫发育不良，多属轻度，指比正常者稍小，兼有不孕，月经量少，甚至痛经的现象，中医运用传统补肾、养肝方法，调理冲任二脉，以毓麟珠、定坤丹、鹿胎膏、艾附暖宫丸治之，可收得一定效果。当归治疗子宫发育不良，也是通过"阳以煦之，血以濡之"的作用，提高冲任功能，使血海旺盛，改善子宫营养而实现的。山东鲁北地区民间习用的当归丸，即是由一味当归制成的。先生根据临床经验，常与之配伍药物，有入肾温阳补益任脉的仙灵脾、菟丝子、胎盘、蛇床子、鹿茸（或鹿角胶）、鸡胚，入肝养血滋助冲脉的熟地黄、紫石英、黄精、枸杞、山萸肉。近代妇科学者处理不孕时用当归，除取其调整内分泌，抗维生素 E 缺乏的作用外，普遍认为是促进子宫发育而怀孕的。水煎方法和治疗痛经相同，采取轻煎或后入，两日 1 剂，连用 3~6 个周期，半年检查 1 次，如情况好转，则改为 4 天 1 剂，继用 6 个月。

（3）慢性盆腔炎

慢性盆腔炎是由急性转来，也有的急性期不明显而为慢性表现，常以不孕、下腹部一侧或两侧隐痛、坠胀为特点，于急走、行经、过度疲劳、房事之后加重。对本病的处理，着重行气散结，活血化瘀，不要单纯地强调清热解毒，而是"以消为贵"。尽管叶天士注意热性疾患，在恢复过程中，恐炉烟虽熄，灰中有火，还应按照实际情况区别对待，否则就不符合"谨守病机，各司其属"的辨证论治精神了。当归治慢性盆腔炎，道理有二：①慢性盆腔炎大多由于子宫旁组织充血水肿，子宫与周围组织粘连，附件增粗、变硬，发生积水和脓肿。中医诊断乃癥瘕现象，即"血瘀少腹"。因瘀血阻碍，影响气机，导致气滞，气行不畅，又令血流不利，加重了瘀血的病情。特别是输卵管不通，就不易受孕。当归为血中气药，走窜之力虽不及川芎，然其祛瘀生新，润滑作用，却较川芎为优。服后气行、滞开，停瘀四散，慢性炎症就会消失。"不通则痛"的病理机制也随着"通则不痛"而解除。②慢性盆腔炎从机理上说，属瘀血为患，影响气血运行时间过久，部分患者可能出现身体衰弱，月经不调，存在血虚现象，因此凡攻破之品不宜投予。当归既能温养，又可和血行气，且有调经作用，补不恋邪，通而无伤，即成为首选。不过还应配合其他药物，才能收到良效。

（4）其他病症

实践证明，若下腹部、乳房发胀，月经来潮前转重，脉呈弦象，偏于气滞，用当归时应加川芎、乌药、青皮、橘叶、玫瑰花，以增强行气散滞之力；下腹部刺痛，行经更甚，周期延后，脉象弦涩，为瘀血偏重，须加丹参、没药、赤芍、琥珀、红花；输卵管、卵巢粘连，则加白芷、细辛；积水加泽兰、罗勒、益母草、瞿麦、车前子、王不留行、黑荆芥穗；有脓加苡仁、冬瓜子、赤小豆、皂角刺、山甲珠、土贝母、败酱草；便秘者，再加桃仁以滑润肠道。甜瓜苦蒂，物无全美，当归在妇科方面的应用，虽有广泛的适应范围，也存在着缺点，一是不宜于血虚有热者，用时要和生地黄、白薇、丹皮配伍；二是脾胃虚弱，大便溏泄的不可盲投；三是感染性热性病在高热阶段，禁止给予；四是习惯性流产，先兆流产，因其气雄味辛，为了预防走窜之弊，也不宜大量服用。

2. 妇科常用药谱

妇科常用药物，是根据专业需要而定。药物选择要取其作用较强、疗效显著、具有针对性者，以活血调经、断流止崩、解毒制痒、通乳消癖、利产催生、调理冲任二脉，治疗女子生殖系统和泌乳方面的疾患，除去致病因素，使症状消失，恢复健康。先生通过实践验证，所选药物可内服、外用、坐浴、冲洗、阴道放入及保留灌肠。

（1）调经药

活血：适用于月经延后，经量减少，以血行不利为主者，亦可试用母儿血型不合的习惯性流产。计有当归、川芎、苏木、卷柏、丹参、桃仁、红花、赤芍、生地黄、木通、地龙、晚蚕沙、铁树叶、芦荟、牛蒡根、营实（蔷薇子）、土瓜根、瞿麦、桂枝、鸡内金、泽兰、牛膝、月季花、茜草、射干、鸡血藤、益母草、美人蕉花。柴胡、连翘大量口服，也有通经作用。

破瘀：适用于闭经，慢性盆腔炎，陈旧性子宫外孕，以瘀血、炎肿者。计有三棱、莪术、刘寄奴、干漆、凌霄花、水蛭、山甲珠、虻虫（初服可能泻下，药力过后即止）、急性子、马鞭草、丹皮、大黄。胎盘、甘草虽能促进子宫内膜充血，但不属破瘀药。

解毒：适于痛经，慢性盆腔炎，子宫外孕器官粘连，产后儿枕痛等，以气滞、血瘀、寒阻、脉络不通为对象。计有胡椒、郁金、乳香、没药、紫降香、蒲黄、白胶香、山楂、牛膝、川楝子、乌药、檀香、白芍、青皮、川椒、艾叶、吴茱萸、小茴香、鬼箭羽、附子、乌头、九香虫、田三七、琥珀、白芷、王不留行、血竭、细辛、木防己、甘松、荔枝核、徐长卿、炮姜。临床观察当归、川芎、香附、杜仲、延胡索、五灵脂、甘草、白术、黄芩、秦艽、陈皮、苏梗、木香都有抑制子宫收缩作用，但以理气药的解痉效果最好，十分符合传统理论"气行则痛止"的学说。

（2）止崩药

祛瘀生新：适用于血道梗阻之崩漏、恶露不绝，以"郁陈"不去新血不得归经为对象，计有田三七、山羊血、茜草、蒲黄、花蕊石、肉苁蓉、石韦、小蓟、贯众、大蓟、血竭、山楂、冬瓜子、代赭石、卷柏。

固涩断流：适于崩漏、恶露不绝之暴下型或出血量过多，预防虚脱，以急救为主。计有仙鹤草、旱莲草、地榆、艾叶、阿胶、藕节、黄明胶、猪蹄甲、菟丝子、龙眼、鱼鳞胶、马蹄甲、牛角、刺猬皮、百草霜、木耳炭、乌贼骨、白头翁、棕榈炭、五倍子、侧柏叶、赤石脂、炒槐米、白果、芥穗炭、金樱子根、血余炭、白及、乌梅、莲房炭、五味子、鸡冠花、鱼鳔胶。

（3）制痒药

适于各种外阴瘙痒（以阴蒂、阴唇、阴道口、会阴部明显，甚至肛门、大腿内侧亦可发生，饮酒、吃刺激性食物，被褥过暖时加重）、阴道炎、外阴白斑，以痒证突出为对象，可涂抹、熏洗、坐浴、冲淋、栓塞，制成多样剂型。计有皂角、青蒿、透骨草、蛇床子、紫荆皮（或花）、苍术、蜂房、五倍子、冰片、薄荷脑、松香、樟脑、艾叶、晚蚕沙、白蒺藜、硼砂、鹿含草、覆盆子、炉甘石、仙灵脾、百部、藜芦、槐角、松叶、白鲜皮、雄黄、防风、荆芥、芝麻根、威灵仙、刺猬皮、土茯苓、狼牙草、补骨脂、青葙子、西河柳、鹤虱、地肤子、紫草、楮叶、凌霄花、蜈蚣、全蝎、僵蚕、大风子、地骨皮、射干、丁香、苦楝皮、夜交藤、五加皮、川椒、土槿皮、鸡血藤、儿茶、石菖蒲、葱叶、徐长卿、泽漆、大黄。其余樟丹、密陀僧则要慎重使用。

（4）消癥药

适于慢性盆腔炎，子宫肌瘤，卵巢囊肿，陈旧性子宫外孕和早期癌症。所选药物虽然亦有行气之功，而重点偏于消癥，针对性较佳者为肉桂、桃仁、大黄、水蛭、虻虫、䗪虫、丹皮、赤芍、蛴螬、凌霄花、蜂房、鳖甲、干漆、丹参、红藤、紫参、鸡血藤、猕猴桃根、大戟、蛞蝓、续随子、花粉、两头尖、夜明砂、没药、琥珀、鬼箭羽、鸡内金、海藻、山甲珠、三棱、莪术、马鞭草、芫花、阿魏、刘寄奴、水红花子。其他山慈菇、木鳖子、二丑、山豆根、马钱子主要用于子宫肌瘤、子宫颈癌。

（5）通乳药

适于乳汁减少或中断，以郁滞性泌乳障碍为对象，气血两虚者例外。计有王不留行、无花果、木馒头、橘络、山甲珠、鲫鱼、漏芦、通草、木通、冬葵子、白芷、茯苓、路路通、莴苣子、桔梗、三棱、猪皮、土瓜根、鹿角、麦冬、花粉、僵蚕、皂角刺、川贝母、鲜海蜇、栝楼仁、薄荷梗、丝瓜络（带子）、玉米须、芝麻、木瓜、钟乳石、章鱼、鲜虾、白蒺藜、南瓜子、地龙、绿豆、鲤鱼、猪蹄、牛鼻、小茴香、菱角、赤小豆、蛎黄、蒲公英、芫荽、茭白、瞿麦、棉籽。其他续断、胎盘能促进乳腺发育，黄芪、当归也可下乳，均属补益药，不归此范围。

（6）催生药

适于气血虚亏子宫收缩无力，胎儿迟迟不能降生，以软产道不开为对象。除用黄芪、人参、当归、川芎、兔脑、牛膝外，还要考虑加入对子宫平滑肌有兴奋作用的药物，如薏仁根、通草、红花、蟋蟀、贯众、丹参、辛夷、川贝母、远志、吴茱萸、郁金、鹿茸、鸡血藤、酸枣仁、山楂、枳壳、姜黄、地龙、荠菜、艾叶、益母草（梗、叶）、小蓟、皂角刺、胎盘、红孩儿、夏枯草、合欢皮、沙苑子、麻黄根、透骨草、黄药子、夹竹桃、万年青、急性子、马齿苋、五味子、地榆、蒲黄、棉花根皮等，以提高疗效。

3. 妇科常用十法

先生认为，女子以血为基本。经带胎产常致气有余而血不足，故应重视养血之治，常以四物汤为基础化裁。由于气为血之帅，血为气之母，因此，气滞则血瘀，气虚则血脱，气逆则血液妄行，故女性常见痛经、不孕、崩漏及月经周期紊乱等病证。临床绝不可忽略治气，行气散瘀、降气破血、升气和血、补气养血、调理冲任等治法，需要高度重视。尤其是气血同病者，宜气血并治。先生总结了治疗妇科疾病常用的十种治法，又称为"十治"。

（1）补气升陷法（补中益气汤、举元煎等）：元气不足气虚下陷之崩漏、先兆流产、恶露不绝、子宫脱垂等；

（2）养血调经法（四物汤加味）：阴虚血亏的月经周期延后、经量减少、闭经、胞宫（泛指子宫、卵巢、输卵管）发育不良等；

（3）固阴止血法（两地汤合奇效四物汤等）：血热妄行的月经周期超前、经量过多、崩漏、恶露不绝等；

（4）健脾收带法（当归芍药散等）：脾虚运化无力，湿困中州、水液下注的白带；

（5）疏肝理气法（逍遥散合下乳涌泉散等）：肝郁气滞的月经周期紊

乱、经前乳房胀痛、缺乳等;

（6）活血散瘀法（红花桃仁煎、加味效灵丹、生化汤等），瘀血为患的闭经、痛经、慢性盆腔炎、宫外孕、产后儿枕痛等;

（7）泻火利湿法（易黄汤、龙胆泻肝汤等）：肝郁化火，湿热下注的阴痒、黄赤带下等;

（8）清热解毒法（五味消毒饮等）：急性盆腔炎、产褥感染，黄赤带下;

（9）补肾安胎法（寿胎丸等）：肾虚不能顾护胎元的先兆流产、习惯性流产等;

（10）补益冲任法（小温经汤合养精种玉汤等）：冲任二脉亏虚，月经周期延长、闭经、不孕、围绝经期综合征。

4. 妇科常用效方

先生经过长期临床实践验证获得如下体会：①桃核承气汤治疗妇科炎症、八仙汤与五味消毒饮合用于盆腔炎性疾病、易黄汤治带下;②四物汤加减治月经过多、佛手散治月经先后无定期;③胶艾汤加减治无排卵型功血、下瘀血汤治闭经，当归四逆汤治痛经、白头翁汤治崩漏;④寿胎丸治流产、少腹逐瘀汤治不孕、桂枝茯苓丸治子宫肌瘤、加减正气天香散治围绝经期综合征等。⑤生化汤用于分娩后瘀血不下，或冲任二脉功能失调、月经周期紊乱以及血量改变等。

5. 妇科常用配伍举例

先生治疗妇科疾病善于配伍用药，且有很多独特思路。如：月经延期，或闭经，每于对证方剂中加入大黄2~4g，以破血通经，效果显著。临床常用益母草、马鞭草各10~20g组成"妇女二仙草"，具有活血化瘀、行水消炎作用，除用于经闭、量少、排出困难、腹中坠胀者，还用于盆腔积液、宫颈糜烂、阴道炎、子宫收缩不良等病证，效果良好。

6. 崩漏用药与治验

崩漏之病，临床所见以气虚不摄、血失故道、血热妄行者为多，特别是因于热邪迫血妄行而致的，更属屡见不鲜。因此，先生治疗崩漏遵照先师的经验，第一不用炭类药物止血，防其留瘀，且易复发，无调整月经周期之功；第二除炒槐米外，大都遣用未经炮制的原质生药。其常用药物：田三七、蒲黄、小蓟、紫草、旱莲草、阿胶、生地黄、侧柏叶、丹皮、鸡冠花、赤芍、茜草等。临床最有心得且效果彰著者，首推地榆、贯众、白头翁。

地榆，苦酸性寒，具有凉血止血、清热解毒、消肿敛疮之效。《日华子本草》："月经不止，血崩，产前后诸血疾"；《本草求真》："其性主收敛，既能清降，又能收敛，则清不虑其过泄，涩亦不虑其过滞，实为解热止血药也"；《本草正义》"地榆苦寒，为凉血之专剂"。地榆生者凉血，对热邪迫血外溢有特殊疗效，一般开至20~50g，少则难见功效。炭化固涩可当时获利，然易复发。先生在《张志远临证七十年日知录》中明确提出"地榆生用凉血，炭化固涩"。

贯众，现统编《中药学》教材多归为清热解毒药，但历代本草记录其止血之功：《滇南本草》"止血"；《本草纲目》"治下血崩中"，"大治妇人血气"；《本草正义》"贯众，苦寒沉降之质，故主邪热而能止血，并治血痢下血，甚有捷效。"先生在《张志远临证七十年日知录》明确指出"贯众止崩漏"，可收缩子宫平滑肌，对崩漏证呈较强止血作用，属固涩药。在《张志远临证七十年医话录》"药笼小品实验录"中提出：贯众能"促进子宫收缩，压迫血管窦，令其闭合，治子宫出血，放入对证方剂中15~30g，便可取得止血效果。然而给予子宫内膜增生的患者，仍易复发，若兼入活血祛瘀剂制止增生之品，如山楂、红花、益母草，则收效良好"。先生对贯众的止血作用甚为推崇，临床使用也颇有心得。

白头翁，为毛茛科植物白头翁的干燥根，具有清热解毒、凉血止痢之功，用其治疗热毒痢疾，古今医家皆有验案。但《本草汇言》强调白头翁可"凉血，消瘀"；《本草经疏》认为"苦能下泄，辛能解散，寒能祛热凉血……（为）散热凉血行瘀之要药"。

先生认为：地榆、贯众、白头翁这三味药物，皆为苦寒之品，具有凉血作用。三药又各有所长：地榆味酸，偏于收敛；贯众促进宫缩，侧重清热解毒；白头翁祛瘀生新，兼消积聚。

三药相伍，不仅能清热泄火，尚有"涩以固脱"和祛瘀生新相辅相成的特殊功能，临床用治崩漏，药证相符，效果显著。地榆、贯众、白头翁对血热妄行之崩漏证，不仅治标，也可治本，主要是取其凉血作用，使血行"遇寒则凝"、火去"妄出自息"。

临床用量应根据患者与病情二者具体情况而酌定，一般用 15~30g，最大量可用至 50g，每日 1 剂，连服 5 剂。出血若停，减去 1/2 量，再服 3~5 剂以巩固之。

先生曾将"三味妙药治崩漏"在《新中医》1991 年第 4 期刊登，四川省仪陇县中医院周中立读者来信，评价三味妙药治崩漏的特点是"选药独特、剂量超大、炒用变生用"，实为"迅速止血"之良方。

皮 科 证 治

带状疱疹证治

带状疱疹，俗称叮腰疮、缠腰龙，虽常发于腰部，以横行如带为特点，然起诸其他部位如胸、颈、肩、臂、腿、颜面者亦屡见不鲜。西医学认为乃病毒传染，同中医学所言属温邪毒气凝结之说基本一致。此证疮形似泡，剧痛难忍，可伴有发热、全身不适。发病急骤，与一般疮疡极易鉴别。临床诊治，初起用截断法，清热解毒，要大量投用苦寒方剂，否则收效不显。连翘、柴胡、黄芩、金银花、大青叶、板蓝根、野菊花、败酱草，皆理想药物，尤其是蚤休、龙胆草、山栀子、地丁、蒲公英、白花蛇舌草疗效最佳。用量一般 15~40g，地丁、蒲公英、金银花 30~60g，加大黄 5~9g，荡涤内火、驱逐秽浊由大便而下，更可缩短疗程。

方治浅说

辨证是分析病情，揭露疾病的主要矛盾，施治就是根据各种不同性质的矛盾，所采取的一系列解决矛盾的相应措施。由于情况不同，就不能一病一方。要抓住病证特点，分别处理。如感冒有风寒与风热之分，一用麻黄汤，一用银翘散，即同病异治；子宫脱垂和脱肛，乃前阴与后阴两个不同的症状，由于均系气虚下陷引起，均可用补中益气汤，即异病同治。掌握了施治规律，就能运用治疗上的主动权。

辨证是对人体和疾病分析研究的结果，施治是在辨证的基础上进行的，是从辨证结论中得出的处理方法。没有辨证，也就不会存在施治。如感冒患者，其症状表现，都有恶寒现象，这是普遍性，也是共性，虽然程度上有所不同，而恶寒的症状，乃客观存在，否则感冒的诊断就不能成立。因此，无论风寒感冒或风热感冒，只要具有恶寒的特点，就应用发汗解表法。另一方面，还要注意到特殊性，也是个性，在运用理法方药过程中，方药剂量，加减化裁运用不当，则影响疗效。以麻黄汤为例，麻黄与桂枝配伍剂量，应大致相同，若减少桂枝用量，发汗作用减弱；麻黄量减少，增加桂枝用量，即转为温经散寒，变成活血通络之方，叫温经汤，可治风湿性关节炎。杏仁用量，常不超过12g，否则易中毒。甘草一般仅占麻黄用量的1/3，投予量大能引起汗出不畅，影响解表。在药物加减上，加入一味或减去一味，均可改变性能，失去原来治疗风寒感冒的作用，去掉桂枝则称三拗汤，功专止咳定喘，治疗急性气管炎或哮喘，其发汗作用就不足了。去桂枝、杏仁，称麻黄甘草汤，长于利水，适于急性水肿。把桂枝去掉加入石膏，为麻杏石甘汤，可医肺热气喘，又转成治疗肺炎之方。方剂的药物配伍，非常严格，具有一定规律，只处方，不注意药物剂量，虽然原物齐全，一味不少，也不能达到治疗目的，这叫有药无方；反之，不按组方配伍进行加减，随便拼药，若麻黄汤四味减去一半，又加入其他药物，原来方义已不存在，而仍以其方命名，这叫有方无药。外感患者凡口渴者多为风热，口不渴者多为风寒，治疗时，风热的投辛凉药物，风寒的投辛温药物，辛凉解表方用银翘散，辛温解表方用麻黄汤。至于表证发展成里证，寒证发展成热证，乃矛盾的转化，更应"药随病变"，根据转化结果，从实质上进行处理，采取灵活的治疗方案。

中医学施治，非常重视理法方药。理指说理，是从辨证来的；法指立法，是确立治法，从说理而来；方指选择良方，从立法而来；药指研究药物，是在选方的基础上运用的。也就是说，依据辨证，进行说理，确定治法，研究处方，组织药物。有理才有法，有法才有方，有方才有药。没有辨证则无理，无理也就无法，无法不能处方，无方即不能议药。如风寒感冒，是通过辨证认识的，这个风寒感冒的认识过程属于理；治风寒感冒的辛温解表法属于法；辛温解表的方子麻黄汤属于方；麻黄汤组成的药物麻黄、桂枝、杏仁、甘草就是所用的药。理法方药为施治过程中四个步骤，互相关联。

巧于化裁活用古方

对古方和重点药物，先生依徐灵胎之言："倘或不验，必求所以不验之故，更必效之法；或所期之效不应，反有他效，必求其所以治他效之故；或病反重，则必求其所以致害之故，而自痛愆。"

先生不仅在理论上别树一帜，而且在临床实践中匠心独运，特别于妇科病证方药的遣用，尤有慧心巧手，善化古为新用，且药随心出，卓有效验。

1. 两地汤（《傅青主女科》）

两地汤药味有六，计有生地黄（酒炒）、地骨皮、元参、白芍（酒炒）、麦冬、阿胶，是为治疗肾脏水亏火旺而致月经先期量少而设。经后世应用，其治病证渐多，并成为妇科疾病常用效方。先生以之验诸临床，详究细审，识见日深。提出本方适应的病因病机是，素有内热，或过食辛辣，或久处高温环境而感受热邪，或大怒伤肝、郁而化火，或突由寒冷地区新迁炎热地区，或误服温补肾阳、暖宫种子或辛香走窜之药，损伤冲任二脉，导致血热妄行。与之相应的病证，则有月经周期超前、经量过多、功能性子宫出血、产后子宫感染、恶露不绝等。若加贯众、鸡冠花、地榆、黄芩等味，则效果尤佳，以其具清热解毒、凉血止血之功，特别适于下焦血热之疾患；若加青蒿、丹皮，以其清热退蒸之功，适于骨蒸潮热者。此确为经验之谈。

早在清代末年，以两地汤治疗血热崩漏（主要指功能性子宫出血）曾风行一时，被誉为良方。时医曾编歌诀云"两地参芍麦阿胶，妇人血崩唉后消"，足见其疗效之高。先生指出，日本人常用之温清饮（四物加黄连解毒汤）滋阴功效则大不如两地汤，虽有较强的清热解毒之力，然治疗血崩之效则不及两地汤，故两地汤加味为先生所喜用。在妇科临证中，凡遇到火热为患、伤阴耗液之血证，均可以本方加清热解毒、凉血止血之品而收捷效，较单用苦寒、忽视正气者，更具巧思。

2. 生化汤（《傅青主女科》）

生化汤有二方，一为《景岳全书·妇人规》所引钱氏方，方由当归、川芎、炙甘草、炮姜、桃仁、熟地黄（一方无熟地黄）、大枣组成；一方是《傅青主女科》方，由全当归、川芎、桃仁、干姜（炮黑）、炙甘草组成，用黄酒、童便各半煎服。二方药味基本相同，功效亦近，惟傅氏方活血化瘀、温通经脉之力更强。先生正是抓住这一特点，灵活运用，屡建奇功，故而推之为妇产科专方。

据先生研究，本方自面世即成为中医学妇产科之专方，与其他所谓四大名方之三的四物汤、逍遥散、越鞠丸不同。后三方除在妇科应用较多外，在内科亦普遍用之，且疗效显著，故此三方不能称为妇产科专方。先生运用生化汤的经验是，本方适于分娩后瘀血不下，或冲任二脉功能失调、月经周期紊乱以及血量改变等。其治疗病证为：一则能消除产后瘀血，治恶露不行；二则对月经来潮行经时间过长，或已断数日而复来的"回头血"，有促进子宫内膜脱落和修复的作用；三则为河北、山西一带民间所习用，认为胎儿降生后产妇服 3 剂生化汤，能调节子宫回缩，减轻子宫收缩引起的腹痛，易于康复，且能预防产褥感染。所以，将生化汤视为妇产科专方，并非过誉之辞。

3. 完带汤（《傅青主女科》）

《傅青主女科》完带汤由党参、白术、山药、白芍、车前子、苍术、陈皮、柴胡、甘草、黑芥穗等药组成，主治脾虚肝郁、湿浊下流所致之带下白或淡黄、清稀无臭、面色苍白、倦怠便溏、舌淡苔白、脉缓或濡弱。

先生既师其法，又不囿于其方，在实践中不断发展。先生经研究认为，凡因嗜食生冷、活动过度、生育太多，脾阳损伤、气虚下陷、水液失于运化、不能敷布四旁或下输膀胱，使湿邪为患、流于下焦，致使子宫、宫颈、阴道分泌渗出之物增多、溢出白带，均可以本方治之。其具体病证为功能性白带、子宫颈糜烂之白带、青春期雌激素水平过高，或口服避孕药等所致之大量水样白带。

先生不仅善于化古方为新用，而且更精于"药理"。其对方剂中药物功效的认识，可谓入木三分。如本方中之白芍就有二用，一则滋阴以泻肝阳，二则柔肝以防侮脾；柴胡亦具二用，一为疏肝解郁以制肝郁化火之变，二为发湿邪以振脾气；荆芥穗炒黑炭更有深意，一即祛风散湿而不助肝火，二能升举下坠之脾阳，三可预防邪入血分而溢出赤带之变。此实乃真知灼见。先生于方药研究至深至透，得前人不传之秘。其所以能手到病除，迭起沉疴，理固宜然。

4. 少腹逐瘀汤（《医林改错》）

组成：当归、川芎、小茴香、炮姜、元胡、肉桂、赤芍、蒲黄、五灵脂。方义：川芎、当归、桃仁、红花活血祛瘀止痛，小茴香、官桂、炮姜温通下焦。适应病机：行经、流产、分娩、余血与恶露未尽；外邪侵袭胞宫；遭受恐惧、精神创伤、长期忧虑；过食酸涩之味或炭类止血药物；输卵管妊娠流产或破裂等，影响血行，产生瘀血，积聚日久结为癥瘕，或使"新血不得归经"。治疗对象：慢性盆腔炎、痛经（子宫体后倾后屈、内膜脱落、成块状排出、颈管狭窄、子宫间质性和黏膜下肌瘤、子宫内膜异位）；陈旧性宫外孕；不超过3个月妊娠子宫肌瘤；漏下淋漓型功能性子宫出血；产后宫缩腹痛、恶露不绝（胎盘残留、蜕膜剥脱不全、子宫肌肉内神经分布异常）。王清任经验此方可预防习惯性流产，为治疗女子不孕症的第一方。

5. 八仙汤（《产科发蒙》）

组成：土茯苓、茯苓、木通、大黄、陈皮、银花、当归、川芎。适应病机：风、热、湿邪侵入胞宫。治疗对象：人称此方为八味带下方，可用于急性盆腔炎，产褥感染的发热、腰痛、腹痛、黄赤溢液阶段。若与《医宗金鉴》五味消毒饮（地丁、公英、银花、野菊花、紫背天葵）配合应用，或加入青黛、蕺菜、红花、败酱草、墓头回、丹皮、元胡、丹参、赤芍、川楝子，以增强清热解毒、活血散瘀作用，则收效更好。对感染性宫颈糜烂，脓性黄带淋漓不止也适用；另外尚可缓解滴虫、霉菌、老年性阴道炎、外阴白斑初期症状，结合外用熏洗药，如苦参、蛇床子、白蒺藜、百部、川椒、雄黄、硼砂、五倍子等，有明显疗效。

6. 温肾丸（《沈氏尊生》）

组成：熟地黄、山萸、生地黄、巴戟、当归、菟丝子、鹿茸、益智仁、杜仲、茯神、山药、川断、蛇床子。适应病机：肾阳虚弱，天癸迟至，月经晚潮，子宫发育不良，早婚干扰；脑垂体、甲状腺、肾上腺、卵巢功能紊乱，内分泌失调，生育受到影响。治疗对象：原发性或继发性不孕症，与鼓舞肾阳，强壮肾精，温补冲任二脉的功能相关。在补虚的同时，应考虑调经行气活血的基本治法，可依照定坤丹（人参、鹿茸、藏红花、鸡血藤、肉桂、熟地黄、白术、当归、白芍、茯苓、炙甘草、川芎、鹿角霜、乌药、鹿胶、香附、牛膝、枸杞、砂仁、益母草、细辛、黄芩、杜仲炭、元胡、姜炭、柴胡、五灵脂、三七参，炼蜜为丸）的组方法度。

7. 寿胎丸（《医学衷中参西录》）

组成：菟丝子、川断、桑寄生、阿胶。适应病机：先天不足，年幼多病，肾阳虚弱，卵巢功能低下，子宫内膜发育不良，孕激素分泌过少，叶酸及维生素 E 缺乏，或久病之后，及外伤损害冲任二脉，不能固摄胎元。治疗对象：凡先兆流产、习惯性流产，除母子血型不合外，从怀孕始就可服用。肾阳虚明显者，酌加黄芪、党参、白术、炙甘草。配合单方苎麻根、南瓜蒂效果尤佳。

8. 经验方苏连止呕饮

组成：苏梗、黄连、竹茹、半夏、陈皮、黄芩、麦冬。适应病机：肝阳偏亢或抑郁伤肝，怀孕后肝血下行冲任二脉，注于胞宫养胎，阴液不足，藏血减少，肝火上逆犯胃，发生恶心呕吐。治疗对象：早期妊娠中毒，恶阻。可先以海蜇、地栗、芦根、萝卜、灶心土水煎液煎服。

9. 举元煎（《景岳全书》）

组成：党参、黄芪、白术、升麻、甘草。适应病机：此方短小精悍，单刀直入，比补中益气汤有过之而无不及。气虚之体，过度疲劳，早婚多育，一孕多胎，或年老气衰，久病未复，大量失血、气随血脱，产后过劳，长期推、挑、抬、蹲等姿势作业，导致气虚，中气下陷，失去固摄能力。

治疗对象：功能性子宫出血日久不愈，产后子宫胎盘附着处复旧不全、恶露不绝、子宫位置下移脱垂。处理出血疾患，为了加强疗效，可增加仙鹤草、龙眼肉、阿胶等，或配合归脾丸、止血灵。

古方方义新解

1. 六味地黄丸去"三泻"

六味地黄丸首见于钱乙《小儿药证直诀》，是从《金匮要略》崔氏八味丸减去桂、附制成的，对肾阴不足骨空、髓海亏虚诸证，有良好的治疗作用，但因含有"三泻成分"，除商品药仍按原方组合外，若改为汤剂，大多遵照张景岳的观点，要求"精一不杂"，恐茯苓、泽泻渗利太过，劫夺津液，丹皮凉破"减去补力"，均行删去，加入滋润之品，或另换左归丸。认为只有如此，才能达到补养而不伤下、护阴而不走液的目的。其实，这一思想仅限于纸上谈兵，并非经验家言，第一是对古方的应用缺乏全面研究，如仲景方的黄连干姜之寒热同使、大黄附子之攻补兼投，领会不深；第二是未有注意到阴虚者常内蕴伏热，以丹皮凉血乃坚阴抑火之治，茯苓、泽泻利水，可引热下行由小便而出，热清则阴自足。龚居中对此颇有体会，故在《红炉点雪》中写道，前人"用补药皆兼泻邪"，六味丸用茯苓、泽泻，是"取其泻膀胱之邪，邪去则补药得力"，一开一阖，即为它的奥妙所在。

曾诊一中年患者，身形瘦小，3年来经常头晕耳鸣，心烦失眠，感觉骨酸，记忆力大减，且有梦遗现象。从其脉细数诊为肾阴亏损之证，因当时医院无成药六味地黄丸，乃换作汤液加减，由熟地黄、山茱萸、山药、枸杞、龟板、阿胶、夜交藤组成，6剂后，虽然见效、口干消除、耳鸣好转、睡眠有所改善，但仍心烦、头晕，遂在原方内又加丹皮、茯苓、泽泻，连服12剂，病情递减，脉象亦变缓和。尔后嘱其再用六味地黄丸2个月以巩固之。"三泻"在本方中仅药味就占其一半，若把丹皮、茯苓、泽泻除掉，则原始方义便完全丧失了。所以，古方配伍是由经验得来，寓意深邃，很需要继承发扬。

2. 酸枣仁汤之枣仁生用或炒用

张仲景《金匮要略》之酸枣仁汤，由枣仁、茯苓、知母、川芎、炙甘草组成，为补虚、清热、养血、安神方，对心悸、易惊、头眩、盗汗、多梦、爪甲干枯、夜卧不宁有较好的防治作用，其中的枣仁，刘惠民先生推为治疗神经衰弱的最佳强壮药，曾根据王海藏、李时珍生者醒睡、炒熟则催眠的传统说法，提倡可生、熟各半一方同服，以其兴奋与抑制双重作用调节神经中枢，既解除失眠，也防止发生由药源引起的嗜睡之害。实则枣仁生、熟皆有镇静之效，都可治疗阴亏血虚的阳气亢奋不眠，炒过后比生品之优越性并不明显，若武火炭化油尽质枯，变为苦涩，药力成分破坏，其效大减，就无什么作用了。因此，应开展临床研究，逐步地转为以生代熟，或微炒见黄即止，不只节约药物，且减少了人为工序。因此，在实践中遵照《金匮要略》枣仁之下无有炮制记载，有意识地单独投用生者，每剂 15~30g，分 2 次服，始终未有导致彻夜不眠的现象，相反，却有明显催眠作用。

3. 四逆汤用附子先煎去毒

《伤寒论》四逆汤之附子，为方中温里祛寒的主药，同干姜、炙甘草配伍，常用于神疲倦卧、脉微肢冷、自汗频出、下利清谷等症。因其含有乌头碱，须经过高热才能破坏，否则便会发生中毒现象。近人陈伯坛、刘民叔、吴佩衡诸家，均很擅长遣用此药，认为能救脱扶阳，每剂常开至 30~90g，最大量超过 200g，这与地处西南部环境、体质、气候、习俗有密切关系。煎服法，一般先煮两小时以上，将所含毒性成分破坏，补火温里的作用并不随之而减弱，仍可发挥回阳的功效。另外，由于长时烧煮，气体蒸发，尚要注入大量的水液，附子被释出的有效成分，就易增多，从而实现物尽其用。

4. 痛泻要方疏肝保脾

痛泻要方，为明代御医刘草窗常用的一首著名散剂，对木强土弱、肝气克脾造成的阵发性腹泻，以胀为主，痛时大便，既能治疗急性肠炎，也可应用于其他慢性肠道久泻疾患。由于药物配伍奇特，含义较深，故注解者言其疏肝止泻作用颇不一致，唯有距刘氏活动年代最近之虞花溪在所撰《苍生司命》中才全面剖析了组方的真髓，诠释甚佳，他说组方的根据是："泻责之脾，痛责之肝，肝责之实，脾责之虚，脾虚肝实，故令痛泻。炒术所以健脾，炒（白）芍所以泻肝，炒陈（皮）所以理脾，防风所以散肝，不责于实者，以实痛得泻便减，今泻而痛不止，故责之土败木贼也。"这段话虽为后人引用过，但未标出原始来源，或云记于吴昆《医方考》，或言载诸张介宾《景岳全书》中，都是以讹传讹。

曾诊一女性患者，烦躁，腹内不舒，脐周作胀，痛时下泻，泻后仍痛，曾服五苓散、理中丸，病情不见好转。从其脉弦、泻下物消化不良，断为肝气凌土之证，拟白术 20g，白芍 12g，陈皮 9g，防风 6g，水煎服，3 剂服后，腹痛依然，泻下止。白术改 25g，白芍增至 30g，又饮 3 剂，临床症状尽管有所改善，但痛泻减不足言。后将防风增至 18g，3 剂而愈。配伍剂量，影响功效，防风宣散肝邪、疏泄郁滞、条达其气机，缓解乘土侮脾，大量应用，痛泻要方的临床效果即充分发挥。

5. 枳术丸的补与泻

金元张元素善化裁古方，将张仲景《金匮要略》治水饮"心下坚大如盘"的枳术丸加倍白术之量，改作荷叶烧饭（现在工艺与米同煮，或包之烤熟）为丸，降低枳实破气之力，增强醒脾健胃之功，转成以补为主，"先益其虚后化其实"，寓消于扶正，从补中泄邪，费伯雄赞称"简当有法"，效果彰著。对脾阳不振，运化不良，脘痞腹满，不欲饮食，饭后加重之证，使用最宜。将白术、枳实二药的投量改为相等，则无"补"的作用，反而出现四肢倦怠疲乏无力。把白术用量提升 2/3，枳实减至 1/3，仍以荷叶烧饭赋形为丸，用于水饮内停、脾气虚弱、胃纳欠佳，效果理想。药物的比例，可起决定性作用，补者处于领先地位，则益人为主；祛邪占据优势，开破便列为上宾，就连攻补各半平分秋色时，也往往因祛邪的关系而抵消了补药的功效。张氏善补胃气，主张"养正积自除"的思想，已完全体现在枳术丸上。应用古方既要探讨其配伍规律，还须从投量之多少着眼，才算达到全面。近代甲骨文研究家罗振玉藏有调理中州的一首验方，据郑逸梅《文苑花絮》介绍，取米数十克炒黄，"用荷叶将米包入，在米上微微加水令润，叶上针刺小孔十余，在火上烤香，去叶取米煎汤，日饮二三次"，用于脾胃健康状况较差者，"复原极易"，很可能是由本方辅料衍化而来。

创制新方治顽疾

1. 通阳解蔽升气化痰蠲饮汤

"天地辟，万物生。"从《素问·五运行大论》言太虚之中"大气举之"可知，古人已认识到宇宙存有大气及其功能。不仅自然界生、长、化、收、藏受其影响，风、寒、暑、湿、燥、火的一系列变化也与它有密切关系。人的生理活动，既然和外界息息相通，则这个小宇宙也就存有大气主宰人身的现象，《灵枢·五味》谓其"转而不散，积于胸中，命曰气海"。它的作用至关重要，《医旨绪余》引撄宁生说，认为大气鼓越，是维持人体生命活动的巨大力量，非此"则津液不得行，呼吸不得息，血脉不得流通，糟粕便溺不得运行传送也"。其功能属阳，可散阴霾，包举于肺的周围，为"至高之气"，通过气化作用，"宣五谷味，熏肤充身泽毛"，磅礴沛然"若雾露之溉"，"虽不藏神，反为五神之主"。喻嘉言指出："统摄营卫、藏腑、经络，而令充周无间，环流不息，通体节节皆灵者，全赖胸中大气为之主持。"他在《医门法律》中认为若大气失去"斡旋"，则阴邪汇聚发生疾病，严重时可"出入废神机化灭，升降息气立孤危"，并据《金匮要略》"大气一转其气乃散"，医胸痹心痛之用薤白白酒，即属通阳调理大气的典型，主张护阳、温化、宣行为辅助大气的三法，只有"胸中之阳不亏可损其有余"，否则是不能滥予攻破、泻下的。孟子所说的"养吾浩然之气"，就是指大气而言。河北张寿甫十分强调大气的重要作用，曾参东垣补中益气法，创制了升陷汤，以治疗人身大气下陷、肺功能低下，效果甚佳。

先生对人身大气论的实践应用，源于李杲之元气与阴火论，后通过学习喻嘉言《大气论》，结合临床观察，加深了理论认识。一壮年男子，自述因猝然受惊而心悸不安，自服天王补心丹两瓶后，胸闷憋气，捶打方舒，经中西医调治已达年余，不见好转。面暗色黑，呈消耗面容，白腻苔，脉沉迟，重取有力，按痞证处理，给予半夏泻心汤，无效，又改小陷胸汤，症状不但未减，反而加重，胸闷形似堵塞，呼吸困难，且大便溏泻日三四次。另辟思路，认为此案与胸中大气有关，并停有痰饮。其根据是：第一，天王补心丹不能匡辅大气，丸药腻膈留邪，易和痰饮交结混为一家，虽有补虚作用，功不能抵过；第二，投半夏泻心、小陷胸汤，侧重泻实，对虚证不利，胸阳受损、大气被抑，故呼吸困难；第三，患者面黑、舌苔白腻，揭示内停痰饮，脉搏沉迟既为伏寒之象，也是气机阻遏运行不畅的表现，重取有力，乃痰饮积留，阴郁掩盖了阳气的亏虚；第四，冠心病应辨证论治，不一定都适用活血散瘀法，神经衰弱有多种类型，归脾汤无力统而治之；第五，久病不愈，要从各个方面考虑，防止先入为主，掌握"求本"原则，药随证变。以补益大气为主兼行温化胸阳、散寒、祛痰利水治法，在《医学衷中参西录》升陷汤基础上组织了一首新方：黄芪30g、紫油桂9g、苍术6g、茯苓12g、薤白9g、柴胡3g、升麻6g，连服7剂，颇见功效。尔后又用了24剂，原方药味、投量均未更动，痊愈。先生多年来即以此方治疗大气不足、痰饮汇聚，胸闷下泻，都获得了理想的效果，命名为"通阳解蔽升气化痰蠲饮汤"。若浊阴之邪较盛，胸中有凉感，或背寒冷如掌大，则加干姜 6g，附子 12g。

2. 香姜红糖散

组成：广木香 50g，干姜 350g，红糖 120g。

制法：先把木香、干姜碾为粉末，然后和红糖调在一起，混合均匀。

功能：温中健脾，理气止痛。

主治：脾阳虚弱，腹中隐隐作痛，每日泻下 3~5 次，呈半水样便，久而不止，服附子理中丸或痛泻要方不效者。

服法：此为 1 个疗程之量，每次口服 10g，白水送下，3 小时 1 次，日用 4 次，连服 13 天。如嫌辣味过浓，可改为每次 5g，1.5 小时 1 次，日服 8 次。

方解：此方系治疗"痛泻"之验方，由干姜丸化裁而出，包括两种药物一味食物，其中广木香辛苦性温，能醒脾行气、散寒止痛；干姜大热暖中助阳，可煦化沉积的寒邪；红糖甘温而补，先生父亲在世时，尝谓其有小建中汤的作用。组方是遵照《素问·至真要大论》"寒淫于内，治以甘热，佐以苦辛"之旨，共奏祛寒健脾、温肠止泻之功。以中、下二焦素有伏寒为适用对象，凡舌苔白滑、脉搏沉迟、面带黎色、腹痛便泻、粪不成形者，即可服用。

加减运用：本方十分平妥，无任何毒性，一般不予增减，可根据病情需要加入随症药。如食欲不振用砂仁 5~9g，气虚无力用人参 3~8g（冲），大气下陷用炙甘草 15~21g，阳虚较重用熟附子 9~15g，心悸不宁用桂枝 7~12g、茯苓 9~12g、炙甘草 10~18g，小便短少用泽泻 8~16g，猪苓 9~15g，情绪易激动、怒则腹痛用炒白芍 12~20g，每日以水煎汤分 4~8 次送服此散。

按语：临床应用香姜红糖散，治疗宿寒久泻之证，已历验多年，虽无大量病例统计数字，但功效甚好，大都一料便能收效，最多两个疗程即可完全治愈。该方有三方面的特点，一是有效，药味少，花钱不多，易于调配，符合验、便、廉的要求。二是无副作用，在内服过程中，并不影响饮食，且有健胃的功能。三是有利旅行携带。

3. 崩漏丹

妇科崩漏证，是一种常见的出血性疾患，严重影响身体健康，崩出不止能转化为漏，漏下失治也可大出成崩。临床所见以气虚不摄、血失故道、血热妄行者为多，特别是因于热邪迫血妄行而致的，更属屡见不鲜。处理此证，将重点放在血热妄行这一类型上，根据病情需要，选用具有针对性药物，第一不用炭类止血，防其留瘀，且易复发，无调整月经周期之功；第二除炒槐米外，大都遣用未经炮制的原质生药。

实践中，既采用历代文献所收录名方，也注意疗效明显的药物，如田三七、蒲黄、小蓟、紫草、旱莲草、阿胶、生地黄、黄芩、侧柏叶、丹皮、鸡冠花、赤芍、茜草等，最富有心得而效果十分彰著者，则首推地榆、贯众、白头翁。三味药物，皆为苦寒之品，有凉血作用，《神农本草经》《名医别录》《日华子本草》《本草纲目》，言有治崩漏之力，验之临床，效果确切。它们在止血方面的区别是，地榆味酸偏于收敛；贯众苦寒，侧重清热解毒；白头翁祛瘀生新，兼消积聚。三药配伍，不仅能清热泄火，且有涩以固脱和祛瘀生新相辅相成的功用。用量视人与病二者具体情况而定，一般用15~30g，最大量可用至50g，每日1剂，连服5剂。出血若停，减去1/2量，再服3~5剂以巩固之。而后则改用四物汤加减为基础，增入养肝益肾调理冲任之品以恢复月经周期，常用仙灵脾、肉苁蓉、紫石英、枸杞子、首乌、桑寄生、黄精、杜仲、狗脊、胡桃、补骨脂、鹿衔草、龙眼肉、红糖果、益智仁等，除紫石英、首乌、桑寄生、黄精、红糖外，均以小量兑入，每味药不能超过10g。地榆、贯众、白头翁对血热妄行之崩漏证，不仅治标，也可治本，主要是取其凉血作用使血行"遇寒则凝"、火去"妄出自息"而达到治愈目的，通过多年临床观察，实际效果常超越其他同类药物，且验、便、廉。以之和《证治准绳》推崇的子芩（生用）丸相配，各等份，水煎浓缩成片剂，名妇女良友"崩漏丹"，每次3~5g，日服2~3次。结合食物疗法，从用药之日起，每天以黑木耳15g佐餐，根据复发次数多少，连吃1~6个月，最易收到良效。

山东中医药大学
九大名医经验录系列

张志远

用药心得

先生在数十年的医、教、研生涯中，积累了很多的经验，并提出一系列见解，足以启迪后学，并直接丰富了中医学理论。他认为学习中医，应以《内经》《伤寒论》为基础，博览群书，广采众家之长，排除门户之见，无所偏倚，讲求实效。他精修本草，熟谙药理，内、儿用药，独具心得，对顽固性头痛，多以川芎为君，每剂常用到 25g，细辛不拘钱内之说，风湿性体痛用到 30g，崩漏证很少投以炭类止血，缘其无巩固之力，也不能调理月经周期，所以喜用补气、凉血，把重点放在助益冲、任二脉上。

脏腑用药式

脏腑用药，在本草学上为"循经用药"，亦称"药物归经"。不仅属于基础医学的重要组成部分，也是脏象学说在临床应用方面的实质内容。对初学中医中药者来说，甚有意义。它的用药形式为，把人体生理活动、应激能力，同药物作用密切结合在一起，遵照脏腑特点，选用多种专治效能的药物，采取针对性的治疗方法。目前，由于新作用不断被发现，已有很多药物突破了原来的归经，扩大了治疗范围，因此要灵活掌握、合理运用、吸收新知，不可固守文献章法，为先贤经验所束缚。据证立方，以方率药，避免机械遣用药物，防止有药无方。

1. 肺

（1）病证

①肺气虚弱。常见于部分慢性支气管炎、肺气肿、肺结核。

②阴虚化热。常见于部分肺结核、慢性支气管炎。

③气逆痰阻。常见于部分支气管扩张、支气管哮喘、喘息性支气管炎。

④风寒袭肺。常见于感冒、肺炎、急性支气管炎。

⑤肺痈化脓。常见于肺脓疡。

（2）治法

①补气。适用对象：呼吸无力，音低气短，脉弱自汗。

方药：减味保元汤（人参、黄芪、炙甘草）。随症用药：咳嗽加冬虫夏草，汗出过多加麻黄根，久喘不已加蛤蚧，痰稀而多加白术、茯苓。

②滋阴。适用对象：咳嗽无痰或少而黏，午后潮热颧红，脉细数，易盗汗。

方药：沙参生脉散（沙参、麦冬、五味子、西洋参）加百合、杏仁、川贝母。随症用药：痰稠加海浮石，咯痰困难加桔梗，出血加阿胶、白及，失音加木蝴蝶、蝉衣、胖大海，鼻燥加黄芩、石膏、桑白皮，身热加青蒿、鳖甲、地骨皮，咽痒或久咳不止加百部，咽干而痛加麦冬、锦灯笼、蚤休、山豆根、六神丸。

③降气。适用对象：气逆而上，咳嗽或喘，痰多，苔腻，胸闷难卧。

方药：三子养亲汤（苏子、白芥子、莱菔子）加半夏、陈皮、枇杷叶、旋覆花。随症用药：痰喘加射干，喘息不能平卧加地龙、苦葶苈子，胸闷如堵加栝楼、枳壳。

④散寒。适用对象：咳嗽痰白，呼吸急促，脉紧形寒。

方药：轻者荆苏杏仁散（荆芥、苏叶、杏仁）加紫菀、款冬花；重者减味小青龙汤（麻黄、桂枝、半夏、干姜、细辛、五味子）。随症用药：咳重加前胡，发热汗出而喘用麻黄杏仁甘草石膏汤，鼻塞流涕不闻香臭用苍耳散（苍耳子、辛夷、白芷、细辛、藁本）。

⑤排脓。适用对象：发热胸痛，汗出苔黄，咳出臭痰脓血。

方药：三物白散（桔梗、贝母、巴豆霜）。随症用药：清热用苇茎、败酱草、鱼腥草，祛脓用冬瓜子、桔梗、薏仁，化瘀止血用桃仁、红花，胸闷痛剧用全栝楼一个捣碎。

2. 大肠

（1）病证

①滞下。常见于痢疾。

②便秘。常见于部分热性病后期以及习惯性者。

（2）治法

①利肠。适用对象：腹痛，粪下不爽，杂有脓血。

方药：白头翁汤（白头翁、黄连、黄柏、秦皮）。随症用药：腹胀加槟榔、厚朴、莱菔子，腹痛甚加木香、白芍，发热加银花、连翘，神昏加紫雪丹或至宝丹，兼挟表邪用葛根芩连汤（葛根、黄芩、黄连），阿米巴痢吞服鸭蛋子，痔疮出血用槐花、地榆、侧柏叶、赤豆芽，非特异性溃疡性结肠炎可用青黛、马齿苋、黄连、灶心土、乳香、没药、苦参、败酱草、白芷、旱莲草、大量生甘草。

②通便。适用对象：大便困难或不下。

方药：a.润肠：偏寒用五仁丸（桃仁、杏仁、柏子仁、栝楼仁、麻子仁）；偏热用增液汤（玄参、麦冬、生地黄）加地栗、海蜇。b.泻下：实热用大承气汤（大黄、厚朴、枳实、芒硝）；虚寒用半硫丸（半夏、硫黄）加蜂蜜。随症用药：习惯性便秘，多食水果（苹果例外）、蔬菜。寒下之品番泻叶、芦荟，热下猛将巴豆，缓泻肉苁蓉，可单独使用；大小便均不通利宜酌选甘遂、大戟、牵牛、商陆、续随子。虫积肠结，则以豆油60~120ml饮服。

3. 肝

（1）病证

①肝血不足。常见于部分高血压、贫血、眼病。

②肝郁气滞。常见于部分神经官能症、慢性肝炎、慢性胆囊炎，月经周期紊乱。

③肝火上炎。常见于部分高血压、上消化道出血、鼻衄、眼病，个别更年期综合征。

④肝风内动。常见于脑血管意外、高热惊厥，部分长期性高血压。

⑤寒入肝经。常见于疝气、部分睾丸炎、附睾炎。

（2）治法

①补血。适用对象：目涩视昏，舌红口干，头面烘热，少寝多梦。

方药：桑麻丸（桑椹、芝麻）加当归、白芍、熟地黄、首乌、枸杞。随症用药：眼干加草决明，便秘加芦荟，口燥加石斛、麦冬，舌绛加青黛，手足发热加丹皮。小腿筋脉拘挛用芍药甘草汤加木瓜、牛膝。钝器伤眼不能辨物用除风益损汤（四物汤加前胡、防风）。

②调气。适用对象：纳呆易怒，精神抑郁，胸胁苦满，乳房胀痛，甚则全身走窜，所至皆痛。

方药：柴胡疏肝散（柴胡、白芍、川芎、枳壳、香附、甘草）加乌药。随症用药：乳房痛重加橘叶、青皮、路路通，胁下痛甚加延胡索、川楝子、荔枝核，嗳气加赭石、半夏、旋覆花，犯胃呕逆加佛手、香橼、绿萼梅，吞吐酸水加左金丸（黄连、吴茱萸），咽中如物梗阻加木蝴蝶、厚朴花、败酱草、海浮石、苏叶、半枝莲、蔷薇根、山豆根、石上柏，月经先后无定期加月月红、玫瑰花、香附、泽兰，瘰疬用海藻、昆布、夏枯草、土贝母、猫眼草。肝脾肿大，轻者用红花、丹参、丹皮、桃仁、赤芍；重者用三棱、莪术、刘寄奴、马鞭草、鳖甲、水蛭、䗪虫、鳖甲煎丸。

③清火。适用对象：口苦泛恶，头痛耳鸣，目赤红肿，流泪畏光。

方药：加减龙胆泻肝汤（龙胆草、黄芩、青黛、山栀、菊花、胡黄连、夏枯草）。随症用药：头痛加钩藤、石决明，吐血加茅根、丹皮，烦躁加山栀、珍珠母、紫贝齿，失眠加龙骨、牡蛎，时见异梦加知母、黄连，瞳孔缩小加青葙子，骂詈发狂加礞石、铁落、大黄。

④息风。适用对象：头重足轻，眩晕欲仆，四肢发麻，舌出震颤。

方药：平肝养阴汤（生地黄、白芍、山茱萸、龟板、钩藤、石决明）加天麻、玳瑁。随症用药：痰涎上涌加半夏、橘红，口鼻歪斜用牵正散

（白附子、僵蚕、全蝎），半身不遂用补阳还五汤（当归、川芎、黄芪、地龙、桃仁、赤芍、红花），小儿高热惊厥、四肢抽搐用止痉散（全蝎、蜈蚣）加僵蚕、地龙、羚羊角。

⑤温经。适用对象：小腹牵痛，睾丸坠胀，阴囊回缩，遇寒则剧，得热便舒，脉沉而弦。

方药：暖肝汤（当归、小茴香、木瓜、荔枝核、乌药、延胡索、青皮）。随症用药：理气为主加川楝子、橘核，侧重散寒加吴茱萸、附子、肉桂。经验证明，大黄、附子并用，止痛效果最好。

4. 胆

（1）病证

湿热黄疸。常见于黄疸性肝炎、胆石症、急性胆囊炎、蛔虫入胆管、肝癌。

（2）治法

①泻热。适用对象：发病急，巩膜皮肤黄染，色泽鲜明，尿少。

方药：茵陈蒿汤（茵陈蒿、山栀、大黄）加黄连。随症用药：恶心加竹茹，胸闷加佩兰，胁痛加青皮、川楝子、郁金、延胡索，腹胀加木香、大腹皮，发热加大青叶、板蓝根、蒲公英、田基黄、穿心莲，小便不利加鸭跖草、海金沙、车前子，胆石加芒硝、鸡内金、金钱草，肝癌加半枝莲、白英、白花蛇舌草、莪术、三七、龙葵、蚤休、黄药子、山豆根、山慈菇。

②利胆驱蛔。适用对象：蛔厥，蛔虫钻入胆道，上腹部绞痛，辗转叫呼。

方药：枳壳汤（茵陈蒿、枳壳、郁金）加柴胡。随症用药：剧痛难忍可先饮食醋一杯，随后再行驱虫。

5. 脾

（1）病证

①脾阳虚衰。常见于部分慢性胃炎、慢性肠炎、结肠炎、慢性肝炎、肝硬化、胃肠功能紊乱。

②中气下陷。常见于部分慢性肠炎、慢性痢疾、肠功能紊乱、脱肛、胃下垂、子宫脱出。

③脾不统血。常见于部分功能性子宫出血、紫癜、血友病。

（2）治法

①温阳。适用对象：面色萎黄，时泛清水，四肢不温，便溏，食后腹胀，补之则轻，泻下转剧。

方药：理中汤（人参、白术、干姜、甘草）。随症用药：口黏食少加砂仁、白豆蔻，腹泻加山药、莲子、扁豆，水肿加茯苓、泽泻，头重如裹加白芷，身体沉重似缚加炒苡仁，手足厥冷加附子。

②升气。适用对象：气短无力，小便清长，动则气下，吸深方舒。

方药：补中益气汤（黄芪、人参、白术、当归、升麻、柴胡、陈皮、甘草）。随症用药：胃下垂加枳壳，腹泻不止加诃子、米壳、灶心土。

③止血。适用对象：经常出血或出血不止。

方药：当归白术龙眼汤（当归、白术、龙眼、甘草）。随症用药：口甜加佩兰，腹胀加木香，气短体倦加黄芪、紫河车，面色无华加党参、葡萄干，呕血加白及、乌贼骨，便血加地榆、槐花、灶心土，尿血加旱莲草、小蓟，皮下出血加紫草、连翘、大枣、花生衣，月经量多或不止加阿胶、仙鹤草、贯众、白头翁、黑木耳，各种出血伴有疼痛者加田三七。

6. 胃

（1）病证

①胃火亢盛。常见于部分传染病高热期、糖尿病、牙周炎以及口腔溃疡。

②肝气犯胃。常见于部分消化性溃疡、慢性胃炎、胃神经官能症、肝炎、肝硬化。

（2）治法

①泻火。适用对象：口臭，渴欲冷饮，牙龈肿痛，舌红苔黄，多食易饥。

方药：清胃散加减（石膏、知母、黄芩、生地黄、山栀）。随症用药：渴甚加花粉、石斛，牙龈化脓加升麻、桔梗，大便燥结加大黄、芒硝。如病后胃阴伤残，食少发热，舌红无苔，用养胃汤（沙参、生地黄、麦冬、桑叶、玉竹、扁豆、枸杞）。

②疏滞。适用对象：胁满腹胀，时常作痛，嗳腐泛酸，舌苔厚腻。

方药：平胃左金丸（苍术、厚朴、陈皮、吴茱萸、黄连）。随症用药：口臭加藿香、山栀，痛剧加香附、九香虫，酸水过多加乌贼骨、瓦楞子，消化不良、食物停留用六积散（山楂消肉积、谷芽消米积、麦芽消面积、神曲消菜积、蓝花叶消油积、枳椇子消酒积），行气开胃止呕镇痛可选用良姜、草豆蔻，呃逆一般不离丁香、柿蒂、刀豆子。

7. 肾

（1）病证

①肾阳虚衰。常见于部分慢性肾炎、肾上腺皮质功能减退、性神经衰弱。

②肾气不固。常见于慢性肾炎、尿崩症、小便不禁。

③肾阴亏损。常见于部分肺结核、糖尿病、功能性子宫出血、红斑性狼疮、神经性耳聋。

（2）治法

①补阳。适用对象：四肢时感寒冷，头昏足软，脱发，性欲减退，阳痿，早泄，遗精。

方药：二仙汤加减（仙茅、仙灵脾、巴戟、肉桂、当归、附子、菟丝子）。随症用药：壮阳加海马，腰痛加破故纸，脊酸加鹿茸，腰膝无力加杜仲、续断、狗脊、木瓜、牛膝，精关不固，一交即泄加山茱萸，遗精不止加刺猬皮。如尿量减少，水液停留引起水肿，用附子五苓散（附子、茯苓、猪苓、白术、泽泻）加葫芦瓢。

②固气。适用对象：小便频数，甚至不禁，夜尿增多，面色苍白，脉沉细。

方药：缩泉丸加减（益智仁、覆盆子、桑螵蛸、山茱萸、黄芪、沙苑蒺藜）。随症用药：有肾不纳气，呼多吸少，气短而喘，活动尤甚者，常见于肺气肿晚期，可用加减八味丸（附子、肉桂、山茱萸、熟地黄、胡桃、五味子、胡芦巴），便溏加炮姜，汗多加黄芪、龙骨，喘重加蛤蚧、紫河车、冬虫夏草。

③养阴。适用对象：低热失眠，五心烦热，腰酸盗汗，耳聋或耳鸣，舌红苔剥。

方药：加减知柏八味丸（知母、黄柏、生地黄、山茱萸、丹皮、龟板、女贞子、五味子）。随症用药：身灼热加白薇，潮热加地骨皮、银柴胡，头晕目眩加菊花、枸杞，相火过旺，性欲亢进，梦中遗精，可单用知母、黄柏。尚有心肾不交，心烦而悸，夜难成寝，严重失眠，常见于神经官能症、病后健康未复者，宜用黄连阿胶汤加减（黄连、阿胶、鸡子黄、白芍、莲子心、大青盐）。

8. 膀胱

（1）病证

①膀胱失约。常见于夜间遗尿。

②膀胱湿热。常见于尿道炎、膀胱炎、肾盂肾炎、泌尿系结石、前列腺炎。

（2）治法

①固摄。适用对象：睡中遗尿。

方药：补脬丸（覆盆子、益智仁、猪膀胱）。随症用药：日间尿少，入睡即遗，用蟋蟀 5~7 枚。

②清利。适用对象：小便困难，尿频，尿急，尿痛。

方药：八正散（车前、木通、瞿麦、萹蓄、滑石、甘草梢、大黄、山栀）。随症用药：尿血加生地黄、白茅根，腰痛加杜仲、桑寄生，腹痛加川楝子、乌药，发热加银花、连翘，结石加海金沙、金钱草，或用化石散（滑石、火硝等量，研为细粉），每次 3g，日服两次，以鸡内金 15g 煎汤送下。也可加入穿心莲。

9. 心

（1）病证

①心阴亏损。常见于部分神经官能症、心律不齐或虚弱者。

②心阳虚衰。常见于部分神经官能症、心力衰竭、心律不齐和休克患者。

③血络瘀阻。多见诸心绞痛、心肌梗死。

④痰火扰心。常见于癔症、精神分裂症、躁狂性精神病。

（2）治法

①益阴。适用对象：心烦健忘，睡中易醒，善惊多梦。

方药：酸枣仁汤加减（酸枣仁、知母、茯苓、龟板、紫石英）。随症用药：心悸加柏子仁、龙齿；抑郁加萱草、合欢花；懊恼加栀子、莲子心；心火上炎，舌红糜烂或有溃疡，用生地黄玄参黄连汤（生地黄、玄参、黄连、木通）；如心血不足，面黄舌淡无华，常见于贫血之人，则投四物汤加龙眼肉、枸杞、山茱萸。

②扶阳。适用对象：怔忡，冷汗，四肢厥逆，舌淡脉微。

方药：四逆汤（附子、干姜、炙甘草）。随症用药：脉微似无，加葱白、肉桂。如心气虚弱，气短自汗，活动转剧，用四君子汤加炙黄芪、黄精、东北刺五加。

③宣痹。适用对象：心悸不宁，胸部憋闷、绞痛，重者唇甲青紫，肢冷，舌色晦暗。

方药：栝楼薤白桂枝汤（栝楼、薤白、桂枝）加丹参、仙灵脾。随症用药：行气通阳加檀香、砂仁、黄芪，活血化瘀加桃仁、红花、川芎，闷甚加郁金，痛剧加蒲黄、五灵脂、田三七。

④豁痰。适用对象：胡言乱语，哭笑无常，幻听幻视，登高而歌，弃衣而走，咒骂不避亲疏。

方药：礞石滚痰丸（礞石、黄芩、大黄、沉香）加郁金。随症用药：痰盛加天竺黄、竹沥，火旺加黄连、山栀，顽痰结聚，狂躁不已加控涎丹（甘遂、大戟、白芥子）。如痰迷心窍，意识不清，有痰鸣声，可用加减导痰汤（半夏、橘红、茯苓、胆南星、枳实、竹茹、贝母），回苏时，凉开加牛黄、冰片、安息香，热开加石菖蒲、麝香、苏合香。此外，热邪陷入心包，高热、神昏、谵语，则投至宝丹、牛黄丸，突然尸厥，沉睡不言，常用苏合香丸。

10. 小肠

（1）病证

腹泻。常见于肠炎、结肠炎。

（2）治法

分利清浊。适用对象：水泻，脐周作痛。

方药：止泻丸（白术、山药、茯苓、莲子、泽泻）。随症用药：肛热粪黏加黄连、黄柏，下利完谷加干姜、附子，日久不愈加赤石脂、禹余粮，脱肛加黄芪、升麻，每及黎明而泻下者用四神丸（肉豆蔻、吴茱萸、补骨脂、五味子）加罂粟壳。

常见病用药经验摭拾

1. 外感

属风寒者用麻黄、苏叶、荆芥、防风、生姜、葱白；头痛加白芷、羌活；鼻中窒塞加辛夷、苍耳子；咳嗽加紫菀、款冬花、细辛、干姜、五味子；久嗽不止，诸药无效加白芥子、蜂房、罂粟壳。风热感冒用金银花、连翘、桑叶、菊花、贯众、鸭跖草、薄荷；咽痛加桔梗、牛蒡子、金果榄、山豆根、锦灯笼、开金锁；高热不退加青蒿、大青叶、板蓝根、黄芩、柴胡、地骨皮、常山；咳嗽加百部、白前、浙贝母、北沙参。

2. 痄腮

可用大青叶、板蓝根、车前草、蒲公英、鱼腥草、全蝎、败酱草煎服，并以其渣外涂患处。亦可以板蓝根、蚤休二味大量口服，配合油炸全蝎。

3. 头痛

药用乌梢蛇、川芎、白芍、制川乌、葛根、鸡血藤、蝉衣、细辛、远志、羌活、柴胡、荆芥、葵花盘、花粉。如平素性情急躁，易动肝火加决明子、钩藤、天麻、透骨草、野菊花；病情顽固，久治不愈加全蝎、蜈蚣、藁本、地龙、天南星、白花蛇、土茯苓。

4. 梅尼埃病

药用仙鹤草、五味子、枣仁、山药、当归、响铃草、龙眼、白术、泽泻、天麻、茯苓、赭石、半夏、夏枯草、车前子、猪苓、钩藤、陈皮、冬葵子、菊花、旱莲草、女贞子、益智仁。投量要大，长期口服，方可获得理想效果。

5. 急性肝炎

发热、厌食、腹痛用藿香、垂杨柳枝、大青叶、板蓝根、田基黄、败酱草、木贼草、蒲公英、地丁、溪黄草、平地木、鸡骨草；黄疸加茵陈、黄芩、虎杖、大黄、青黛、山栀、白毛藤、积雪草、紫金牛。迁延型以乏力、食欲不振、腹中撑满为特点，用垂盆草、蚤休、丹参、白花蛇舌草、桃仁、金钱草、麦芽、陈皮、神曲、山楂、青皮、五味子、首乌、黄芪、当归、黄精、僵蚕、蝉蜕。慢性肝炎血清蛋白异常用鳖甲、连翘、白花蛇舌草、血竭、炮山甲、郁金、三七、莪术；转氨酶偏高用紫草、五味子、旱莲草、乌梅、黄精、丹参、田基黄、蚤休、马齿苋、白头翁。乙肝表面抗原阳性用虎杖、茵陈、大黄、蜂房、龙胆草、蚕沙、槟榔、金钱草、丹参、白花蛇舌草、柴胡、豨莶草、藿香、黄芩、赤芍、紫草。

6. 急性盆腔炎（高热、腹痛）

药用蒲公英、地丁、龙胆草、山栀、黄芩、柴胡、丹皮、败酱草、大黄、穿心莲、青黛、车前草、黄连、红藤、野菊花、紫背天葵，着重清热解毒。转为慢性下腹部隐痛坠胀，行气活血化瘀用三棱、莪术、赤芍、延胡索、丹参、香附、当归、红花、蒲黄、刘寄奴、炒灵脂、柴胡、乳香、虎杖、没药、苏木、䗪虫、水蛭、虻虫。输卵管积水加路路通、肉桂、川芎、木通、防己、细辛、猪苓、益母草、二丑。

7. 痢疾

里急后重明显用苦参、马鞭草、黄连、银花、荠菜、黄瓜藤、秦皮、仙鹤草、白头翁、地锦草、黄柏、凤尾草；日久不止有滑脱现象，用诃子、龙井茶、椿树皮、罂粟壳、石榴皮、鸦胆子、乌梅、赤石脂、禹余粮、木槿花。

8. 消渴

用黄芪、山药、苎麻根、枸杞、花粉、葛根、苍术、玄参、茯苓、白术、泽泻、人参、黄连、旋覆花、地骨皮、生地黄、丹皮、山茱萸、棕榈子。食量过多，大便燥结按清胃治阳明法，用大黄、芒硝；口渴不甚，小便频以西洋参、蚕茧、麦冬相配益阴。

9. 肥胖病

控制饮食，增加体力活动，消耗热量"自食其肉"，还要配合药物治疗，药用黄芪、山楂、首乌、荷叶、川芎、防己、泽泻、猪苓、丹参、茵陈、大黄、水牛角、白术、仙灵脾，常服防风通圣丸。黄芪每剂 120g，日饮绿茶 10g，坚持数月即可见效；若黄芪少于 40g，则利水消脂作用差。

10. 痹证

以酸重、疼痛为主，逢寒风、阴雨则重。药用麻黄、地枫、独活、威灵仙、羌活、汉防己、海风藤、千年健、石楠藤、䗪虫、青风藤、鼠妇、络石藤、苡仁、鸡血藤。偏于上部加片姜黄、桂枝尖；下部加木瓜、牛膝；乏力加黄芪、刺五加；血虚加川芎、当归；烦热加丹皮、生地黄、忍冬藤；寒重加附子、乌头、草乌；痛甚加乳香、没药、鬼箭羽；血瘀经络加丹参、苏木、大黄、蚂蚁、红花、血竭、水蛭、两头尖。类风湿性关节炎用雷公藤、全蝎、蜈蚣、炮山甲、僵蚕、乌梢蛇、骨碎补、透骨草、防风、伸筋草、木鳖子、蜣螂、制马钱子、昆明山海棠。

11. 慢性支气管炎药

用佛耳草、桃南瓜、车前草、枇杷叶、半夏、杏仁、桔梗、贝母、鱼腥草、地龙、苏子、桑白皮、细辛、前胡、白前、紫菀、地骨皮、紫金牛、麻黄、虎杖。哮喘加黄荆子、皂荚、老鹳草、葶苈子、苏梗、莱菔子；咳嗽严重加百部、款冬花、全蝎、白芥子、罂粟壳、僵蚕、五味子、蜂房、杜鹃花、青果。

12. 紫癜

用山栀子、黄芩、鸡血藤、黑芝麻、肿节风、紫草、仙鹤草、三七、连翘、白茅根、生地黄、小蓟、茜草、仙灵脾、大枣、阿胶。气虚加人参、黄芪、鹿衔草。血亏加川芎、当归、龙眼肉。

13. 面部色素沉着、黄褐斑

属皮肤色素变性疾患，除妊娠妇女，多见于中年人，有的呈片状遍及整个脸部，常用当归、川芎、浮萍、生地黄、丹参、赤芍、白芷、红花、藿香、郁金、白附子、柴胡、薄荷、桃仁、丹皮、桂枝、荆芥穗、鸡血藤、连翘、玉竹、益母草，外用白糖、冬瓜肉揩擦，重点为疏肝祛风、活血化瘀，改善皮肤营养，通过调理内分泌而达到治疗目的。

14. 湿疹、脂溢性皮炎

二者虽非同类疾患，但复发率均较高，都与湿热有关，常用苦参、白鲜皮、川椒、硼砂、龙胆草、马齿苋、海桐皮、百部、夜交藤、狼毒、大风子仁水煎熏洗，效果颇佳。过敏性皮炎则用当归、红花、茜草、土茯苓、艾叶、公英、青黛、白芷、苍术、川楝皮、补骨脂、仙鹤草、丹参、牛蒡子、山楂、麻黄、荆芥、槐花、三棱、莪术、旱莲草、半边莲、川芎、鱼腥草，能提高机体抗过敏作用，被认为皮肤科抗过敏药物的可靠性选择。神经性皮炎即顽癣，非常难医，可令皮肤损害，带病二三十年，先生常用全蝎、皂刺、防风、苦参、白鲜皮、白蒺藜、紫草、浮萍、首乌、连翘、蝉衣、黄柏、乌梢蛇内服，外以轻粉、雄黄、水银、狼毒、红砒、硫黄、大风子仁。

15. 癫痫

癫痫是一种顽固性疾患，《金匮要略》认为自"惊发得之"，临床表现十分复杂，以猝然昏倒、叫呼、不省人事、有抽搐现象为多见，治疗以豁痰、镇静、息风为重点，常用半夏、胆星、紫石英、地龙、胡椒、全蝎、天麻、橘红、贝母、旋覆花、蜂房、钩藤、蜈蚣、郁金、远志、明矾，便秘加大黄，阳虚烦躁，卧不安加枣仁、五味子、生首乌。

16. 精神分裂症

以舒肝行滞、养阴破瘀、开窍安神为主，对精神抑郁、妄想幻听有良好作用，常用柴胡、香附、丹皮、白芍、柏子仁、枣仁、竹茹、丹参、合欢皮、地龙、郁李仁、菖蒲、远志、牛黄，泄相火加知母、黄柏，痰火蒙蔽神明，狂躁不已加黄连、礞石、洋金花、大黄，燥屎内结加芒硝、二丑、芦荟，失眠加夜交藤、首乌、莲子心，头痛加犀角（或水牛角10倍量代之）、龙胆草、羚羊角（或以山羊角10倍量代之）、牡蛎、石决明、龟板、珍珠母，小便不利加木通。

17. 慢性鼻炎、副鼻窦炎

治疗后易于复发，头痛多涕，味觉不灵，鼻内有窒塞感，常用辛夷、苍耳子、细辛、藁本、薄荷、防风、藿香、羌活芳香化浊，配合皂刺走窜开窍，川芎行气活血，桔梗排脓，增入公英、野菊花、板蓝根、山豆根、败酱草清热解毒则收效更佳。鼻中干涩加花粉、麦冬、山栀子，头痛严重加白芷、龙胆草。如属过敏性者加麻黄、柴胡、紫草、防风、蝉衣、葶苈子、徐长卿、紫草、茜草、旱莲草、乌梅。按传统说法乌梅虽然其性收敛，却有抗过敏作用。先生对上述药物曾予筛选，发现苍耳子、辛夷、藿香、白芷、细辛、藁本、公英效果较好，再加上鹅不食草、大量银花可提高疗效，缩短治疗时间。

18. 梅核气

梅核气因反复发作，根治颇感困难，以清热凉血、化滞祛瘀、行气散结为主，常用败酱草、栝楼皮、海浮石、麦冬、葶苈子、桔梗、旋覆花、郁金、青黛、丹皮、枳壳、花粉、蛤壳、半枝莲、石上柏、白花蛇舌草、紫菀、蝉衣、薄荷、海藻、昆布、夏枯草。如口臭气出恶浊加黄连、石膏、山楂、苏叶、钩藤、乌梅，伴有复发性口疮加苍术、天葵、白术、玄参、菖蒲、山药、苡仁、茵陈、土茯苓、黄精、地丁、藿香、黄柏、绿豆、砂仁。久医不效者宜温化加熟附子、黄芪、党参。

19. 咳嗽

治疗咳嗽，常采取两种方法，一是祛痰，减少分泌物对气管刺激，使呼吸通畅，可投半夏、白芥子、贝母、栝楼皮、前胡、远志、橘红、海浮石、天竺黄、细辛、瓦楞子、桔梗、胆南星、沙参、紫菀、嫩牙皂；其二为止咳，宜用百部、杏仁、白前、僵蚕、车前草、米壳、款冬花、桑白皮、苏子、仙灵脾、旋覆花、知母、枇杷叶、百合、马兜铃、白果、五味子、青果、鸡胆汁、红花、杜鹃、诃子、甘草。凡风寒初起的咳嗽，习以干姜配细辛；痰多以半夏配旋覆花、枇杷叶；久嗽不已以五味子配米壳；胸闷食少以贝母配橘红、栝楼皮；干咳无痰以知母配贝母；兼有咽痛以桔梗配甘草；痰稠咯出困难以海浮石配蛤壳、瓦楞子；喉痒即嗽以橘红配百部、鱼腥草；痰中带血以百合配紫菀、款冬花；气逆上冲以紫菀配苏子。如伴发气喘，则加入杏仁配厚朴；喉内似水鸡声以麻黄配射干、莱菔子；喘不得卧以嫩牙皂配大枣、沉香、葶苈子；肺热痰黄以桑白皮配地骨皮、鱼腥草；体力衰竭，肾不纳气以五味子配人参、胡桃、蛤蚧、冬虫夏草。

20. 肝阳、肝气

预防肝阳萌动，余听鸿喜投桑芽、菊花、钩藤水煎代茶，重者服杞菊地黄丸，淡盐汤送下，颇具巧思。潘兰坪认为肝气攻冲胁下疼痛，强调平肝疏络，常用川楝子、夏枯草、青皮、乌药、延胡索、橘叶、绿萼葱；日久不愈，乃络脉瘀滞，主张加活血药，如桃仁、红花，对挟痰者师法叶天士加苏子、苡仁、降香、白芥子，也能别开生面，收效良好。李冠仙治肝气犯胃脘闷、胁痛、泛恶，在处方内增入金橘饼、脂麻仁二味，更是从经验中来。先生实践，若相火过旺，头目眩晕，已有血压偏高倾向，用山楂、麦芽、草决明泄肝，比使用牡蛎、珍珠母、石决明、紫贝齿等介类潜阳，实际效果为佳。

药对与类药应用研究

1. 青皮与陈皮

青皮、陈皮，均系橘树所结的果实，由于采收的时间不同而异，前者为幼小的嫩果，后者为成熟时剥下的外皮。青皮力猛，气雄味烈，长于疏肝破气，通滞开结。治胁痛与柴胡、川楝子同用；治乳房胀痛与橘叶、丹参、腊梅花同用；治疝气与乌药、荔枝核、小茴香、吴茱萸同用。陈皮之性较缓，偏于理脾行气，燥湿化痰，李时珍十分欣赏它，认为可以利用其配伍关系来发挥各种不同的作用，说："同补药则补，同泻药则泻，同升药则升，同降药则降"，的确是临床心得之言。治恶心呕吐与生姜、竹茹、半夏、苏梗、黄连、灶心土同用；治口腻胸闷与苍术、佩兰、石菖蒲同用；治气积腹胀与枳实、木香、厚朴、槟榔同用；治咳嗽痰多与杏仁、细辛、射干、茯苓、葶苈子同用；治腹痛泻下，泻后仍痛与防风同用。如肝气犯胃、土被木克，也可二药同时使用。

2. 佛手与香橼

佛手与香橼，为常绿小乔木（或灌木）的成熟果实，有理气、宽中、行痰、止呕作用。佛手是用全果，善调气滞，治胸闷、食欲不振，与砂仁、白豆蔻同用。香橼入药只用外皮，宜于肝郁气结、胁肋胀痛，可和柴胡、香附、甘松、绿萼梅、玫瑰花同用；痰饮内停的咳嗽，与陈皮、半夏、茯苓配伍最佳。二者气味醇厚，香而不烈，"疏肝而不伤气"，健脾"为胃行其津液"，并不碍阴，有开上之功，非下降之品，对气滞所致的上、中焦疾患，如两胁、上腹不舒，乳房胀痛诸症，常联合应用。南派医家谓其性柔无伤中之弊，推为治疗肝胃不和的妙药。

3. 降香与沉香

降香为降真香树心材，沉香乃沉香树的树脂状物，气味辛温，皆有降气作用。降香散瘀止痛，能辟秽驱疫，治浊邪内阻，泛恶腹痛与苍术、藿香、石菖蒲、晚蚕沙同用；治跌打损伤，气滞血瘀，与当归、红花、乳香、没药同用；和丹参、川芎、白檀香、郁金配伍，还可治疗冠状动脉粥样硬化引起的心绞痛。沉香助阳坠痰，用于肾不纳气，喘促不宁、痰声漉漉最为适宜，可与黑锡丹同用；寒气上冲，呕吐腹痛则与肉桂、吴茱萸同用。在一般情况下，二者因作用各异，很少一起使用。

4. 赤芍与白芍

赤芍与白芍，为性寒之药，一味苦，清血分之热，凉能散瘀；一味酸，养血敛阴，柔肝止痛，功效各异。赤芍治热邪入里，迫血妄行，吐衄、斑疹，与犀角、生地黄、丹皮、小蓟、紫草、侧柏叶同用；治经闭或血失故道之崩漏证，与当归、红花、蒲黄同用；治癥瘕、慢性炎肿，与三棱、莪术、桂枝、桃仁同用；治心绞痛，扩张冠状动脉，增加血流量，降低心肌耗氧量，与川芎、黄芪、三七、红花、毛冬青同用；治疮疡，促其内消，与银花、连翘、地丁、公英、大黄、生甘草同用。白芍治阴虚血少，与熟地黄、当归同用；治外感表虚有汗、恶风，与桂枝同用；治睡时盗汗，醒后即收，与浮小麦、牡蛎、五味子、糯稻根同用；治肝气横逆，攻冲胁腹胀痛，与柴胡、郁金、青皮、香附同用；治腓肠肌痉挛，不能伸展，与炙甘草同用；治痢疾，里急后重，与黄连、木香、槟榔同用；治肝阳上亢，血压升高，头痛眩晕，与黄芩、菊花、钩藤、珍珠母、石决明、紫贝齿同用。总之，凡凉血祛瘀，使用赤芍；滋阴补血，则以白芍为重点药物。二者合用，可治阴虚血亏，通利经脉而行滞。

5. 牡丹皮与地骨皮

牡丹皮、地骨皮，皆清血分之热，"血凉则阴得复"。牡丹皮活血行瘀，有通经作用，治血热吐衄，与生地黄、黄芩、紫草、赤芍、犀角同用；阴虚发热，朝轻暮重，与青蒿、白薇、银柴胡、胡黄连同用；治血道梗阻性经闭，与桃仁、大黄同用；治阑尾炎，初起尚未化脓者，与大黄、芒硝、桃仁、冬瓜子、红藤同用。地骨皮长于退虚热、益阴，为肺家要药，治"络伤血溢痰出泛红"，咳嗽夹血，与桑白皮、侧柏叶、白及同用；治热邪入血迫血妄行，崩漏不已，与生地黄、地榆、白茅根、贯众、白头翁、鸡冠花同用。二味相比，牡丹皮重在泄实，地骨皮倾向补虚，虽然烦热之症，也可同时应用，但传统议药经验，牡丹皮治无汗"骨蒸"，地骨皮适于有汗的"骨蒸"，乃其不同之处。

6. 蒲公英与紫花地丁

蒲公英与紫花地丁，均属苦寒清热解毒药，多用诸外科疮疡，既能内服，也可外敷，常和银花、连翘、野菊花、赤芍、紫背天葵同用。二者对比，蒲公英消肿散结之功较强，使用范围广泛，有利胆作用，最宜于乳痈；紫花地丁清解疮疔、丹毒之力颇大，乃疗肿良药，且可医治毒蛇咬伤。二者主治功能、适用对象，基本一致，无明显界限，被称作"姊妹药"，大都联合使用。

7. 藿香与佩兰

藿香、佩兰，为芳香化浊药，能醒脾解暑，宣化湿邪，治中焦壅遏，食欲不振，有和中止呕作用。然藿香性"散四时不正之气"，常与苏叶配伍，外解表邪；治脘闷与厚朴、陈皮同用；和鲜佩兰、鲜薄荷、鲜菖蒲制成清凉饮料口服，可开胃醒神，预防夏季中暑的发生。佩兰善理湿困脾阳、内浊上泛，表现口中甜腻的"脾瘅"证，与《内经》所云"治之以兰，除陈气也"，甚为合拍。李时珍《本草纲目》载，将其置诸头发内，可抵消油气，使之无臭味，呼为"省头草"。藿香与佩兰，两药在功能上的主要区别，前者偏于透表解肌，止呕之力较大；后者则以化湿祛浊见长，而无发汗之功。

8. 茯苓与泽泻

茯苓、泽泻，皆属植物利尿药，一为菌核，一为块茎，临床功效，并不相同。茯苓之性缓和，偏于补虚，有淡渗作用，能健脾益气，宁心安神，"补而不猛"，"泄而无伤"，既善扶正，又可祛邪，治心悸怔忡与桂枝、紫石英、酸枣仁、炙甘草同用；治水肿、便溏、白带淋漓与黄芪、白术、扁豆、苡仁、莲子同用。泽泻性寒，擅长泄热，治湿浊小便不利常与萹蓄、瞿麦、琥珀、石韦、海金沙同用；治痰饮上冲，头目眩晕，如坐舟车，与半夏、白术、茯苓、天麻、胆南星同用。根据前人经验，认为本品"有泻无补"，但"泻而不峻"；利水并不伤阴为特点，故著名的商品成药六味地黄丸和其他"补中有泻"的方剂内，多以泽泻、茯苓相互配伍，联合应用，防止"因补积热"，令补而不胶腻，使"热有所出"，导之下行。

9. 龙骨与牡蛎

龙骨系古代大爬行动物的地下化石，牡蛎为海洋介类的贝壳，二者收敛固涩，平肝定惊，育阴潜阳，作用相似，但仍存在药效差别。龙骨以镇静安神为主，治惊悸失眠、卧起不安与酸枣仁、远志、磁石、朱砂、琥珀、紫石英同用；治疮疡溃破，久不生肌，与乳香、没药、象皮、儿茶同用。牡蛎长于疗肝阳化风、阴虚阳亢之证，治"阴常不足"肝风内动，头痛眩晕，血压升高，与白蒺藜、紫贝齿、珍珠母、玳瑁、龟板胶、龙胆草同用；治热邪伤阴，阴不敛阳，阳气外浮，汗出不止，与人参、麦冬、五味子、黄芪、龙骨同用；治淋巴结核，促其内消，与玄参、夏枯草、贝母、蜈蚣、淡菜粉同用。通过临床观察，两药在功能上的区别是：龙骨救脱之力优于牡蛎，牡蛎的软坚散结和抑制胃酸上泛的作用则为龙骨所欠缺。

10. 朱砂与琥珀

朱砂又名辰砂，为天然矿石，琥珀乃松、枫之类的树脂埋于地下形成的化石样透明物，二者能镇静安神、定惊催眠，常相互配伍广泛应用。朱砂虽含有汞类，然偏于解毒，治小儿痰热惊风、气喘抽搐，与天竺黄、僵蚕、胆南星、牛黄、虎杖、地龙、猴枣、象牙丝、全蝎、蜈蚣同用；治心火过盛、烦躁不安、睡后易醒，与丹参、黄连、莲子心、阿胶、百合花、鸡子黄同用。琥珀重镇之力较朱砂逊色，而利水通淋，活血散瘀则属其专长。治小便不畅、淋漓作痛，与白茅根、生地黄、木通、甘草梢同用；治经行腹痛、周期延后、血量减少或慢性盆腔炎，与红花、丹皮、延胡、莪术、细辛、没药、罗勒、刘寄奴等配伍甚佳。

11. 乳香与没药

乳香、没药为树脂中的油胶物，有行气活血、消肿止痛、化腐生肌作用，但味苦气浊易于令人恶心，不宜过量或久服。二者相较，乳香以理气止痛见长，且能舒筋；行血化瘀则没药居优。临床处方，常两药并投。治胃脘痛、痛经、风湿痛、跌打损伤、关节炎、冠心病，多和高良姜、香附、当归、元胡、红花、秦艽、山甲珠、威灵仙、川芎、苏合香、丹参配伍；治疮疡外敷收口则与象皮、血竭、儿茶、珍珠、龙骨同用为宜。

12. 三棱与莪术

三棱、莪术，行气破血、消积止痛，常二者并用，对化除癥瘕、癖块有较好作用，而且尚为抗癌药。治妇女经闭、行经腹痛、子宫肌瘤、卵巢囊肿，与桂枝、丹皮、元胡、香附、细辛、琥珀、穿山甲、王不留行、丹参、凌霄花、赤芍、茯苓同用；治饮食停滞，胸腹胀痛，与沉香曲、枳实、槟榔、木香、谷芽、鸡内金、牵牛子同用。实践证明，莪术理气散结之力强于三棱，属"血中气药"；三棱破血逐瘀的作用，则比莪术为优，习称"气中血药"。

13. 桃仁与红花

桃仁苦平，红花辛温，功能活血散瘀可医疗跌打损伤。桃仁含油脂较多，以润肠濡枯为其专长，治肺痈初起，促之内消，与冬瓜子、苡仁、截菜、芦根、桔梗同用；治阑尾炎尚未化脓，与丹皮、红藤、大黄、芒硝同用；治肠燥便秘、粪块硬结，与杏仁、麻仁、松子仁、蜂蜜、生首乌同用。红花少用活血，多用破血，有通经调整月经周期的作用，其兴奋子宫平滑肌使收缩增强，则为桃仁所不及，治经闭与当归、丹皮、赤芍、泽兰、大黄同用；治心绞痛扩张冠状动脉，改善心肌缺血，与丹参、川芎、降香、山楂、三七、仙灵脾同用。

14. 蒲黄与五灵脂

蒲黄活血消肿，又可缩短凝血时间而止血，适于吐血、衄血、尿血、便血、崩漏等证，创伤出血、舌肿口疮，常以之外涂；与五灵脂相配治疗心腹疼痛和痛经，能增强五灵脂的止痛作用，如宋代《太平惠民和剂局方》之失笑散，就是如此研制的，疗效甚好。五灵脂为鼯鼠的排泄物，擅长散瘀止痛，常用于各种"不通则痛"之证，其活血之力，与乳香、没药类似，近年来施诸冠状动脉供血不足的心绞痛，能收到明显的缓解效果。

二者比较，蒲黄有收缩子宫作用，为平滑肌兴奋药；五灵脂则缓解子宫平滑肌痉挛，若和其他抑制子宫收缩的香附、元胡配伍，对围产期因宫缩而痛势不休者，最为适宜。

15. 龟板与鳖甲

龟板、鳖甲，为滋阴潜阳药，能退虚热骨蒸，止睡中盗汗，凡肾水不足，肝阳过旺之证，皆可投予，常和熟地黄、白芍、知母、牡蛎、青蒿、阿胶配伍应用。龟板长于健骨养髓，补阴止血，治小儿囟门不合，腿膝软弱无力，与虎骨、海马、木瓜、牛膝、千斤拔同用；治妇女热扰冲任崩漏下血，与生地黄、小蓟、女贞子、旱莲草、黑木耳、贯众同用。鳖甲侧重散结化癥消痕，治肝脾肿大，与三棱、莪术、马鞭草、鬼臼、阿魏、蟅虫、刘寄奴同用；治卵巢囊肿，与肉桂、芫花、鬼箭羽、蜂房、三棱、细辛、茯苓同用，水泛为丸，口服，3个月为1个疗程。

16. 天冬与麦冬

天冬与麦冬，均系甘寒药物，能滋阴润燥、补液生津，二者功效相仿，而作用不同，但对肺阴不足，干咳无痰和肠燥便秘之证，常相配使用。天冬寒凉性大，以滋养肺肾之阴擅长，力专效宏，治高热病后口渴，与花粉、蔗浆、生地黄同用。麦冬尚入心胃，治心烦不安，舌色绛红，与莲子心、生地黄、黄连、犀角、竹叶心同用；治胃阴耗伤、口干食少、光剥无苔，与沙参、石斛、玉竹、冰糖、乌梅、五味子、西洋参同用。两者功效比较，天冬偏于退虚热，上清肺中之火，下补肾水之亏；麦冬有祛痰止咳作用，且能强心利尿，此其不同点。

17. 砂仁与白豆蔻

砂仁、白豆蔻，皆产自热带，为芳香化浊、醒脾健胃、宽中镇呕的重要药物。然砂仁气味浓烈，温燥性强，宜于寒湿之证，且有止泻安胎作用，治湿阻所致厌食呕吐，与淡干姜、苏梗、藿香、石菖蒲同用。白豆蔻气清味薄，温而不燥，质柔芬芳，治胸闷口淡无味、舌苔厚腻，与苍术、半夏、陈皮、佩兰、厚朴、扁豆、鲜稻芽同用。

18. 羌活与独活

羌活、独活，为祛风湿要药，其辛温宣散、通痹止痛，二者相似，相互辉映。不过羌活气味雄烈，透表发汗，较独活为强，且善祛头项之邪，横行手臂，治上力大。独活气香味薄，性质偏缓，性下行，可医腰膝、足部疾患，并有催眠、降低血压的作用。临床上常两药相须为伍，取其各有专长。若与秦艽、防风、细辛、桂枝、白芷、海风藤、山甲珠、乌头、海桐皮、络石藤、僵蚕、蔓荆子、雷公藤、徐长卿、防己、南五加皮、老鹳草、乌梢蛇、千年健、石楠藤、伸筋草、黄荆叶、透骨草、白花蛇、牛膝、豨莶草、桑寄生等有目的地选择配合，用于诸风、寒、湿引起的多种运动系统疾患，则疗效更加显著。

19. 紫菀与款冬花

紫菀取根，款冬花用其未开放的花絮，二味化痰止咳、平喘，功效相似，经常配伍应用。紫菀辛散苦泄，祛痰力强，优于款冬花；款冬花治咳嗽作用较佳，比紫菀为良。前者，只要咳重多痰，咯出不爽，无论初起或久病，外感或内伤，均可给予；且有医治小便带血的作用。后者温性颇大，适于偏寒之证，能煦肺下气，专理咳嗽，若与百合同用，剂量各半，则转燥为润，化温为平，统治各种虚性久嗽，收效甚好，名"百花膏"，再加哈士蟆油，则更为理想。

20. 荆芥与防风

荆芥、防风辛温解表，入肺、肝二经，祛风散寒，较麻黄、桂枝和缓，与川芎、白芷相配，为头痛要药；对身上无汗、皮肤瘙痒，同蝉蜕、白蒺藜、夜交藤、晚蚕沙、牛蒡子、地肤子、土茯苓、徐长卿、白鲜皮、浮萍合用，有向外透发、清解之功。荆芥生用最宜疮疡初起，使之消散；与藁本、辛夷、细辛、蔓荆子、鹅不食草为伍，可治鼻窒不闻香臭；炒炭性味变涩，侧重医疗崩漏、大便下血，多和艾叶、阿胶、地榆、旱莲草、鸡冠花、侧柏叶、灶心土、三七、仙鹤草、棕榈炭同用。防风长于疗痹，通行经络，治四肢、关节疼痛，常与天南星、独活、地龙、桑寄生、威灵仙、秦艽、豨莶草、千年健、老鹳草、地枫、五加皮、全蝎、石楠藤组方。两者的功效比较，虽都宣肺疏肝，有解痉作用，然荆芥只取茎、叶、穗入药，偏于上行，重在治疗疔疖红肿，升提下陷；防风用根，除医肌肉、筋骨之痛，尚有良好的解毒作用，和绿豆、甘草配伍水煎口服，对砷中毒收效甚佳。

21. 银花与连翘

银花、连翘乃凉性发散药，既透表祛邪，又清里热、解毒，不仅可治温邪客于肺卫或气分留恋，与桑叶、薄荷、桔梗、菊花、豆豉、牛蒡子合用，且属医疗疮疡红肿、火毒聚结的要品。二味相须为伍，作用最好。银花甘寒，解毒力强，宜于风、火、湿、热形成的各种痈证、疔疖、丹毒，可和蒲公英、地丁、板蓝根、败酱草、山甲珠、皂角刺、野菊花、紫背天葵、七叶一枝花共同组方。连翘味苦，长于清上焦之热、泻心经郁火，常和菊花、薄荷、犀角、莲子心、山栀、黄连相配；消瘰散结治淋巴结核、甲状腺肿大，则与玄参、象贝母、牡蛎、夏枯草、黄药子、海藻、昆布、紫菜配伍应用，二者均系广谱抗菌药，其区别是：银花偏于清表达邪，以白糖炒之尚医夏秋季脓血痢疾；连翘的作用，着重在里，能镇呕止吐，强心利尿，与红枣煮服对过敏性紫癜有较好的防治效果。

22. 大青叶与板蓝根

大青叶、板蓝根为十字花科菘蓝的不同入药部分，长于清热凉血、泻火解毒，对感染性高热不退、头面红肿、身发斑疹、咽喉疼痛、肝胆湿热疾患，常与虎杖、石膏、败酱草、山栀、穿心莲组合，有理想的医疗作用。二者性味、归经、功效基本相同，唯大青叶侧重泻热化斑，和犀角（或以水牛角5倍量代之）、紫草、生地黄、赤芍、丹皮、玄参、青蒿、白茅根为伍，一般5剂就可见功。板蓝根解毒、消肿之力优于大青叶，和薄荷、银花、连翘、黄芩、地丁、蒲公英、野菊花相配，对丹毒、痄腮、猩红热，收效较好。它们的共同特点，除抗病毒、抑菌外，多用于肝炎，能纠正内在病理机制、恢复肝功能，但投量要大，可由20g增至60g。先生的经验是，如加入鲜谷芽、茵陈，则效果最佳，既降低伤胃减食之弊，又提高处方疗效，缩短治疗时间。

23. 茯苓与猪苓

茯苓、猪苓为甘淡性平的菌核，是渗湿利尿药，常用于蓄水、痰饮、肿胀、小便不利等病，两者比较，茯苓行水之力不及猪苓，茯苓补而益气，功能健脾，对湿停中焦的泻下同山药、干姜、扁豆、莲子、赤小豆配合，作用明显。猪苓泻而无补，和苍术、滑石、黄柏、益母草、玉米须、车前子为伍，专疗肾炎、水肿、妇女白带；同木通、海金沙、淡竹叶、金钱草、萆薢、白花蛇舌草、瞿麦、鸭跖草组方，可治淋浊、尿道感染诸证。两药所医对象的区别是：茯苓以补为主，养心、定悸、安神，利尿居次要地位，故入四君子汤；猪苓促进钠、氯、钾离子的排出，其力超过茯苓，且有抗癌作用，乃古花新放的传统药物。在调理水道方面，它们同桂枝、白术、泽泻组成的五苓散中，都属不可缺少的骨干，尽管降冲、蒸动气化依靠桂枝，然通下开渠、决渎水道，则非茯苓与猪苓莫属，以充分发挥其重要作用。

24. 通草与木通

通草乃古之通脱木，属五加皮科，用其茎髓；木通古称通草，自李时珍《本草纲目》始有此名，主要作用为清热利湿、通畅尿道、引火下行，对湿热阻遏小便短少，其色黄赤，尿出涩痛，常与猪苓、泽泻、车前子、茵陈、灯心、滑石、鸭跖草、石韦、半边莲组方，发挥较好作用；乳房胀痛，通络下乳，和天花粉、漏芦、桔梗、山甲珠、王不留行相偶，有明显的效果。通草气味皆薄，利水之力逊于木通，习惯上多以催乳为重点，同猪蹄、鲫鱼、金针菜、薄荷梗、丝瓜络、冬葵子、路路通结合在一起，就是山东民间流传的下乳良剂。木通品种不一，都"主五淋"，有"利窍"作用，与生地黄、甘草梢配伍，尚治心烦失眠、口舌生疮，导火从小便而出；由于其味极苦，不宜单独投与，且易伤损胃气令人呕恶，以少用为佳；如大量或久服不已，据王孟英的经验，可发生尿中带精的现象，而且还会造成肾功能衰竭，近年已有报道。

25. 木香与香附

木香、香附属理气之品，以辛散、苦降发挥"通"而止痛的作用，为临床习用的重要开郁行滞药，在内、妇、外科领域，多联合应用。木香性温，善于调理胃肠，凡脘闷不舒、食积难化，和枳壳、厚朴、陈皮、鸡内金、半夏、石菖蒲、白豆蔻相配；下痢脓血，里急后重，与槟榔、黄连、马齿苋、白头翁、鸦胆子为伍。香附除同甘松、高良姜医治胃痛外，主要是疏肝，重点消散乳房硬结，常和橘叶、川楝子、栝楼、荔枝核、乳香、没药、夏枯草、小金丹共用；缓解痛经，则同当归、川芎、吴茱萸、泽兰、乌药、延胡索、肉桂、附子组织处方。二者的用途区别，木香以疗消化系统为主，有利胆作用，可医治胆绞痛、胆结石、慢性胆囊炎；香附则偏于妇科方面，对情志抑郁"不得隐曲"之证，效果甚好，有"气药之帅"的美称，而且还有弛缓子宫平滑肌紧张的作用，李时珍说："崩漏带下，月候不调，胎前产后"，均可随需要投予。

26. 姜黄与郁金

姜黄、郁金正品都属姜科植物，一取根茎，一用块根，适于跌打损伤及胸、胁、腹部刺痛，有行气化滞、活血祛瘀、散癥消瘕的作用。因其入药部分不同，故所理之证各异。姜黄辛温，走窜之力较强，侧重流利气机通行痹阻，对肩、臂活动受限不能升举的痛证，易见效果，常和当归、川芎、桂枝、红花、地龙、僵蚕、全蝎、鸡血藤并投；且能增强子宫平滑肌收缩，与贯众、益母草、丹参、酸枣仁、山楂、艾叶、小蓟、地榆、蒲黄、荠菜、苎麻根共用，抑制崩漏。郁金苦寒，擅长清热凉血，多用于吐衄、尿血，习与生地黄、丹皮、赤芍、犀角、茜草、玄参、黄芩为伍；汇集牛黄、犀角、黄连、石菖蒲、连翘心、冰片、麝香、紫雪丹联合组方，则治浊邪蒙蔽、火犯心包引起的昏迷、神识不清，有开窍醒神的特殊功效；由于有解郁之力，还可医疗癫狂性精神分裂。另外，二者尚有促进胆汁分泌与排泄、缓解冠心病之心绞痛的良好作用，已为临床所证实。

27. 全蝎与蜈蚣

全蝎、蜈蚣均入肝经，为解毒息风定痉药，除医小儿抽搐、口眼歪斜、角弓反张，亦用于诸疮疡肿毒、瘰疬破溃、风寒湿痹、关节疼痛等症，既宜内服，又可外敷。全蝎性平，其力在尾，长于通经活络、降压止痛，医面神经麻痹，和僵蚕、白附子相配，名牵正散；治顽固性头痛，与川芎、天麻、白芷、乌梢蛇组合，获效较佳。蜈蚣药力锐猛，比全蝎毒性稍大，应用重点以抗惊厥为主，常同天麻、钩藤、地龙、羚羊角、石决明、珍珠母、紫贝齿为伍，有明显的缓解效果。二者在微量元素中含锌最多，宜入丸散口服。经验证明，全蝎止痛之力超过蜈蚣，以大剂豨莶草煎汤送下，并可消除四肢麻木、手足活动失灵；蜈蚣不仅抑制结核杆菌，治疗瘰疬、骨痨，且对恶性肿瘤也有一定的治疗作用，目前临床大都和黄药子、石见穿、露蜂房、山豆根、半枝莲、龙葵、干蟾皮、山慈菇、水蛭、土茯苓、马钱子、铁树叶、白屈菜、木通果、木鳖子、野葡萄根、白花蛇舌草、六神丸、云南白药等分别组方使用。

28. 地龙与僵蚕

地龙、僵蚕皆系镇静之品，对平息肝风内动、头目眩晕、四肢抽搐、神识不清均可应用。地龙咸寒，偏于清热，和射干、半夏、茯苓、葶苈子、杏仁、桔梗、枇杷叶为伍，有良好的止咳定喘作用；与葛根、黄芩、钩藤、槐米、茺蔚子、夏枯草、山楂配合，降低血压效果明显，时间持久；同豨莶草、全蝎、络石藤、桑寄生、防己、苡仁、忍冬藤、秦艽、姜黄、虎杖、牛膝、独活组方，医治风湿热痹手足屈伸不利、关节红肿灼痛。僵蚕散风力强，侧重祛痰散结，除与全蝎、蜈蚣疗口眼歪斜外，常和防风、赤芍、白蒺藜、野菊花、谷精草、草决明、密蒙花治目赤肿痛。二者临床的特色是，地龙糖水化服，可用于躁狂型精神分裂症。僵蚕加入桔梗、锦灯笼、山豆根药队中，能愈咽喉热痛；且对慢性气管炎、过敏性荨麻疹有一定疗效；李时珍《本草纲目》介绍说，还治"妇人乳汁不通，崩中下血"。

29. 天麻与钩藤

天麻、钩藤乃平肝降压止痉药，对肝阳上扰内风萌动引起的眩晕、四肢抽搐最为适应。天麻性平，医小儿惊风、角弓反张，与蝉蜕、僵蚕、地龙、全蝎、羚羊角相配；头痛、目糊、失眠，宜加入介类潜阳，和黄芩、白芍、白蒺藜、牡蛎、胆南星、石决明、龟板、珍珠母共用。钩藤甘寒，长于清热，以疗头涨为主，常同青黛、山栀、桑叶、薄荷、菊花、川芎为伍。二者的区别：天麻功兼祛湿豁痰，治头眩眼黑、手足不遂，促进胆汁分泌，镇痛效果较好；钩藤不可久煎，和马宝、羚羊角、桑寄生组方，对孕妇子痫有缓解作用。临床经验是，天麻研末冲服，比汤剂之力为优，能节约药材 1/2；钩藤于沸水中只煮 2~3 分钟，否则，就会丧失 70% 的疗效。肝阳化风头痛脑涨，尽管血压不高，投予这两味药物，同样见功。

30. 杜仲与续断

杜仲、续断系温补肝肾的药物，有强筋骨、壮腰膝的功能，对腰痛腿酸、下肢软弱无力、胎动不安，与白术、木瓜、桑寄生、狗脊、菟丝子为伍，效果颇佳；并和山药、益智仁、覆盆子、芡实、鹿含草、破故纸、桑螵蛸、金樱子、山茱萸、鸡冠花用于小便频数、崩漏下血、白带不止诸症。杜仲临床以补益为主，配锁阳、肉苁蓉、巴戟天、仙茅、鹿茸、韭子、海狗肾、冬虫夏草，治疗早泄、阳痿不起。续断"补中寓行"，侧重活血止痛，在骨科方面，常用于跌打损伤，有促进组织再生能力，多与桃仁、红花、自然铜、山甲珠、天花粉、桂枝、大黄、伸筋草、苏木、乳香、没药、透骨草、川芎、当归尾一起组方。二者的不同处，杜仲久服可减少胆固醇吸收，炭化后降低血压，保胎之力不如续断；续断虽然祛瘀生新，有行血作用，但因含较多的维生素 E，所以在抗妊娠流产、治疗不孕症过程中，被视为别开生面的要品。

31. 五味子与山茱萸

五味子、山茱萸乃乔木、藤本植物的果实，后者则用其肉。性味酸温，都属收涩药，有养阴生津、敛汗止泻、固精补肾的作用。五味子兼入心、肺二经，医治久咳虚喘与百合、蛤蚧、款冬花、百部、胡桃、西洋参、罂粟壳、黑锡丹相配；健忘、怔忡、失眠，和酸枣仁、茯苓、紫石英、龙眼肉、朱砂、龙骨、牡蛎、远志、炙甘草、鸡子黄并用。山茱萸治头晕耳鸣、腰膝酸软乏力，常同熟地黄、桑椹、制首乌、当归、枸杞、黄精、女贞子为伍；妇女崩中漏下，与生地黄、乌贼骨、地榆、黑木耳、旱莲草组合；盗汗不已，则配伍浮小麦、牡蛎、黄芪、童便、糯稻根须、白芍、麻黄根。二者比较，均有良好的降压之效，但五味子能增强记忆、促进胆汁分泌、改善血液循环、降低谷丙转氨酶、祛痰作用明显；而山茱萸尚可利尿、抗癌，对化学、放射疗法造成的白细胞下降，有助其升高作用。

32. 桑叶与薄荷

桑叶、薄荷为轻可去实的辛凉解表药，能疏风散热，医温邪初起，疗目赤肿痛，常与菊花、牛蒡子、连翘、淡豆豉、木贼草共用。桑叶善理火热灼肺、鼻燥、干咳无痰，和沙参、麦冬、川贝母、枇杷叶、百合、梨膏相配，易于见功。薄荷宣散之力较强，可解除皮肤瘙痒、透发瘾疹，多与蝉蜕、浮萍、升麻、忍冬藤、赤芍、蒲公英、紫草、芦根组织处方。二者临床应用，同中有异，其区别特点是，桑叶甘苦，能坚胃阴，煮汤代茶生津止渴，和芝麻为伍补肝益肾，对血热白发、两目昏花具有一定疗效；薄荷气味香烈，长于辟秽，不宜久煎，可疏肝解郁，发汗作用较桑叶为优，且宽中除胀、祛暑、止痛、抑制阴道滴虫，也是其特色。先生的经验，它们之间主治病证差距不大，在流行性外感风热方面，最好联袂投用，相互促进，提高功效，十分有益。

33. 石膏与知母

石膏、知母，一属矿物，一为多年生草本植物的根茎。适于伤寒传入阳明或温病邪入气分，其泻火退热之力，在寒凉药队中，堪称一对"圣药"，著名经方白虎汤就是以此二味为核心组成的。石膏微辛，主要清肺、胃大热，有解肌作用，习与薄荷、浮萍、黄芩、连翘、板蓝根、寒水石相伍；火煅后外敷，疗疮疡，生肌收口，与乳香、没药、孩儿茶、血竭组方。知母滋水养阴，泻火之力低于石膏，对烦渴、潮热、骨蒸则为石膏所不及，常与生地黄、沙参、白芍、地骨皮、黄柏、银柴胡、龟板合用。二者在实践当中的区别，石膏有效成分很难煎出，必须配入他药才可增加其水中的溶解量，内服生用，投量要大，根据具体情况可用到150g；知母有镇静作用，因质润多液，宜于阴亏肠燥之人，若口无渴感、大便稀薄者，即不应过饮，否则，随着溏泻易导致脾虚气陷、"亡阴火升"。

34. 犀角与羚羊角

犀角暹罗者佳，羚羊角以去木胎之顶尖为胜，善清心、肝之热，凡温邪侵入营、血，神昏谵语、身发斑疹、抽搐不已，皆可遣用。犀角主要治心，对躁狂不宁、火扰神明、意识瞀乱，和牛黄、黄连、冰片、猴枣、竹叶心、山栀、朱砂、紫贝齿共用；热毒发斑、吐衄不已，与丹皮、鲜生地黄、赤芍、紫草、大青叶、玄参、白薇组方。羚羊角侧重平肝舒筋、医内风萌动，如惊厥、抽搐，常配天麻、僵蚕、全蝎、白芍、珍珠母、石决明、蜈蚣、钩藤；头痛眼胀、绿风翳障，则同菊花、柴胡、蕤仁、黄芩、桑叶、夏枯草、茺蔚子、龙胆草、大黄合用。二者相比，其临床功效的差异是，犀角擅长凉血解毒，宜于实证，有上行作用，俗名"倒大黄"，近来多以水牛角代之；羚羊角可疗虚热，功专定惊风、止痉挛，在儿科最为常用，被称作治高热引起抽搐的第一良品。因药源不足，价格昂贵，目前都以山羊角10倍量代替它，实验证明，口服后尚能增加动物对缺氧的耐受能力。

35. 虎杖与威灵仙

虎杖、威灵仙能祛风湿，对四肢疼痛、屈伸不利、关节炎等症，有显著的医疗作用，因非大寒过热之品，两药也可同时共投。虎杖性凉苦泄，宜于内湿热痹，常和忍冬藤、豨莶草、秦艽、络石藤、海桐皮、寻骨风、老鹳草、路路通为伍。威灵仙侧重辛温而散，除祛寒镇痛外，可用诸肢体麻木、筋脉拘挛，一般都与羌活、五加皮、穿山龙、徐长卿、千年健、松节、海风藤、虎骨、青风藤、伸筋草相互组方。它们的临床区别点在于，虎杖属广谱抗菌药，有清热解毒、利胆退黄、活血行瘀之力，如配合天花粉、枇杷叶、川贝母、前胡、莱菔子、海浮石、竹沥、瓦楞子，则豁痰止咳作用较强，先生的经验，用于肺热气喘、小儿肺炎，效果较好。威灵仙水煮加入陈醋，可治鱼骨梗喉；脚气上冲胸闷不已，以之研末，黄酒送下；扁桃体炎每日 30g 煎服，连用 5~10 天，即能痊愈。

妙药治病品味

1. 重剂黄芪起沉疴

黄芪味甘，微温，补气之功最优，故推为补药之长，而名之曰"耆"也。善治诸虚羸弱之证。用之治疗早搏，与养阴之生地黄同用，黄芪温补升气，乃如雨时上升之阳气；生地黄甘寒滋阴，乃将雨时四合之阴云也，二药并用，具阳升阴应，云行雨施之妙，气充阴足脉道盈满通利，早搏不存矣。至于肥胖症患者，都有满闷短气，动则气喘，心悸乏力之症，此乃胸中大气下陷兼不足之症；黄芪补气兼能升气，且黄芪之性，又善开寒饮，以其能补胸中大气，大气壮旺，自能运化水饮，至于与防己、白术、泽泻、首乌配伍，取其皆能利水祛湿化浊降脂之功，使湿浊去，水饮消，清浊分明，久之必降脂轻身。用其治鼓胀，一者取之益气扶正，因鼓胀为病，病机多为本虚标实，虚实互见；二者取黄芪善利小便之性，使壅于体内的水湿从小便而去；与丹参、益母草、苍术等同用，是"胀病亦不外水裹、气结、血瘀"，"血不利则为水"。取其化瘀利水，理气健脾之功，俾能标本兼顾，攻补兼施，寓消于补，祛邪而不伤正，使胀消而不能复矣。重症肌无力，据其发病机理，血气虚受风，黄芪与当归配伍名当归补血汤，气能生血也；鸡血藤使血行风自灭；胆南星治"筋痿拘缓"，得黄芪补益之力，其效尤宏；复用菖蒲通九窍，窍开目明，诸症皆能却也。

（1）过早搏动，方用益气复脉汤。药用：黄芪150g，生地黄120g，桂枝、炙甘草各12g，甘松15g。此病属中医学"心悸"的范畴，本方取《伤寒论》"心动悸，脉结代，炙甘草汤主之"意，以大剂黄芪益气复脉；大剂生地黄滋阴复脉；桂枝、甘草名桂枝甘草汤，辛甘化阳，通阳复脉；本病患者多精神紧张，思虑过度，佐甘松开郁结，且现代药理证实，生地黄、甘松皆有调整心律的作用，诸药配伍，酌情化裁，可用于各种原因引起的心律失常，如心动过速加紫石英30g，茯苓18g；心动过缓加熟附子15g，红参9g。临床疗效肯定。但大剂量黄芪在"过早搏动"的应用中，有时可出现脉搏散乱，歇止无定，病情似有加剧之势，此乃阴足而脉道盈满通利之兆，自当无虞。

（2）单纯性肥胖，方用益气消脂饮。药用：黄芪180g，防己、白术各15g，泽泻、生首乌各30g，草决明15g，水蛭、荷叶各6g。大凡肥胖症患者，多属气虚痰湿为患，本方以大剂黄芪益气利水消脂；配伍防己、白术、泽泻、首乌皆能利水消脂、降浊除湿；水蛭化瘀祛脂；荷叶升清降浊为佐。配合体育锻炼，控制饮食，日饮毛峰茶15g，常以山楂为食，坚持数月，无不效验。但黄芪用量应在150~250g为宜，若黄芪每剂少于60g，则益气利水消脂作用甚差。

（3）鼓胀，方用益气五苓散。药用：黄芪200g，丹参30g，苍、白术各20g，茯苓18g，猪苓30g，泽泻50g，益母草100g，车前子（包）30g。先生认为，鼓胀多本虚标实，虚实夹杂，治当扶正顾本为先，兼以利水化瘀祛湿理气，寓消于补，祛邪而不伤正。应用大剂黄芪益气扶正利水；苍白术、茯苓、猪苓、泽泻、车前子理气利水、行湿散满；丹参、益母草利水化瘀；如属恶性者，加半枝莲、半边莲、白花蛇舌草、山豆根、山慈菇、龙葵以抗癌消癥。本病切忌应用峻下逐水之剂，以免耗伤正气，邪去正伤，邪气复来而医者束手。

（4）重症肌无力，方用黄芪胆星正睑汤。药用：黄芪120g，红参、白术各15g，茯苓18g，当归、鸡血藤各30g，菟丝子、枸杞子各18g，胆南星、菖蒲各15g，佛手9g。本病的病因病机是血气虚受风所致。本方以大剂量黄芪配红参等益气提摄；至于胆南星，《本经》谓天南星主"伤筋痿拘缓"，制以胆汁者，令其专入肝胆经也（《内经》谓肝开窍于目），同时《本经》又谓黄芪主"大风"，此二药相伍，使"缓纵"却，风邪去；复以菖蒲"祛寒湿痹……通九窍，明耳目"；菟丝子、枸杞子补肝肾之精；当归、鸡血藤养血活血，血行风自灭；佛手疏肝理气为佐。如兼肾阳虚者，可加熟附子12g，仙灵脾18g。为治重症肌无力的效验方。

2. 佩兰、菖蒲化腻苔

正常舌苔是胃气充盛水液上潮，浅薄微白，不腻不燥，似有若无。厚腻的舌苔，尤其是消化系统疾患，拭之虽去，仍可再生，若兼有痰湿之邪者，则很难拂掉。在辨证基础上加入佩兰、菖蒲，祛浊以净厚腻，恢复味觉、增进食欲，收效颇佳。

佩兰舒肝郁、"除陈气"，《内经》谓其可去口中甜腻之味，对呕恶、时时嗳腐者用之，比藿香之味醇正，善于宣散蕴结。菖蒲有三种，都能辟浊祛秽、和中行滞，治湿邪中阻的口黏胸闷效果显著。其中石菖蒲长于健胃醒脾；水菖蒲芳香较浓，侧重祛湿豁痰；阿尔泰银莲花的根茎九节菖蒲，功专开窍回苏，然在净化厚腻舌苔方面，则疗效基本一致。

佩兰、菖蒲二药，辛苦配伍，可助胃运、温健脾阳，活泼气机，通过调畅内在阻遏，获得化浊的效果，解除胸闷、促进食欲，令健康恢复。单独使用佩兰或菖蒲，尽管净化舌苔有一定效果，但不理想，二味配伍，佩兰9~18g、菖蒲6~12g，则收效甚好。一般3~6剂，多者9剂，湿浊之邪即化，气机便可展舒，厚腻的舌苔均逐渐消除。若退去缓慢，再加入苍术、厚朴、白蔻仁各6~10g，辛开苦降。

3. 放胆应用石膏

石膏入药，首见诸《神农本草经》，谓其微寒，宜于产乳。张仲景《金匮要略》以之与竹茹、桂枝、白薇、甘草配伍，枣肉和丸，治疗产后呕恶、烦乱。锡纯据此以为"其性纯良可知"，对适应证要放胆用之，"七八钱不过一大撮耳！"临床运用此药主要掌握两点，一是生用，非疮疡收口外敷绝对不能火煅；二是用量要大，如不打破前人习惯用量，则不易取得较好的效果。"用生石膏以治外感实热，轻者亦必至两计，若实热炽盛又恒用至四五两或七八两"，为避免"病家之疑虑"，采取多煎缓服法，无论单用或与他药同用，浓缩三四茶杯"分四五次徐徐温服下"。受其启示，先生在实践中体会：第一，师法《伤寒论》，不应株守吴瑭用白虎汤必须具备四大证的观点。从《伤寒论》所列白虎汤证条文可以看出，凡有热象者都能投用，如伴有口渴则加入人参。先生遣用石膏扩大其使用范围，其上承渊源即基于此。20世纪50年代鲁北脑炎流行，先生曾参加医疗，大部分患儿均以白虎汤为主，只有1/3的病例参考了《疫疹一得》清瘟败毒饮，将君药石膏用到21~60g，并未泥守《温病条辨》提出的大热、大渴、大汗、大脉之所谓四个标准。仅在"脉浮弦而细者不可与也，脉沉者不可与也"方面，谨慎从事，当时尽管诊治病案不多，但大剂应用石膏约70%见效，根据具体情况，增入了薄荷、菊花、桑叶、牛蒡子、银花、连翘辛凉解表药，亦突破了"汗不出者不可与也"的信条。第二，继承前人经验，广开大量应用石膏治法。在中国医学史上，将石膏大量用于临床者，首推明末缪仲淳，鼎革入法则为吴门的顾松园、桐溪余霖、湖州江涵暾。淮安吴瑭也是用本药的高手，"绍兴赵大兄伏暑痰饮大喘"案，每用至500g，"期年间用至一百七八十斤之多"，闻者咋舌。先生用石膏，无疑从先辈医家吸取了不少经验，凡遇外感时行疾患，温病邪入阳明，或内科杂证之有蕴热者，最喜以石膏为主，治某患者高热9日不退，清凉解毒药不效，证见寒热往来、气喘无汗、脉搏频数不已，按少阳病予小柴胡汤，服后症状略减，仍然无汗，热势不衰，乃于原方内加生石膏90g，水煎服，3小时1次，分3次服完，翌日复诊，遍体汗出，体温下降，减石膏为45g，又进1剂，即恢复正常。可充分说明石膏并非表证不解之禁忌药，"其性凉而能散，有透表解肌之力"，外感实热，"他凉药或在所忌，而独不忌石膏"。

4. 山茱萸益阴又养阳

山茱萸味酸收敛，性温能补肝肾，为中医常用药物之一，其对遗精、阳痿、血崩皆有疗效，特别是对大气下陷诸证更为擅长。自《神农本草经》载入后，现存含有本品最早的处方属《金匮要略》崔氏八味丸，明末张介宾极其赏识它，在《新方八阵》左、右归丸中，均配加此药，既益阴又养阳，临床常以之为君治疗四种疾患：①阅读书报不能持久，时间稍长则"目眩无所见"，将山茱萸同熟地黄、枸杞、甘菊花配伍，炼蜜为丸，疗效显著。②女50岁、男65岁左右，进入围绝经期，经常腰痛腿酸、头晕耳鸣，可和杜仲、女贞子、旱莲草、十大功劳配伍。③女性在生育期不孕，月经周期延后，血下过多，冲任无损，宜与当归、茜草、紫石英、鹿角胶配伍，民间验方续嗣丹即由此五药组成。④大气下陷汗出不已、心中怔忡、呼吸微弱、手足厥冷、动则头眩，呈现虚脱之象，配以参附急火煎服，用量45~75g，能收良效。

5. 山药理脾治泻

本品为四大补益药之一，性味甘平，搓圆打光而后入药，主要补益脾、肺、肾三脏，张锡纯根据《内经》理论重点掌握了“内伤脾胃百病由生”，“太阴不收肺气焦满”，谷气下流可“中央绝灭”，善用山药调治脾、肺、肾方面的亏虚性疾患。“色白入肺，味甘归脾，液沉益肾，能滋润血脉、固摄气化、宁嗽定喘、强志育神，性平可以长服、多服，宜用生者煮汁饮之，不可炒用”。陈某大便不实，两年来时发时止，屡治不愈，从7月中旬次数增多，先硬后溏，略感下坠，医家按休息痢治疗，用通利药症状转重，增加低热，又以为元气下陷、阴火上升，取甘温除热，用补中益气汤，服药4剂，不仅病情未减，反而口渴耳鸣、头面如同火燎，由此不敢再吃药物，先生根据锡纯理脾治泻的经验，用大剂一味薯蓣饮，山药半斤，打碎水煮成粥状，空腹服，以愈为度，两月后痊愈。

6. 赤小豆行血止吐

赤小豆为谷类菽科植物的种子，《五十二病方》谓煮熟食之可以“解痛”，说明在金创、跌打方面有活血化瘀作用，同《神农本草经》所载主治，基本一致。《朱氏集验方》说，宋仁宗幼时患痄腮，方外人赞宁以此碾成细末涂之而愈，亦充分证实确有“消”“散”的作用。从其“通乳汁”“下胞衣”“利小便”的功能讲，还是一味能通降的下行药物。《伤寒论》麻黄连轺赤小豆汤、《金匮要略》之赤小豆当归散对它的使用，无疑也是基于这一点的。但至今尚有不少医家仍执赤小豆味酸，和瓜蒂配伍，强行附会《内经》“酸苦涌泻”一语，泛指为吐药。据先生经验，该品在瓜蒂散内起不了多大作用，催吐之力不是赤小豆，而在瓜蒂身上。有人讲，虽然不能“因而越之”，但能增加药物体积取得辅助作用，实际未有考虑它与瓜蒂各一份的相等剂量，则是太不足道了。如果这样，那么淡豆豉在方中竟用一合，又为什么呢？一言以蔽之，赤小豆属舟楫之物，既不能载药上浮也不能刺激胃黏膜发生呕吐，否则谁还敢吃赤小豆粥、豆沙馅的糕点呢？李时珍曾明确地提出过此乃"止吐"药。所以我们应溯本求源、立足现实，《五十二病方》记述的功效，是符合客观情况的。

7. 石韦利水排石

石韦性凉微苦，柔软如皮，为多年生草本植物，常用于下肢水肿、膀胱湿热、"玉茎"涩痛。黄元御《长沙药解》从其配入鳖甲煎丸进行研究，认为属"泄水消瘀"药，山东崂山所产之小叶石韦，曾广泛用于肾炎、尿路感染等症。本品治疗石淋，历代文献报道不多，除首见于《五十二病方》，唐人甄氏兄弟《古今录验方》也记有这一经验，同滑石配伍，用米汁或蜂蜜调服，名"石韦散"。先生以前对它的应用，主要是取其利尿退肿，虽然亦不断以之治疗淋病，但大都局限在肾盂肾炎、膀胱炎、尿道炎方面，自马王堆帛书问世后，才开始单独试验石韦的确切疗效。膀胱结石，每日用石韦60g，水煎，4小时1次，分3次服下。石韦治疗石淋确属经验记载，而《古今录验方》则继承了这一遗法。

8. 商陆消疽热红肿

商陆之根入药，口中嚼之过久能麻舌，可见肿消。《五十二病方》内言其以醋渍之外涂"疽"证，可"熨"红肿，实则和《神农本草经》所记完全一致。《张文仲方》谓"传恶疮"，发病较慢，高出皮肤不太明显，表现红肿热痛的外科疾患，同后世痈属阳、疽属阴之区分方法不同，究诸实际，还应归入阳证范围。关于该药的外治作用，已故耆宿万老曾向先生传授过他的经验，先将商陆打碎，轧为细末，加醋调匀，贴于患部，以之治疗无名肿毒，方法简单，疗效甚好。用于痄腮、丹毒、毛囊炎、蜂窝组织炎等，都取得了一定的效果，如再配合内服清热解毒、通络散血之品，则药效更佳。

9. 水银疗痒杀虫

水银为外科常用药，历史上吴王阖闾和秦始皇以之作为防腐剂。封建统治者迷信方士之说，尚用为炼丹原料，乞求益寿延年，反受其害，死于非命。将治病良药视作营养食物，竟把水银的治病作用埋没，蒙上了"毒人"之名。《五十二病方》中言其治疗疥疮，与雄黄配伍，加猪油调和，确系验方,《神农本草经》所云之"主疮、瘘癞、疡、白秃、杀皮肤中虱"的记载,很可能是在这一基础上扩展的,比欧洲开始试制的水银油制软膏,要早1000余年。疥疮,是由疥虫引起的传染性皮肤病,治疗时大多采取患部抹药法,用力揉搓,促进吸收,杀灭其虫。历代文献所载虽有大量处方,但真正获得根治的,均不离水银一味,其他苦参、百部、白鲜皮、雄黄、木槿皮、狼牙草、蛇床子、藜芦、芦荟、烟油等,都属点缀之物,缺乏回天能力,惟山东济北地区流传一张验方,内含水银、信石、狼毒、川椒、硫黄、大风子,以猪油调膏,效果极佳。

不 孕 案

1.崔某，自幼多病，18 岁初潮，周期延后，色淡量少，白带清稀，乳房平坦，有轻度痛经，常感脐下发凉如冷气扇动，已婚 6 年未孕，曾服鹿胎膏、定坤丹、艾附暖宫丸。从其身形瘦小，基础体温低，性欲淡薄，以温肾补阳为主，用验方小温经汤（当归、肉桂、巴戟、仙茅、肉苁蓉、仙灵脾）加续断、吴茱萸、小茴香、紫石英，每日 1 剂，配合食用虾肉、蛎黄、羊肉。10 剂后，面色晦暗消退，症状逐渐缓解，已无腹内冷扇之感，由于月经仍未来潮，又加入"功比四物"的丹参调养肝血，通利冲脉，隔日 1 剂，继服 10 剂。三诊时经血下行，血量增多，脉搏较前有力，临床症状基本消失，精神转佳。嘱其照第一方续用，改为 3 日 1 剂，服 10 剂为 1 个周期，再加入丹参，月经过后即减去，长期应用。事隔半年，于 1965 年夏季突然来函云："最近经常恶心，甚至呕吐，有嗜酸现象，到医院查妊娠试验阳性。"说明已经怀孕。

此案属于肾虚宫寒，与体质素弱，经期受凉，营养不佳有密切关系，因肾阳亏虚，冲任二脉功能减退，胞宫缺乏温养，影响了孕育能力，前人形容为"寒潭无鱼"。其治疗，一方面"益火之源"温煦命门，鼓舞肾间动力，用肉桂、巴戟、仙茅、续断、肉苁蓉、仙灵脾祛下焦之寒，行气止痛用小茴香、吴茱萸；另一方面，也是师法叶桂以当归、紫石英补冲脉，调理月经之本，有利"种子"。同时小茴香、吴茱萸、紫石英三药，尚有温经、散寒、暖宫的专长，全方综合，具有多种作用。先生经验，凡肾阳不足，血海空虚，子宫发育欠佳而不孕的，宜重用巴戟、仙灵脾、小茴香、紫石英，3~6个月为期，效果确切。

2.刘某，因家务纠纷，又"不得隐曲"，精神抑郁，经期无定，行而不畅，来潮前心烦易怒，乳房发胀，有时乳头痛，痛不敢触衣。西医诊断结论不一，或云经前期紧张，或云输卵管粘连，或云子宫肌瘤，而后又皆排除。既往月经正常，近两年逐渐变化，血黑有块，行经时，少腹作痛似棍棒搅刺。右手脉弦，左尺见涩，舌边一侧有数点紫斑沉着。依据气病日久郁必归肝，血行瘀自去的理论，应"解结""决闭"，疏其气血，令"木郁达之"而致和平，用加减少腹逐瘀汤（当归、川芎、赤芍、延胡索、肉桂、蒲黄、五灵脂、炮姜、小茴香、桃仁、细辛、大黄、沉香），月经过后，每日1剂，连服8剂。复诊时经血已见，腹痛缓解，乳房能扪及小块状物。故加入橘叶、醋柴胡行气散滞，因势利导予以宣化。1965年3月来济，已坚持5个周期调治，情况良好，乳房未再胀痛，硬结几乎消失，月经闭止，妊娠反应阳性。嘱其少咸食，及刺激性食物如辣椒、芥末，忌浓茶、香烟、烈酒等。翌年5月陪母求治高血压病，询之，已顺产一男婴。

本案为气滞血瘀，发病因素主要是精神刺激，致肝失疏泄，不得条达，从而气行不畅，血运受阻，既不能摄精成孕，受精卵也难以在子宫着床发育。根据四诊合参，易怒、乳胀锐痛且有硬结，属突出的肝气内郁症状，其他见症则为瘀血停留的临床表现，故治疗重点应放在活血散瘀上。以当归、川芎养血，赤芍、桃仁活血，肉桂、炮姜温经，小茴香暖宫散寒，沉香、延胡索降下行气，蒲黄、五灵脂逐瘀，肉桂、细辛气雄而烈通利气血，大黄一味破血开结可导之下行。其中延胡索、小茴香、细辛、五灵脂、沉香还有良好的镇痛作用。在二诊时，尽管患者乳头锐痛的症状减轻，但聚结的硬块并未随之而消，故加橘叶、柴胡二味，取得捷效。先生对不孕症的处理，所处方大多不离细辛、肉桂、蒲黄、五灵脂、沉香、大黄等品，且常配合成药大黄䗪虫丸，显然很重视祛瘀生新之治。

先兆流产案

1.刘某，32岁，济南军区部队家属。平素汛期延后，经量较少，1970年初孕未足3个月流产，2年后又流产一次。1975年4月起月经停潮，已3月余，又与往常一样发生阴道出血现象。西医诊为"习惯性流产""先兆流产"，经注射黄体酮、绒毛膜促性腺激素，未见好转，故来就诊。

初诊：四肢乏力，大便日解2次，稀薄不实。近1周纳呆，腰酸腿麻，阴道突然见血，淋漓不止，比月经量为少。舌质淡红，口淡不渴，脉沉而弱。从其症状表现分析，属于脾气不足，肾阳虚亏之象，拟寿胎丸加生黄芪、炒白术等开胃温肾助阳等品，每日1剂，连服4剂。桑寄生12g，菟丝子15g，续断12g，阿胶15g，生黄芪12g，炒白术12g，砂仁6g，杜仲9g。

二诊：阴道流血减少，腰酸消失，大便成形，转为日行1次，但仍觉全身乏力，乃于原方基础上稍予修改，令其每日1剂，再进4剂。生黄芪15g，炒白术9g，杜仲6g，续断9g，阿胶12g，菟丝子12g，砂仁6g，木瓜9g。

三诊：流血停止，体温由36.7℃升至37.1℃，所有症状大减，饮食俱佳。嘱按二诊处方将各药之量均减去半数，隔日1剂，继服2个月，以巩固疗效。注意休息，遵照《内经》"食养尽之"，增加营养，促进健康恢复而保胎元。自此以后，未再复诊。1976年春季专程来告，已足月顺产一男婴，发育良好。

此例"先兆流产"属虚证，偏于脾肾两亏，故在寿胎丸基础上，根据张锡纯先生经验增生黄芪益气，"食少者加炒白术"，健脾举阳提摄胎元，与《内经》"形不足者温之以气"的学说也吻合无间。方内菟丝子"隆冬茂盛"，"叶翠子红"，具有凌霄生气，"大能合胎气强壮"。桑寄生"蔓延草木之上"，"善吸他物之气以自养"，涩精固脱，温而不燥，同杜仲、续断相配，煦化肾阳，和白术为伍，可"益气力，肥健人"。阿胶补血护阴，既防热药耗伤，又有止血特长。砂仁芳香醒脾，开胃进食，能矫正滋补药物导致的胸闷中满。群品荟萃,集诸一方,更易发挥其安胎的作用。二诊时因无腰酸症状,大便已成形,便将杜仲、续断、菟丝子、白术之量减少,且身体仍倦怠无力,故加重了黄芪用量,小腿发麻未见好转,添入木瓜一味,坚腰膝而利筋骨。

2. 李某某,28 岁,济南铁路局职工。1975 年 10 月,自诉妊娠两月时反应较重,恶心,食入即吐,经治疗 20 天,已愈。近日突然阴道流血,色淡混有黏液物,西医诊断为"先兆流产"。

初诊:患者体瘦,精神紧张,感觉腰骶部下坠,小便频数,有时眩晕,耳鸣作沙沙声,面颊有蝴蝶斑样色素沉着,舌苔淡白,脉沉无力,两尺尤甚。证与肾阳不足,胎气失固有关,属温煦功能下降所致,宜补肾壮阳佐以安胎止血之方,随即用寿胎丸加味,每日 1 剂,连服 4 剂。菟丝子 15g,续断 12g,桑寄生 12g,阿胶 15g,仙鹤草 9g,胎盘粉 9g(冲)。

二诊:流血稍止,其他症状减不足言。药后无不良反应,乃于原方内加覆盆子 9g,椿根白皮 18g,劝其继服 4 剂,再观疗效。

三诊:腰骶下坠缓解,流血已止,临床症状均减,恐惧思想消除,脉搏有力转为滑象。乃进行善后调理,将药物剂量减去一半,再用 10 剂即可停服。

9 个月后,其夫来报,言已生产一男儿。

此为肾阳虚弱之证,乃寿胎丸的主治对象,恐其药力不足,加仙鹤草益气止血。根据《内经》"精不足者补之以味",又加胎盘粉,利用血肉有情之物,达到"竹破木补"的目的。全方六味,共奏温养阳气,安胎止血之效。二诊加覆盆子,不只取其壮阳补肾,且与椿根白皮配伍,通过收敛作用,涩以固脱,从而获得"载""截"的双重功效。

产后缺乳案

1. 王某,27 岁。1964 年 11 月初诊。自诉一向身体较好,婚后因阑尾炎手术,大便转为溏薄。近 3 年常感冒,懒言,善忘,失眠,纳差,精神萎靡。今秋生一男孩,子宫回缩不良,出血甚多,红色恶露 4 周方止。乳汁从泌出之日起即清稀如水,逐渐中断。乳房按之柔软,无胀痛感。曾经提、捏、揉、滚等按摩治疗 10 日,服西药 1 月余,不见好转。刻下面色苍白，呈干枯貌，舌淡无华，脉象细弱。于是根据"乳房不充盈无胀痛感者属虚证"之说，判为气血两虚的征象。乃遵照《傅青主女科》"无气则乳无以化，无血则乳无以生"之说，拟定了补气养血佐以通乳之方，用生乳丹（黄芪15g，党参12g，当归9g，麦冬9g，通草6g，桔梗9g）加赤小豆30g，丝瓜络9g，胎盘粉9g（冲），每日1剂，连服10天。并嘱增加高蛋白饮食，足量进水，适当户外活动。建议多吃山药、扁豆、鲜虾、鲫鱼、鸡蛋、猪蹄、花生米、胡桃仁、黑芝麻、豆浆、牛奶、肉骨头汤等，以药疗、食疗双管齐下，病情缓解，乳房隆起，以手按之有乳汁泌出，按原方再饮7剂而愈。

本案由于脾胃功能不佳，影响营养物质的充分消化和吸收，导致乳源缺乏。"乳血同源"，分娩后出血过多也是一大主因。在治疗过程中，遥承《内经》"形归气""气生形"之说，用"补气以救赢"，"滋血以养气"的方法，方内党参、黄芪补中益气为主；当归理血；麦冬育阴生津以助化源；通草、桔梗、丝瓜络、赤小豆配伍，促进乳汁分泌。

2. 于某，35岁，素体健康，曾顺产3女，殇2存1。10日前分娩，因家庭琐事同其爱人口角，抑郁在怀，乳汁突然中断，1962年春来就诊。患者自感胸闷、两胁不舒、乳房膨满胀痛。查体温37℃，脉搏弦劲有力。遂拟疏肝调气佐以通乳法则，方用《清太医院配方》涌泉散（柴胡9g，青皮9g，当归9g，白芍9g，川芎6g，花粉9g，漏芦9g，桔梗6g，通草6g，白芷6g，山甲珠9g，王不留行18g，甘草3g）加地龙9g，仿叶桂虫类善搜剔、窜通乳络之说。嘱其每日1剂，先饮5天，注意宽松内衣，用发梳背缘，沾上食油朝乳头方向反复刮擦，然后再拿热毛巾湿敷乳房，以开郁导滞、宣发气血，促使乳汁外泄。并食黄花菜辅助药力。经内外合治，情况明显好转，乳汁已下，外流通畅，胀痛等症状亦逐渐消失。惟服药之后感觉恶心，但无呕吐的现象，乃于方中减去有上行之力的白芷，气雄味烈刺激胃腑的川芎，形同"舟楫"载药上浮的桔梗。病势既然十减七八，柴胡虽为疏泄良品，其性升举，过用恐有"劫肝阴"之弊，亦去掉。根据《内经》"大积大聚其可犯也，衰其大半而止"的原则，又酌减了其他药物的用量，力求"攻中有制"，处方当归6g，青皮9g，白芍6g，花粉6g，漏芦6g，通草3g，山甲珠6g，王不留行9g，地龙3g，甘草3g，继服5剂，相隔20余日，于农历5月患者复来，询诸病情，已完全治愈。

处理乳汁不行，应审证求因，"谨守病机，各司其属"，从因论治。不要拘于"产后一盆水"之说，而动辄大温、大补，虽有他病，亦"以末治之"株守陈规。淮阴鞠通氏明训"无粮之师，利于速战。若畏产人虚怯，用药过轻，延至三四日后，反不胜药矣；识证真，对病确，一击而罢"。高锦庭认为缺乳属实者，"常源于郁"，由郁而气滞。临床所见，以忧郁、焦虑、愤怒、悲哀、过度紧张、精神刺激为主要因素，肝司条达，疏泄失职，气行不畅，乳管内阻，影响乳汁下行。本案即属这一类型，因而选方议药，以当归、川芎调血行血；柴胡、青皮疏肝；白芍柔肝益阴；花粉养胃生津；山甲珠、王不留行通络散瘀；白芷行气止痛；漏芦、通草清热利水；桔梗宣开气郁，引药上行；甘草调和诸药，并有矫味作用。其中白芷、漏芦、山甲珠、王不留行尚能消肿化痈，青皮破滞开结，而漏芦、通草、山甲珠、王不留行还有通畅乳房络脉，催乳下行的特殊功效。

慢性盆腔炎案

唐某某，女，31岁，1952年11月初诊。结婚7年从未受孕，下腹时坠痛，经前加重，已年余。

初诊：经行后期，量少，色黯质薄有块，带下量多色白，腰骶酸楚不适，脉沉迟，舌淡有瘀点，苔白。妇科检查，下腹触痛，宫颈光滑，子宫稍后倾，双侧附件可触及包块，压痛明显。化验：血白细胞计数 7×10^9/L，血沉30mm/h。拟诊为慢性盆腔炎，中医辨证属寒滞血瘀，治宜温经散寒，化瘀通络。处方：元胡15g，当归12g，郁金15g，肉桂9g，丁香8g，山楂核12g，丹参9g，川断15g，肉豆蔻9g，桃仁10g，甘草6g。水煎日1剂，分两次服，连服15剂后复查。

二诊：服药后腰腹坠痛减轻，白带量减少，两侧附件包块有压痛。嘱继用前方并加服成药桂枝茯苓丸，坚持服药。次年12月患者来告，用药半年后症状消失，妇科检查基本正常，秋季已怀孕，追访，足月顺产一男婴。

本病的病理关键在于寒湿凝滞胞络，所以临证施治时，切莫一见炎症概作火热论治，而应辨证用药。故治疗多以活血化瘀，行气散寒立法。其中，偏于气滞者，应理气化瘀，方选金铃乳没散（川楝子12g，元胡9g，乳香 9g，没药 9g，橘核 9g，王不留行 12g。水煎服，每日 1 剂），同时配合炒盐热敷小腹；偏于血瘀者，应活血化瘀，佐以行气，用盆腔炎活血汤（当归 12g，赤芍 9g，香附 9g，丹参 15g，桃仁 15g，青皮 10g，益母草 15g，鳖甲 15g），配合成药桂枝茯苓丸，每次 6g，以三棱、莪术适量煎汤送下，日服 2 次；确有热象者，如结核性盆腔炎，当以抗痨治疗为主，结合应用养阴清热、软坚散结、活血化瘀方药，可选贝母、百部、元参、鳖甲、海藻、夏枯草、黄药子、泽漆、蒲公英、丹参等煎服，并于石门穴处贴阿魏膏。

精神分裂症案

沈某某，女，37 岁，1954 年 9 月初诊。患者家属代诉，患者 3 个月前顺产一女婴，其后渐见精神抑郁，喜独处一室，厌恶接触他人，时而喃喃自语，发出格格笑声，目光发呆，举止失常。望其所吐之痰，挑起成丝，形如胶饴，舌苔白厚而黏，脉弦滑。认为此属产后恶露未尽，浊气痰邪扰乱心神、蒙闭清窍所致。治宜涤痰开窍，处方：半夏曲 10g，茯神 15g，旋覆花 9g，橘红 15g，胆南星 15g，石菖蒲 15g。水煎日 1 剂，分两次服，每次并送服礞石滚痰丸 9g。服药 1 剂后，大便稍溏，食欲增加，精神好转。如此调治近 3 个月，诸症消失，精神复常，病告痊愈。随访两年未再复发。

诊治产后疾患，先生主张详查病机，细心辨证，宜补宜攻，灵活掌握。先生认为，产后抑郁性精神病多由痰起，"气有所逆，痰有所滞"，"壅闭经络，格塞心窍"，病在心脾包络。"三阴蔽而不宣"，故从痰论治本病较中肯綮。俾痰浊涤除，机窍不为所阻，神明不为所蔽，理智自然可以恢复。

高 血 压 案

黄某，男，51 岁，1985 年 9 月 11 日初诊。1980 年体检发现血压高，经西医全面检查，诊断为"原发性高血压病"。此间经用西药治疗，血压一直波动在 21.4~18.8/17.4~14.8kPa 之间。患者时感头晕、头涨、项强不舒。近月余因工作烦劳致头晕目眩加重，心烦易急躁，噩梦纷纭，右臂麻木不适，偶感手指颤动，舌红苔薄，脉弦细，血压 20.0/16.0kPa。证属肾阴亏欠，肝失血养，虚风内动。治法：滋肾养肝，平肝息风。处方：天麻 9g，罗布麻 18g，白蒺藜 15g，野菊花 15g，臭梧桐 15g，石决明 15g，白僵蚕 12g，夜交藤 10g，枸杞子 15g。水煎服日 1 剂，早晚分服。连用 9 剂，眩晕肢麻等症减轻，但增腹泻一症，虑其可能因罗布麻量大所致，故改 9g，再进 10 剂，诸症缓解。复查血压为 17.4/10.8kPa，嘱患者生活须规律，注意适当休息，改用天麻丸长期维持。追访 2 年余，未见复发。

"贵阳抑阴"不可取

"人生有形,不离阴阳",二者通过对立统一关系,维持人体正常的生理活动,在《内经》中已有详细的论述,谓之"阴平阳秘,精神乃治"。当这种协调机制、动态平衡遭到破坏时,发生较大的差异,便可形成消长、胜复的现象。虽然"阳气者,若天与日,失其所则折寿而不彰",占据首位,但"若夏无冬"就会导致"阴阳离决,精气乃绝"的局面。怎奈有人不究此义,单纯地拘守自然界夏熟红繁"品物咸亨",认为"揆度奇恒,道在于一",将李士材"向阳之草木易荣",联系到施治方面"养阳在滋阴之上",推崇备至,奉为准则,强调培养阳气使"生机盎然",防止"枯木寒岩"之变。张锡纯鉴于阳乏阴滋易飞越,过盛伤阴内热随起,曾严肃批判"阳一分未尽则人不死"之论,盲目地贵阳,毫无科学根据,举外感时邪都有发热为例,即可证明其说之误。事实是,"伤寒中于阴经宜用热药者百无二三也;温病则纯乎温热,已无他论;疾病虽兼有寒疫，亦百中之一二也"。除解表外，应"滋阴以化阳，或泻阳以保阴"。滥投肉桂、干姜、附子、吴茱萸等阳热药物，就会阳气亢极而人立危，给主张"贵阳抑阴"者当头棒喝。

众皆熟知，凡属感染性疾患，均归热病范围，虽然表现热型不一，辨证方法有异，但在本质上无不侧重护阴之治。陈修园说过，他寝馈仲景学说半个世纪，反复实践，方晓"存津液"三字，要杜绝"若发汗、若下、若利小便"伤阴之源。邪气消退，转入恢复期，叶桂仍恐其"炉烟虽熄灰中有火"，还提出忌用温热药物，如果把"贵阳抑阴"疗法置诸一切治疗原则之上，那样岂不等于落井下石么？就连举世公认的温补派张介宾若在世，恐怕也不敢苟同，他曾于《求正录》内特别强调"寒邪中人本为表证，而汗液之化必由乎阴也；中风为病身多偏枯，而筋脉之败必由乎阴也；虚劳生火，非壮水何以救其燎原；泻痢亡阴，非补肾何以固其门户"，实际已针对此种情况指出渡海航向，谴责了这一偏见。黄元御受"贵阳抑阴"影响较深，据巽卦阳上阴下为佳象，力主尊阳学说并宣扬"弃珠玉而珍蚌璞，是谓倒置之民"，尽管自言"飘温风于旸谷"，绝不以火助热，却在这个问题上缺乏全面考虑，使人不无遗憾。

阴为阳气之依据，属形体之本，张介宾比喻好似"油能生火、雨大生雷"，进一步阐述了阴在双方所处的重要地位。张锡纯认为人秉大自然气化而生，"上焦之阳藏于心血，中焦之阳涵于胃液，下焦之阳存于肾水，凡心血、胃液、肾水皆阴也"。他经过数十年观察，发现内伤之病虚弱者约占一半，病机是"阴独虚而阳偏盛耳"！其他吐血、痢疾、喉痛、黄疸、眼病、疮疡、二便不利，症状表现虚象的，也常居十之六七。并介绍经验说，只有"上焦阴分不虚而后可受参芪，下焦阴分不虚而后可受桂附也"，反之，则不能随便给予。

"贵阳抑阴"的错误之一是，常随着道家喧喝强调"纯阳"，忽视人体形质与功能之间的关系；二是不了解"亢则害，承乃制"的机理，破坏了生命之所以长存，端赖内在环境之协调统一；三是对《素问》木郁达之、火郁发之、土郁夺之、金郁泻之、水郁折之的学说，缺乏深入的研究，只突出"燃薪炊粥"。我们知道自《扁鹊心书》提倡"保扶阳气为本"以来，群起效尤，虽其出发点为了促进人体健康，争取延年益寿，由于背离"辨证"而用的特色，留下不少弊端，有的将温热药物乌头、天雄、附子每剂开到二三百克，对初试刀圭者会祸不旋踵。程芝田深入分析道，凡阴虚阳无所附，如田禾乏水再加烈日暴晒，苗就枯死了。石芾南还从词字排列方面加以考证，他说，阴阳不读阳阴，即充分体现了其重要地位，堪称探骊得珠。

补阴而兼利水有妙义

补阴，不仅能增加物质营养，改善人体阴的亏虚，尚有抑制阳亢的作用，是治本的重要措施之一，只有重视它的调节作用，才可维持"阴平阳秘，精神乃治"。这一疗法，固然有很高的科学价值，应用范围之广可同"益阳"平分秋色，但在火邪内炽的情况下，常会导致正邪混凝或令热势遏伏，反成医害。鉴于此点，钱乙化裁崔氏八味丸为六味地黄丸时，保留了茯苓、泽泻，实属一大卓见。事实表明阴虚多有蕴热，减轻阴虚的因素中降火居主要地位，加入少量利水药，目的为了祛邪引热下行，又可防止补阴而造成的湿热互结，朱丹溪大补阴丸虽有黄柏、知母泻火，却未给排除热邪开辟出路，乃智者之失。从临床上讲，不独调理阴虚应予考虑，即使应用"益阳"药物亦要注意及之，周学海在所写《读医随笔·用药须使邪有出路》中指出："曾闻有患痰饮者，久服附子化为肤肿，是不用茯苓、猪苓之苦降淡渗以导邪"，为"补而不泻之过也"。说明先辈已认识到这一问题。先生经验，阴虚之人若单纯补阴，效果并不十分理想，且可产生四种情况，一是滋腻碍胃，影响食欲；二是火邪不清，虽补而阴仍旧被耗，等于扬汤止沸；三是易生厚腻舌苔，口黏乏味；四是人体尽管得补，内热之根并未消除。张山雷说过，投呆补药物，不加吹嘘流动之品，往往不能达到预期疗效，确系阅历之言。张景岳"学贯天人"，并未悟出其中妙理，竟将六味地黄丸茯苓、泽泻、丹皮减掉，增入枸杞、龟板胶等，改制左归丸，同样也属一失。有人怀疑补阴而兼利水存在矛盾，利水是否更加伤阴，实际为标本两治，既补阴扶正，又通过利水以祛邪，利用二者相反相成关系，恢复身体健康，中医学治病的特色，即在于此。自东汉以降，人们习用的攻补兼施、寒热共投，基本上都属于这一治疗思路。

辨证施治重在灵活

先生治疗眩晕，起初着重肝阳上亢、木火化风，多以清肃、降泻、潜镇之剂调理，而后发现有不少湿浊蒙蔽、痰水上凌、阳气怫郁之证，采用宣开上焦、驱逐水邪、温化气机，方能取得疗效，从而深入认识了中医辨证施治的可贵之处在于"活"字。

先生从医 70 余年，对久病眩晕之证所见甚多，或者伴有头痛，或者伴有耳鸣，或者伴有呕恶，根据既往经验遣用镇肝息风、清化顽痰、介类潜阳，喜用赭石、龙胆草、白芍、夏枯草、紫石英、海浮石、瓦楞子、龙齿、牡蛎、石决明、枳实、石菖蒲、胆南星、竹茹、旋覆花等药，结果并不满意，就连李杲称颂的天麻也收效很小。究其原因，乃墨守成规，辨证只了解体质、性别、职业、环境等，还没有真实地把握客观病机，这是一大关键。30 年前先生曾诊一眩晕患者，兼有恶心，经 7 家医院检查诊为脑功能失调、头部供血不足、梅尼埃病、迷路积水。先后治疗 9 年如水投石，已失去获愈的信心，他要求切莫再用常规药方，最好别开洞天。先生当时颇费心机，经过综合分析，反复考虑，抓住该证胸闷、舌苔白厚、脉濡、不欲饮水，乃属饮邪内停、清阳蒙蔽，即投用小半夏加茯苓汤、泽泻汤，饮后虽不见效却无不适，再诊更方为升清降浊，药用：半夏、白术各 15g，茯苓、泽泻各 30g，生姜 15g，加荷叶 9g，葛根 20g，连服 5 剂，已有转机，但症状"减不足言"，后将半夏增至 20g，白术、葛根各 30g，茯苓、泽泻各 60g，情况转佳，自觉病去大半。据此，将葛根之量加到 40g，白术 50g，泽泻 70g，茯苓 80g，他药如故，又服 15 剂，竟霍然而愈。且以此方水泛成丸，继用 2 个月巩固疗效。6 年后随访，病未复发。

先生从上述病例获得三方面启迪，一是运用《周易》变动不居、道穷则变指导临床，可促进辨证施治的发展，提高医者主观能动性，随着事物的变化能左右逢源；二是要想掌握高水平的辨证施治功夫，必须勤读书多实践、倾听患者意见，才能广闻博采，不存芥蒂，真正丰富自己，体现出不惧"病杂"药亦多变；三是凡遇得心应手之治，须不断升华，如水饮所致的眩晕证，均宜加入葛根、白术、茯苓、泽泻，而且要大剂量应用，方获良效，葛根每剂可用 60g，泽泻 80g，茯苓 90g，否则就不易见功。

山东中医药大学
九大名医经验录系列

张志远

治学执教经验谈

　　中医各家学说，是由基础向临床过渡的一门桥梁课，重点介绍历代著名医家的学术思想、临床成就和治学方法。本门学科所选人物，一般具备两个特点：一是有代表性，理论自成体系，并能为后世公认；二是有影响，其学说广为传播，成为人们向往师法的榜样。开设这一课程，不仅能使学者开阔视野，丰富知识，而且对日后从事教学、临床和科研，都是十分有益的。以下是先生的治学执教经验。

怎样学习各家学说

1. 剖析流派，掌握学说重点

　　随着社会的前进、气候的变化、新病种的不断出现，以及其他客观情况的需要，步入金元时期，中医学便出现了百家争鸣的盛况，并形成了派别。各派从不同的角度对发病因素、人体生理、病理等，进行了广泛深入的探讨，并借助数学、文史哲等多种学科的知识详加分析，深刻论证，丰富了学术内容，推动了学术的发展。金元流派主要分两大系统，一为河间学派，一为易州学派。进入清代，河间学派的继承者又发展出一个支系，即温热学派；易州学派到了明代，逐渐分化成温补学派和益气学派。金元时期，无论河间或是易州学派，都以《内经》为师法重点，还没有把仲景《伤寒杂病论》作为学习的主要对象。明代方有执出山，伤寒学派渐露端倪，至17世纪中叶已趋成熟。总之，中医各家学说内的流派，只有四个，即河间学说体系、易州学说体系、伤寒学说体系、温病学说体系，其他医经、经方，则不属于派系。

（1）学习河间学派，应重点掌握的内容：第一，将外感病机列为重点，从剖析《素问玄机原病式》入手，研究该学派对《素问·至真要大论》病机十九条精神实质的认识。注意领会"六气都从火化"（叶桂《临证指南医案》木乘土"芮案"）及"诸涩枯涸，干劲皴揭，皆属于燥"等原文的涵义。这些论述是刘完素补充《内经》遗缺的一大贡献。同时注意学习用运气学说来研究疾病的发生发展及四时用药规律。第二，要了解"病之一物非人身素有"，若欲解除病邪，使人体得安，当首先攻邪。第三，要明白内在相火在纵欲、酗酒、膏粱厚味的激发下，最易妄动，一旦妄动，便会耗伤阴精，损及津血，导致阴虚阳亢，产生阳有余阴不足的病理现象。要结合摄生学，加深理解物极必反、过则为害影响养生的道理。第四，寒凉直折，滋阴润养，为标本兼治，是丹溪运用河间学说广开滋阴降火门路的重大发展。大补阴丸一方，属血肉有情之品，是壮水之主以制阳光的有效方药。这也是大家应该了解的。

（2）易州学派和河间学派一样，也是受特殊环境的影响而逐渐形成的。探讨这一学派的学术思想，第一，要了解该学派注重"运气不齐，古今异轨"观念，提倡从实际出发，化古为新，批评按图索骥、刻舟求剑的继承方法。第二，要了解该学派因受《中藏经》《金匮要略》《千金方》《小儿药证直诀》的启发，以脏腑为核心，侧重人体内部病理机制的研究。并在《内经》"土生万物"理论的启发下，创立了脾胃学说。第三，应明确脾胃、元气、阴火三者之间相互依赖、相互制约的关系。如元气的营养和补充，来源于脾胃，脾胃盛衰可决定元气的消长，元气强弱又主宰着阴火的起伏。三者之中，脾胃发挥关键作用。在了解三者关系的基础上去理解和掌握"内伤脾胃，百病由生"学说。第四，要了解"药物归经"论是起源于《内经》"嗜欲不同，各有所通"（《素问·六书藏象论》）、"五味各走其所喜"（《灵枢·五味篇》）的理论，知道张洁古、李东垣的特点，即为补中益气、升阳举陷；掌握常规药谱，如凡头痛皆用川芎，随加引经药，太阳加蔓荆子，阳明加白芷，少阳加柴胡，太阴加苍术，少阴加细辛，厥阴加吴茱萸。

（3）公元3世纪，《伤寒论》经王叔和整理问世，当时社会上流传并不太广。进入北宋，通过"校正医书局"重勘，才刻版印刷流入民间。自金人成无己注释开始，逐渐形成学习《伤寒论》的浓厚风气，并出现了伤寒学派。研究这一学派须注意五个方面：第一，应当明确从明代16世纪起，《伤寒论》已列为业医者的主攻方向，并出现了不少解经析义或评说注释的著作和名家。其中重点人物是以方有执为代表，张卿子、喻昌、张隐庵、高士宗、徐灵胎、陈修园、陆九芝等继之于后。第二，应明确《伤寒论》所论伤寒，属于《难经》之广义伤寒，包括中风、伤寒、热病、温病、湿温五类时邪外感证。并且要了解六经传变规律是在《内经》辨证思想的影响下产生的，可以说是《内经》思想的发展。第三，该学派有重己轻彼的思想，如主张治疗温病不宜向《伤寒论》之外觅求，麻杏石甘汤、白虎汤、葛根芩连汤、大承气汤、黄连阿胶汤均可随证投用。对温病学家所用的若干轻淡药物，基本上持否定态度。由于本派思想保守，某些观点较为偏颇，学习时应避免门户之见，防止先入为主。第四，值得重视的是伤寒学派组方配伍严谨规范，大多遵照《伤寒论》的用药规律。因此，大家应当认真研究学习。第五，在治则方面，注意掌握三大主体框架，即调和营卫，温助阳气，凉降蕴邪。具体治法为解表、和解、清热、温里、通阳、急下存阴等。

（4）温热学说，是在《素问·生气通天论》"冬伤于寒，春必病温"学术思想上发展起来的。学习这一学派须注意掌握的是：第一，应以吴有性为先导，将叶桂《温热论》、吴鞠通《温病条辨》放在首位，视为学习研究核心。第二，温病有新感、伏气两大门类，重点掌握新感。新感侵袭途径，从口鼻而入，表现纵向发展。因邪气态势自上而下，故提倡三焦分治。又根据肺主皮毛、营气内通于心、迫血妄行特点，也采用卫气营血辨证。就其发展来看，它的继承者大多习惯用卫气营血的辨治法则。第三，薛雪所写《湿热条辨》，和叶桂不同，其划分类型，不模拟卫气营血形式，仍取用张仲景六经辨证法。对热稽阳明,湿留太阴的治法,以脾胃为关键,力主"湿去而热自除",少投清热药物。第四,"邪陷心包",应和《伤寒论》热传阳明区别开来。前者是病势进展迅速,邪气既不外解亦不下行,趁阴亏积热、心虚有痰,干扰神明,蒙蔽灵窍,此为突发性剧变,治须开窍、豁痰、清热、解毒;后者则是风寒侵入人体化热,向里递传,结于胃肠,虽谵语但呼之便醒,无神识昏迷,属阳明腑证,以大便燥结为诊断标准,给予大承气汤即可解决。简单鉴别为:前者为邪乘虚入,主症为神昏,治以开窍回苏;后者热由实成,主症为便结,治须攻除秘积。第五,该学派对于温病的治疗法则是对前人壮水制火思想的继承。具体运用的治法有辛凉透表、清热凉血解毒、芳香化浊、滋阴生津、开窍回苏、咸寒泻下六种良法。学习时最好联系现实病例,且把紫雪、至宝、神犀丹与安宫牛黄丸的拯危效应进行共同研究。

2. 考证人物,熟悉学说渊源

学习各家学说,将历代著名医家依据师承、私淑,思想倾向,划分流派,予以归档,使之系统化,这样能提纲挈领,把握较为完整的学术体系和思想。但也有不足之处,若拘泥于分类,往往对他们各自的学术思想,予以片面的理解,掩盖了其他的经验成就。如喻昌之大气论、秋燥论,叶桂的养胃阴、久病治络学说,就无法编写进去,只有割爱。推崇丹溪的汪机,亦存在同样情况,其补营用人参、黄芪之见,实质上已脱离河间理论体系,肇创了另一学说,故也难归入此类。因此须要具体分析这些问题,绝不可作茧自缚,被"派"的范围框住。为了全面探讨先辈们呕心沥血提出的多种学说,使之更好地得以发扬光大,应打破藩篱,广开道路,使万壑争流。若按时间顺序,以人为纲,以个体方式编次,即可避免挂一漏万造成强行凑合的现象。今就如何开展人物研究,解剖其学术论点,继承其成功的经验等问题探讨如下。

(1)对于入选医林人物,先要了解所处时代背景,个人生平。关键部分,还须查阅史书、地方志进行一番考证。以李杲为例,经过考证分析可解决两个惑人问题:第一,当其从事医疗活动之时,南宋、金、元混战,兵戈扰攘,社会环境动荡不安,内伤劳热居于首位,由于疾病的需要,补中益气成为他的擅长,并提出甘温除热法,这是时代背景为他提供了条件，促使其脾胃学说的形成。第二，过去陕西发现一部东垣《宗谱》，言李氏是中部（今黄陵县）桥山人，其曾祖任元朝督都，官为领兵元帅，城北六十里阿党村尚存有一片墓地。从时间上讲，这一说法出入太大，令人难从，很可能存在记载上的失误。反之，如果强行成立，则东垣生于12世纪就否定了，而且也不能成为张元素的弟子，更不能在晚年返里之后经周德甫劝说招收罗天益为传人了。

（2）阅读名家撰述，应抓重点著作，举一反三，以纲带目。就目前统计，社会上流传署名朱震亨的遗书，约有十几种，而真正代表他之学术思想者，只有应其门人张翼要求所写的《格致余论》和批评《太平惠民和剂局方》128首方剂的《局方发挥》，这样学习时就应有所选择，抓住主要著作，才能学有所获。

（3）同一事物，认识存在差异，甚至完全相反，不应轻易肯定或否定，应从不同的角度加以分析研究。如朱震亨、张景岳二人都精于《易经》，且受其影响，但对人体阴阳的看法却不同。朱氏认为《内经》所言"年至四十阴气自半，而起居衰矣"，除和既往相火易动有关，也与素质有联系，卦爻中乾坤说明自然界本身就含有"阳道实阴道虚"，表现出一种亏损状态，因而提出阳有余阴不足说。张氏主张"阳非有余"，强调阳为万物之先，指出"天之大宝只此一丸红日，人之大宝只此一息真阳"，把长夏如炉，草木昆虫繁衍昌盛，遇到风霜则僵枯遍野的这一"阳脱于前，阴留在后"的变化，看为"阳精所降其人夭"的具体表现。究诸实际，二家一惜阴，一重阳，是因为其论述的角度不同。惜阴者是从病理角度提出的；重阳者则是论述的生理情况，故都有一定的实际意义。因此，任何一种学说都应在具体分析的基础上加以评价，不能人云亦云。

（4）金元时代，在运气学说影响下，刘完素、张洁古都主张法天之纪、用地之理，遵守《素问·五常政大论》"必先岁气，勿伐天和"的原则，提倡时间投药法。由于刘氏重视"一身之气皆随四时五运六气兴衰而无相反"的规律，使用四物汤时，根据外界环境的寒热温凉变化，区别损益，"春倍川芎、夏倍芍药、秋倍地黄、冬倍当归"，或者"春加防风，夏加黄芩，秋加天冬，冬加桂枝"。张氏则强调春升、夏浮、秋降、冬沉等自然现象，将一年分为六个阶段，并确立了相应的治法，即初之气"大寒至春分，厥阴风木主位，在上宜吐，在下宜下"；二之气"春分至小满，少阴君火主位，宜发汗之药"；三之气"小满至大暑，少阳相火主位，宜清上凉下之药"；四之气"大暑至秋分，太阴湿土主位，宜渗泄之药"；五之气"秋分至小雪，阳明燥金主位，宜和解表里之药"；终之气"小雪至大寒，太阳寒水主位，宜发散破积之药"。两者相较，均源于《内经》七篇大论，只是时间运算方法不同，并不存在原则分歧，对临床均有指导价值。

（5）药物归经学说，来自易州张元素，他以黄芩泻肺火、黄连泻心火、白芍泻肝火、知母泻肾火、石膏泻胃火、木通泻小肠火、黄柏泻膀胱火，是受《内经》"五味各走其所喜"启发，并作了进一步发挥。徐大椿对这一物尽其长的实验研究，一方面持肯定态度，另外又在张介宾《新方八阵》"阳明之升麻、干葛未有不走太阳、少阳者，少阳之柴胡亦未有不入太阳、阳明者"的启发下，提出"用药如用兵"，应随着病情变化采取灵活处理方法，避免形而上学。因为姜桂之热、芩连之寒、巴黄之泻，进入人体，通行全身，尤其"参芪之类无所不补，砒鸩之类无所不毒"，并不局限一隅。为防止后世墨守成规，他提出"以某药为能治某经之病则可，以某药为独治某经则不可；谓某经之病当用某药则可，谓某药不复入他经则不可"。如紫金锭、至宝丹"所治之病甚多，皆有奇效"，就是例子。此说运用了辩证法观点，对学习洁古"归经"论，极有参考价值，对提高辨识能力也很有帮助。

（6）张子和继承刘完素衣钵，乃河间学派的中坚人物。他认为"病之一物，非人身素有，或自外至，或由内生，皆邪气也"。主张"盘根错节，非斧斤莫刃"，"攻邪已病，慎用补法"。不明真相者指责为只知汗吐下，滥施虎狼药的"蒙昧"医，是完全错误的。其学术观点有较强的逻辑性，他指出祛邪是为了治病，治病是为了救人，救人的手段就属于一种补法，"邪去正气自复也"。所以认为"吐中自有汗，下中自有补，不补之中有真补存焉"；"损有余"即可达到"补不足"的目的。他把《内经》论治大要重新作了解释，赋予新的内容，提出"辛补肝、咸补心、甘补肾、酸补脾、苦补肺"中之"补"字，乃"发腠理、致津液、通血气"，与守中、固涩、胶着的涵义不同。他曾以古方为例，说明泻剂亦有补的作用。如大承气汤"大黄苦寒，通九窍，利大小便，除五脏六腑积热；芒硝咸寒，破痰，散热，润肠胃；枳实苦寒，为佐使，散滞气，消痞满，除腹胀；厚朴辛温，和脾胃，宽中通气"。此四味尽管"是下药"，但"有泻有补"；特别再加上生姜、大枣，则成为"调中汤"了。这些问题，应引起注意，否则张氏学说便易于被视作"旁门邪道"。

（7）关于李杲所言"阴火"问题，应结合临床加以理解。若只在心火、包络之火、肝肾之火等个别名词上打圈子，则意义不大。此火非外感之邪，纯属内伤引起，以脾胃亏虚为前提，来源于下焦，是元气之贼；因其上乘土位，有反克太阴、阳明现象，故易发生"热中"之变。常见症状为"气高而喘、身热而烦""独燎其面"，甚至"袒皮露居，近寒凉处即已"。因其表现的一切浮游热象，和《伤寒论》阳明热证不同，非实邪弥漫三焦所致，故统称为阴火综合征。东垣注意到阴火之病，其治喜甘温而受补，投用寒凉药物则加剧，有异于一般之火，故按虚证处理，健运中州，补中益气，以人参、黄芪、炙甘草治之而获效，并由此推出了"阴火"两字的术语。

（8）"辨章学术，考镜源流"，是分析先贤理论知识、师承渊源的又一学习方法。如赵献可认为命门乃《素问·灵兰秘典论》所言之"主"，居十二官之外，为太极图中之白圈，即"小心"。其实隋代杨上善早已根据《刺禁论》在《太素·知针石》"七节之旁中有志心"注语中写得十分明白："脊有三七二十一节，肾在下七节之旁，肾神曰志"；李时珍《本草纲目》卷30"胡桃"条，也说过"在七节之旁两肾之间"，指出了命门是小心。《医贯》记载者纯属转手材料，若列为他的一大发现，则属错误。在李士材学说内，亦存有类似情况，他受苏轼《仇池笔记·论医》"甚虚有盛候，大实有羸状，疑似之间便有死生之异"一文的启发，进一步发挥道："积聚在中，实也，甚则嘿嘿不欲言，肢体不欲动，或眩晕生花，或泻泄不实，皆大实有羸状也；脾胃损伤，虚也，甚则胀满而食不得入，气不得舒，便不得利，皆至虚有盛候也；正如饥而过时反不思食也。"倘不予以考证，就可能将北宋的原始东西误属为《医宗必读》。

（9）为了不把难以列归派别的无数医家拒之门外，凡是其学术思想自成体系，影响深远，能占据医坛者，即可载入榜上，加以全面的研讨，这对发掘继承中医学术是很有益的。否则外科、针灸医家就纷纷漏去，那是得不偿失的。陈实功治疗疮疡反对"内攻"，主张人工切开，"开窍发泄"，喜用腐蚀药物或刀针，"使毒外出为第一"。而王维德却提倡"以消（消肿散结，制止化脓）为贵，以托（促使化脓，疮毒外溃）为畏"，视开刀者为"剑徒"。关于二者观点的相左问题，很易处理，只要注意分析一下他们各自的论点基础和依据，就可迎刃而解了。陈氏认为疮疡发生已超过10日，即须剔邪破坚，是因为大多痈疽皆转向化脓阶段，故宜手术解决。王氏的普外研究对象约有70%是阴疽，所以主张以"消为贵"，反对施行手术。二者的观点是针对痈疽疮疡的不同情况而提出的，都有一定的临床依据。因此，他们的观点都是正确的。若不联系临床，继承前人成就则无从谈起。但也需要注意活学活用，孟河马培之说得好："针有当用，有不当用，有不能不用之别，如谓一概禁之，非正治也。"

（10）目前所辑各家学说，属于通论，主要学习他们的学术思想、理论见解。对其传略、著作，只作简单介绍，一般不超过时间安排的1/6。具体要求是：第一，对每一医家全面了解，重点掌握，突出主攻方向。如李杲的学说，分元气论、阴火论、内外伤论、脾胃论等，其中以脾胃论作为主要掌握对象。抓住了学术本质，其他即可随之冰释。第二，紧扣核心精神，不搞字斟句酌，或繁琐无意义的考据。第三，在全面了解的基础上，根据实际需要加以吸收。如叶桂治疗温病的规律："卫之后方言气，营之后方言血，在卫汗之可也，到气才可清气，入营犹可透热转气，至血就恐耗血动血，直须凉血散血"；药后热退身凉，"不可骤云虚寒而投补剂，恐炉烟虽熄灰中有火也"，的确是经验总结，要牢记、背诵。而吴又可偏重疫证，其达原饮、三消饮于当时虽起了不少作用，但现在就不能强搬照抄了，应根据实际情况给予化裁，否则不易获得理想效果。第四，选择先辈学说，须注意完整性，断章取义，摘出三言两语，主观地加以评断，都是轻率的学风。如对东垣"阴火"论的研究，后人因其作品内有"系于心"，"或出于心"之句，便谓之阴火是指"君火""心火"而言；见到了"阴火者，相火也"，起自肝肾，又反过来说是指"相火"、下焦包络肝肾之火等等，均是片面的、形而上学的，绝不可效法。

学习各家学说应注意补偏救弊

学习中医各家学说，主要是为了学习历代先贤的学术成就，包括理论知识与实践经验，目的是从这个宝库中借鉴他们成功的经验，扬长避短，应用到实践中去。

第一，通过学习各家学说，可以了解每个医家的学术思想、诊断规律及独到的辨证方法，从中汲取营养，指导临床。如李杲的学说，渊源于易水张洁古，在"古今异轨""养正积自除"的思想影响下，锐意化古为新，最突出的成就是开展"脾胃"研究，按照"阴阳升降"之理，解决元气与阴火"一胜一负"的关系，强调"阳气不足、阴气有余，先补其阳、后泻其阴"，主张补中益气，升发清阳便可潜降阴火。叶天士不仅长于外感温热，对内伤杂病也有精湛的研究，他认为胃属阳明燥土，性喜柔润，以降为和，不应和调理太阴脾土、宣腾敦阜之阳采用同一模式，弥补了东垣"详于治脾略于治胃"的空缺，并在王汝言、缪仲淳、喻嘉言等人经验基础上，分化出了对胃的专题论述。受《景岳全书》用养元粉及高斗魁四物汤加枸杞、人参、麦冬、五味子的启发，投用甘凉、濡润、醒悦和米谷之类，倾向滋液生津令其内荣，创立了"养胃阴"一大法门，卓见超群，贡献颇大。因此，当探讨脾胃学说时，既要看到李杲成功的经验，还须指出他对胃的保健处理语焉不详，实际是忽略了。若和叶氏这一别开生面的论点、治疗方法密切结合起来研究，就形成了一个珠联璧合的严谨学说，斟酌取舍用诸临床，最有意义。

第二，刘完素对"火"的研究只强调外来六气火占两个，虽也言及五志化火说，但不能概括阴虚的根本之源，迨至朱震亨《格致余论》问世时，才提出相火妄动是萌发致害的重要贼邪，补充了人体内在变化、病邪能够自生的一面，且据程颐宏观推理"阳常盈、阴常亏"的观点，肇创了"阳常有余、阴常不足"的学说，并师法河间益肾水，以知母、黄柏泻火滋阴，曾得到王先谦"津逮后学，用心仁厚"的评价。由于他曾引用过大自然现象"天包地""月秉日之光"，来说明宇宙空间存在着"阳道实、阴道虚"之理，却被张景岳误解，产生了争议，在其三《录》中，一再批判这一论说，认为人生自少到壮，都是以阳为之主，应视作身之"大宝"，举《易》有万象，而欲以一字统之者，曰阳而已矣；生死事大，而欲以一字蔽之者，亦曰阳而已矣"。指出阳的重要性，占据首位，应保护此生命之火，它是不会有余的，朱震亨所云妄动之"相火"纯属邪火，不可与阳旺同日而语，相火绝对不能称"贼"，滥投知母、黄柏，是"伐人生气、败人元阳"，因社会上"虚火为病者十中尝见六七"，故"攻之一法，实自古仁人所深恶者"。究诸思维根源，这些意见完全是从人体生理概念阐述的，殊不知丹溪之"阳常有余"，乃系伤阴带来的病理性反应，正缘于相火自常转"变"，超越了应激的范围，就如同少火生气、壮火食气，已由利变害，理所当然地就成为贼邪了。凭此，即可看出他的反驳焦点，并未抓住朱氏阳有余、阴不足的实质，反硬行将纯属病理的问题混入到生理学领域，太不恰当。不过，如把朱、张二家学说放在一起深入研究，可以从中获得两方面的知识，一是人体生理之阳尽管和阴处于动态平衡地位，但很少表现有余，即像景岳之断言"阳非有余"；二是相火妄动，如果发生病理改变，则"阳常有余，阴常不足"的临床症状，便会沓至纷呈，皆系阅历丰富、经验家言，同故弄玄虚"以夸世"者是不一样的，不可轻易否定。事实上，只要将景岳之说，从丹溪所论的反常变态中区别开来，即不致朱紫混淆了。

第三，关于扶正、祛邪二者分治的问题，历代各家存在着不同的认识，张子和以为病乃邪气，或自外至，或由内生，均非人体所素有，主张仿照《内经》拔刺、雪污、解结、决闭之理，将攻邪放在第一位，邪去则元气复，人体便安。于治疗过程中，使"陈莝去肠胃洁，癥瘕尽营卫昌"，是"吐中自有汗，下中自有补"，祛邪中有"真补存焉"。他以大承气汤为例说明其补的作用。只有这样，才能符合《素问·至真要大论》的要求，令"病气衰去，归其所宗"。徐灵胎支持此说。从实质而论，张子和之祛邪思想，主要受《左传》"去病务尽"的影响，目的是因势利导，体现了"气血以流通为贵"的精神，对调畅人体气机、通行瘀阻、截断病情发展，可起到缩短疗程的积极作用。但由于后人不善师法，仅强调"无问其数，以平为期"，过分地运用他"毕其功于一役"的汗吐下三法，背离了"衰其大半而止，过者死"的忠告，最易导致责任事故，因此，应结合张景岳匡扶人体正气的理论进行研究，否则便会陷入片面地考虑邪之毒害，而忽视人身具有的抗病潜力和免疫功能的圈子里。

景岳说："正气实者即感大邪其病亦轻，正气虚者即感微邪其病亦甚。"因此要以《灵枢》作指导，"调阴与阳，精气乃光"。他通过临床验证，开展基础理论探讨，曾站在卫道者的立场上，驳斥不顾人体而孤行攻邪的做法，"受益者四，受损者六"是得不偿失的，能引起不良的后果，一为"实而误补，固必增邪，犹可解救，其祸小；虚而误攻，真气忽去，莫可挽回，其祸大"；二是摧残生命之机，令阴阳失调、气血紊乱，"夭人年华"。他学宗李杲、薛己，根据自然界现象"天晴日暖"，夏熟红紫、品物咸亨，突出"重虚轻实"四字，应用到治疗方面，则极力提倡"不必论其有虚证无虚证，但无实证可据而为病者，便当兼补，调营卫精血之气；亦不必论其有火证无火证，但无热证可据而为病者，便当兼温"，也属很大的创见，嘉惠医林匪浅，不但矫正了张子和"攻邪论"存在的以一种矛盾掩盖着另一种矛盾的过偏情况，还可以丰富《儒门事亲》内不足的缺"补"篇章。如此交叉学习，相互研究，各取其长，则一个较完美的学说，就展现于我们的面前。

第四，药物经肠胃吸收，进入血液布及全身，为众所周知，然由于"嗜欲不同，各有所通"，载体有选择性，对某些部位产生明显作用，如麻黄散肺寒、人参补脾气、黄连泻心火、当归养肝血，故张洁古提出了"归经"学说。其优点是能执简驭繁，掌握药物的主要治疗特点，使之物尽专长，功趋一方，效高而力宏，充分发挥它的定位、定性的作用，是比较科学的，也是多快好省的治疗方法，已经临床证实，乃系金元时代从事药学研究的一个飞跃，直到现在，仍旧指导着医疗实践。徐灵胎对于这一成果，持有不同论点，认为应一分为二，尚有若干未尽之义须要补充，不宜强调个性而丢掉共性，桂附之热、芩连之寒、硝黄之泻、参芪之补、砒鸩之毒，进入人体，并非止于一处，不可能热此而不热彼、寒此而不寒彼、泻此而不泻彼、补此而不补彼、毒此而不毒彼！如此，异军突出，双艳竞放，促进了药理学朝着实用方向发展。应将张洁古之说灵活看待，择善而从，再结合徐氏的平允经验："不知经络而用药，其失也泛，必无捷效；执经络而用药，其失也泥，反能致害。"根据客观情况，综合辨证，来确定"归经"或从属地位，分别采用两家之说。最怕的是为了方便，扬张抑徐，陷入画地为牢之阱。

学习各家学说应重视实践

学习前人学说，目的在于应用，主要为救死扶伤服务，切忌搞成脱离实践的单纯理论。历代医家已为我们做出榜样，如《素问·阴阳应象大论》所言"其高者因而越之""在下者引而竭之"，是受《周易》的影响，导源于乾卦九五"本乎天者亲上，本乎地者亲下"，临床时除师法仲景以瓜蒂散催吐，用五苓散、大承气汤通利二便外，还要结合吴瑭的学说进行研究，探讨它在温病学领域内"治上焦如羽，非轻不举""治下焦如权，非重不沉"，投用桑菊饮、三甲复脉汤的经验，通过临床验证其可行性，确定开发价值，并将吴氏的这一创新论说，扩大外延，也在杂病方面寻求客观指征，不仅深化了三焦辨证，且揭示了其应用的规律，为"轻可去实"宣肺清上、血肉之品填补肝肾，提供两条处方准绳。先生在教学过程中，曾以此引导学生，让其独立应诊，获得"举一隅而三反"的效果。

第一，关于六经概念，《素问·热论》以三阳主表、三阴主里，和《周易》泰卦"内阳而外阴"、《老子》"万物负阴而抱阳"的涵义不同，综合症状表现皆为"热"象，标出了三日前发汗，三日后攻下的治疗方法。张仲景可能鉴于此说并不完全符合实际情况，伤寒病既非日传一经，又不尽属正、邪两实之证，所以在《伤寒论》中以三阳代表"热"证、三阴归纳"寒"证。从临床出发，摆脱了机械论观点，且易于掌握，确立了灵活的辨证纲领，属一大贡献。公元12世纪，主"火"论者刘完素，站在《内经》立场上，批评朱肱《南阳活人书》用内外"训寒热"，实则就是反对仲景划分的六经界限，他所云六经传遍皆为热无有"寒证"之说，虽然源自《素问》而有所本，却脱离客观事实，故后世多不奉行其说，遂逐渐销声医林。先生操刀圭之业七十余年，曾推崇河间学说，认为开创表里双解，独具特色，乃真正实践家；但对这一问题，则不敢苟同，而仍应以《伤寒论》的分型为依归。

第二，阴阳的具体运用，开始于《诗经》《周易》"系辞传"。以相对形式阐释自然界"开物成务"，剖析对立统一现象，并在此基础上演化为万千，"升降相因"，甚至"不可胜数"。就人身来说，它既是分析机体生理的工具，又可研究疾病过程中经常发生的病理变化。朱丹溪从朴素的天大地小、日圆月缺，结合《周易》卦符乾连、坤断，提出人体阳有余阴不足论，形成一门学说，创制大补阴丸。其实这一见地亦不属自然现象，纯属病理变化，即由"相火妄动"引起的，与生理上的相对变化无任何关系。张景岳的批评不仅属认识问题，也存在一定程度的误会，依据《周易》离中虚、坎内满，以人体生理之阳驳斥朱氏所言反常的阴虚现象，完全是南辕而北辙了。正因于此，曾大声疾呼"阳非有余"，《内经》明训"阳气者若天与日，失其所则折寿而不彰"，应保护人身"真阳"，倡议温补，遣用人参。学习时，要将二人的论点分开，虽然均渊源于《周易》，参考了《内经》，但所处角度有异，讲的内容不同，一言病理，一谈生理，予以剖析解惑，就不难涣然冰释，若不从这两方面进行研究，盲目地朱紫混淆，便失去了临床价值。先生认为二家之说，是在客观情况下自发形成的，基本正确，无有偏颇行为。具体应用时，必须抓住精神实质，如讨论内在阴亏，当考虑"相火妄动"；研究人身生理，则以"阳非有余"作为准绳，避免以偏概全，合理地继承前人经验。事实证明，凡阳气不足者，只用人参不行，还要配伍景岳称许的四维之一附子，方能获立竿见影之效，为了补阳而不损阴，还可加入熟地黄。熟地黄既善养阴，又有温以煦阳的作用，一举两得。

另外，张氏还指出丹溪在"相火妄动"的思想主导下滥投寒凉而"伐人元阳"，实际并不尽皆如此，从其弟子戴元礼和明代王纶的著作中，就可否定这一说法，如，他治阴虚患者喜以四物汤进行加减，熟地黄、当归、川芎均属温性药，只有白芍偏于酸寒，配合应用，为三比一，实际并不存在寒凉之弊；又如，朱氏长于疗郁，所创越鞠丸一方，由苍术、川芎、神曲、香附、山栀子组成，除山栀性凉外，其他也都是温性药物。基于上述，可以看出，景岳的责难缺乏全面了解。

第三，中医对病机学说的研究，始见于《素问·至真要大论》。刘完素根据《周易》"燥万物者莫熯乎火"，提出"诸涩枯涸，干劲皲揭，皆属于燥"，形成病机二十条学说，丰富了医学的内容，为分析致病因素开辟一个新的途径。令人遗憾的是，他未有制定具体疗法。虽然虞天民《苍生司命》在其逝世多年后补上了9首处方，主要遣用之药为生地黄、白芍、知母、天冬、枸杞、人参、葛根、莲子、熟地黄、麦冬、五味子、栝楼、桃仁、蜂蜜、酥合油，却未将燥邪属性分作寒、热二型。在讨论《内经》病机十九条、刘氏学说时，应揭示这一篇章，一方面了解"燥"的源流、河间的贡献，还要洞晓完素之说存在着治焉不详的缺点，花溪老人煞费苦心，仍得失参半。明末喻昌，把燥邪的流行置于秋季，写了《秋燥论》，对此学说进行专题研究，从理论方面得到发展，推出的清燥救肺汤也能发挥良好作用。但是他只申述夏末秋初的温燥，局限于火热刑金、灼其"上首"，对秋末冬初的凉燥则从未论及，所以嘉言的燥气致病学说不够完整。临床应用时，要参考沈目南、吴瑭在这方面的成就，于其选辑之处方内，将重点药物分离出来，即可直接医治凉燥，如苏叶、杏仁、人参、牛乳、当归、大枣、熟地黄、鳖甲胶、枸杞、鹿茸、肉苁蓉、附子、阿胶、五味子、蜂蜜、莲子、山茱萸、乌骨鸡、桃仁、海参、鲍鱼、麻仁、羊腰子、鸡子黄、炙甘草、沙苑蒺藜等，都是比较有效的佳品。在实践当中，既须知道秋燥发病常随着季节寒热而变化，有凉温之别，还要掌握二种燥邪皆会呈现口干喜饮的症状，切莫以渴为热、不渴属寒来划分；由于津液被耗，小便短黄，更不可误为相火内炽，滥施苦寒，这些关键性的问题，均应纳入讨论范围。先生经验，温燥多见，凉燥流行很少。若凉燥日久不愈，宜用《温病条辨》所载之复亨丹、专翁大生膏，交替服之。

第四，《周易》水就湿、火就燥，是各从其类的"物以群分"方法。清人叶桂在其影响下，对久病入络强调活血化瘀，喜投辛散、温通药物，如桂枝、川芎、细辛、当归尾、红花、血竭、新绛、三棱、苏木、桃仁、莪术、泽兰、薤白、韭菜，严重者加䗪虫、鼠妇、蛴螬、蜂房、水蛭、虻虫、蜣螂、穿山甲，以虫类搜剔，追拔"沉混"之邪，用于慢性炎肿、四肢疼痛，有明显效果，为天士临床方面的特色之一。运用时，最好结合王清任的经验，扩大医疗范围，尤其是考虑在益气的基础上并入活血化瘀药物，促使气充则血行，补阳还五汤即属例证。通过观察，不仅扩张血管、改善循环障碍，有抗凝作用，并可调节人体免疫功能。先生据对《医林改错》的分析，王氏喜用的活血化瘀之品，重点为川芎、红花、桃仁、赤芍。研究其学说，应把这一疗法放在首要地位，组织专题讨论。

《艮卦》有言："时行则行"，可"其道光明"。中医对药理的研究，除参照张元素归纳的五种类型"风生升""热浮长""湿化成""燥降收""寒沉藏"，尚以突出"守而不走""走而不守"为特点，都宜列入重要学说。活血化瘀则属于走而不守的范畴。就目前来讲，它的适应证十分广泛，常施诸内、妇、外、儿各科。古代医家以此为契机，专力探讨者，首推王清任为巨擘，被称为活血化瘀的"圣手"。他创制的通窍活血汤、血府逐瘀汤、膈下逐瘀汤、少腹逐瘀汤、通经逐瘀汤、身痛逐瘀汤等，的确是经验良方，用之恰当，可收到令人满意的效果，深受后世好评。先生多年实践，认为这一古花新放的传统治法，虽不像附子、大黄、巴豆斩关夺隘，却大有用武之地。它的"走而不守"，既不是驱邪外出，也看不见二便泻下，乃通过内在调节机制，使"血行瘀散"，产生治疗作用，所以说活血化瘀是一种带有隐匿性、神秘色彩的特殊疗法，还应深入发掘，不断总结，找出最具针对性的施治领域，为患者解除疾苦。

研究各家学说应注意两大问题

1.关于"派"的认识

众所周知，中医各家学说，是一门系统性较强的理论科学，涉及面非常广泛，包括文、史、哲、医多种知识，为了便于掌握其学术思想体系、理顺它的脉络，进行高度概括，人为地划分为若干流派。原则上说，这种归纳形式，是进步的，也是十分可取的。但是正由于此，也带来了弊端，主要是令人易于产生错觉，认为所选历代成名成家的人物，其思想、学说依据师承关系而区分，只能解决他所擅长的问题，即"一技之长"，因而存在严重的片面性，同我们提倡之辨证论治的特色，实背道而驰。对于这一问题，先生在从事本门学科教学过程中曾感到踌躇，一是偏颇性的确存在，二是日久已形成习惯说法，三是教材又是完全如此编写的。但是通过全面观察、仔细研究，运用历史唯物主义、辩证唯物主义加以分析，还是不难诠释的。

第一，学术承受虽有一定影响，有倾向性，却也因这种"偏颇"开展了专题探讨，促进它在临床方面的应用，实际也就突出了该流派的成就，如方有执所撰《条辨》，极力推崇仲景学说，将攻读《伤寒论》之风引向主流。刘河间"六气皆从火化"，发扬了《素问·热论》之理，进一步肯定了外感疾患都见有热证、体温较高的现象。李东垣重视中气升降，其《脾胃论》是倡导脏腑病变的重点研究、系统掌握的先河。朱震亨"相火妄动为贼邪"，引起人体阳有余而阴不足，创制大补阴丸，给清代治疗温病提供了泻火滋阴的经验。叶天士喜用时方，多为清热解毒之品，却补充了前人空白。他们的这些宝贵之处，对后世甚有裨益。故鄂栋铁保之《梅庵文钞》说："不以偏胜为害，正以偏奏效也。"

第二，纠正以往遗留的狭隘经验、当时社会流行的皂白不分之风，对盲目附和起到矫偏救弊的作用，如张子和斥责滥补能滞邪于内，主张治病首先攻邪，"邪去人安"，以催吐、发汗、泻下为主。由于效颦者不善师法其技，对饥饿、劳役之人也投用牵牛、大黄、巴豆，损害“胃气”，于是李杲力挽狂澜，大声疾呼“内伤脾胃，百病由生”，强调补中益气。朱震亨鉴于宋代官方所传成药膏丹丸散风行国中，因辛香燥烈之药流毒甚广，受害者并不少见，从而提出育阴葆精说，编著《局方发挥》。进入明代，丹溪《格致余论》盛行，有人误把生理之阳气同病理变化的阳亢现象混而为一，崇尚寒凉，“肆意摧残此爝火微光”，所以张介宾又及时地申言人体“阳非有余而真阴亦患其不足”，号召“存人”为要义，注重温补，推举熟地黄为良相。后来由于人们不识六气之变，强行仿照其法，以温补治疗温热病而发生临床事故，姚球遂假托叶桂之威名匡扶此弊，学习朱氏批判《局方》而写出了《景岳全书发挥》。这一些相因情况，都是在特殊环境下形成的，即“应时产物”“时势造英雄”。

第三，每个流派的学说，溯本寻源，均有相当的理论基础，它们大多为经验结晶、治医的精华，但不可执着一端而淹没其他长处。这不仅为关键所在，也是正确评价先贤的合理尺子，否则会犯看到树木就认为代表森林，以自己之偏见强加于古人的错误。事实证明，那些独树一帜影响较大的医家，尽管只对一二个问题进行了突出阐发，谈及其他方面者为少，却从未丢掉传统的辨证论治。如张子和以人参、黄芪、附子、硫黄、肉桂、天冬、五加皮、巴戟、肉苁蓉、海马、阳起石制定的“六补”；朱丹溪精于治郁，巧配越鞠丸；张景岳重视温补健身，在其所列四维中仍喜用大黄；温病宗师叶天士兼善理内、儿杂证，口干舌绛、食不知味者养胃阴，久病入络取“血肉飞走诸灵”松透深伏病根，追拔“沉混之邪”，令“血无凝着，气可宣通”；尤怡为“伤寒派”中坚，生平最称赞仲景学说，著有《贯珠》《心典》，然而写入《金匮翼》之时方，则占很大比例，著名的有效良方锡类散即载诸该书中。

综观上述，可以清楚看出，所谓流派的局限性，则是为了保证发挥心得，故浅叙其面而突出重点。

2. 怎样结合实践

“理论联系实际”，是学习中医的重要环节。因为中医学院培养的新生力量，70% 以上都面向医疗，从事临床工作，倘对这一问题缺乏科学的认识，则开设本门课程将流于形式，达不到“学以致用”、培养合格人才的要求。由于本课内容较杂、涉及面太广，因而我们的做法是，采用了扩充编制、全面掌握、系统分工的方法，发动教研室成员依据每人志趣、擅长，按派别认领，一般是随本室人数而定，多者承包1~2派，少者2~3家。其优点为就地选材、自行组合，使教师学有主攻，可以精益求精，成为名副其实的专家，避免了"样样通而松""劳而无功"的万金油式人物。遵照统一安排，由教师负责分期、分批到医院指导学生实习，凡脾胃亏损，要验证"阴火"之说，运用东垣理、法、方、药；外感时邪，对照刘完素"火热论"、温病派传变学说，观察亢害承制之变，把辛凉双解与叶、吴处方作有机的比较；从赵献可"命门即小心"说，讨论"壮水之主以制阳光、益火之源以消阴翳"，探求六味、八味丸疗效和张介宾左右归丸的异同；由喻昌"大气论"了解气虚下陷有否"热中"现象，试用张锡纯升陷汤；研究吴又可、余霖的"热疫"，经过证治分析，它可包括哪些传染性疾患？找出达原饮、清瘟败毒饮的适应范围、使用规律，如此等等。在讲授本门课程，重视实践方面，最好也要结合现代科研进展，将近年来通过实验、统计学处理的材料和国内外杂志报道的新成果，编入教材中，更新内容，体现古今合璧。如慢性肠炎之头痛口渴从"阴火"论治；原因不明性低热用"甘温除热"法，李东垣的补中益气汤可升高白细胞、提高嗜中性白细胞的吞噬功能。学习朱震亨相火妄动，治阳强用三一承气汤倍加黄柏苦寒以泻阳亢，其大补阴丸可与六味地黄丸媲美，能抗衰老，对更年期综合征之失眠、烦躁，有良好的缓解作用。张景岳注意肾的研究，实际探讨了有关生殖、造血、内分泌、新陈代谢方面的若干内容；他所欣赏的熟地黄性温养阳、滋润育阴，具双重作用，长期口服，对增强机体免疫功能有一定效果。这些生动的素材，应根据情况，填补空缺，既宜于课堂介绍，也可在带领学生实习时加以验证。总之，有利无弊，不但不影响其专业思想，反而坚定了他们学习中医的信心。